检验与临床的沟通
免疫
案例分析 100 例

U0387832

主编 ————————————

顾　兵　广东省人民医院
韩志君　无锡市第二人民医院
柏　兵　南京鼓楼医院

副主编 ————————————

胡爱荣　中国科学院大学宁波华美医院
　　　　（宁波市第二医院）
武永康　四川大学华西医院
杨再兴　台州市第一人民医院
曾素根　四川大学华西医院

人民卫生出版社
·北　京·

图书在版编目（CIP）数据

检验与临床的沟通 ： 免疫案例分析100例 / 顾兵，韩志君，柏兵主编. -- 北京 ： 人民卫生出版社，2024. 9. -- ISBN 978-7-117-36883-4

I. R593

中国国家版本馆 CIP 数据核字第 2024Y94Y82 号

检验与临床的沟通：免疫案例分析100例
Jianyan yu Linchuang de Goutong: Mianyi Anli Fenxi 100 Li

主 编	顾 兵 韩志君 柏 兵	
出版发行	人民卫生出版社（中继线 010-59780011）	
地 址	北京市朝阳区潘家园南里 19 号	
邮 编	100021	
E - mail	pmph @ pmph.com	
购书热线	010-59787592 010-59787584 010-65264830	
印 刷	北京盛通印刷股份有限公司	
经 销	新华书店	
开 本	710×1000 1/16 印张：23	
字 数	377 千字	
版 次	2024 年 9 月第 1 版	
印 次	2024 年 9 月第 1 次印刷	
标准书号	ISBN 978-7-117-36883-4	
定 价	129.00 元	

打击盗版举报电话	010-59787491	E- mail	WQ @ pmph.com
质量问题联系电话	010-59787234	E- mail	zhiliang @ pmph.com
数字融合服务电话	4001118166	E- mail	zengzhi @ pmph.com

贾兴旺　南方医科大学深圳医院

顾　兵　广东省人民医院

盛玲玲　台州市第一人民医院

梁　艳　上海长征医院

彭　伟　福建省肿瘤医院

蒋廷旺　常熟市第二人民医院

韩志君　无锡市第二人民医院

曾素根　四川大学华西医院

谢而付　江苏省人民医院

蔡　甜　华南理工大学附属第六医院

蔡　蓓　四川大学华西医院

黎村艳　湖南省人民医院

穆春艳　江苏省人民医院

编者（以姓氏笔画为序）────────────────────

万　青　东南大学附属中大医院

万佳蔚　无锡市第二人民医院

门莎莎　中国人民解放军总医院

马国海　绍兴市中医院

王苏艳　隆回县人民医院

王国洪　中国人民解放军东部战区总医院

王春玲　东南大学附属中大医院

尹　航　保定市第二中心医院

古彩珍　广州中医药大学深圳医院（福田）

石　燕　苏州市立医院

卢　姿　海南医学院第二附属医院

申　及　苏州大学附属第一医院

史晓敏　北京大学第一医院

付永珍　云阳县第二人民医院

吕　颖　广州中医药大学深圳医院（福田）

朱　琳　中国人民解放军总医院

朱耿超　苏州市立医院

朱益佳　南京鼓楼医院

朱晨露　苏州市立医院

刘亚静　保定市第一中医院

汤　鸿　无锡市第二人民医院

孙兰云　苏州大学附属第二医院

杜春兰　曲阳第一医院

李　全　江苏省中医院

李　丽　东南大学附属中大医院

李　晞　广西医科大学第一附属医院

李　勤　四川大学华西医院

李广平　唐山市工人医院

李志艳　北京大学第一医院

李家亮　中国人民解放军东部战区总医院

杨　阳　中国人民解放军东部战区总医院

杨　阳　常州市金坛第一人民医院

杨传坤　东南大学附属中大医院

宋杨英　玉田县医院

张　芃　北京医院（国家老年医学中心，中国医学科学院老年医学研究院）

张　婷　湖南省中医药研究院

张丽娜　唐山中心医院

张明亮　天津医科大学总医院

张洁心　江苏省人民医院

张晓方　天津医科大学总医院

张琳静　黄州区人民医院

陈　亮　无锡市第二人民医院

陈志平　赣南医科大学第一附属医院

陈克平　东南大学附属中大医院

陈劲松　扬州友好医院

欧海利　北京大学第一医院

周鑫卫　唐山中心医院

郑菲菲　江南大学附属医院

宛　剑　丰都人民医院

赵　英　苏州市立医院

赵中建　江苏省人民医院

赵瑞春　青龙满族自治县医院

姚家庚　景德镇市第三人民医院

袁俊菲　中国人民解放军联勤保障部队第九〇四医院

夏艳艳　南京鼓楼医院

顾昊宇　苏州大学附属第二医院

钱世宁　江苏省中医院

倪　军　南京鼓楼医院

徐　欢　四川大学华西医院

徐　敏　江苏省中医院

卿林娟　邵东市人民医院

高德玉　中国人民解放军东部战区总医院

郭　菲　中国人民解放军总医院

黄霞梅　广西医科大学第一附属医院

曹俊峰　罗平县人民医院

彭　蓦　溧阳市人民医院（江苏省人民医院溧阳分院）

董永康　宜兴市人民医院

董作亮　天津医科大学总医院

曾海莲　茂名市人民医院

蔡朝霞　湖南省中医药研究院

裴　华　海南医学院第二附属医院

翟俊斌　南京鼓楼医院

熊　敏　重庆五洲妇儿医院

黎　伟　常山县人民医院

穆银玉　宁波市医疗中心李惠利医院

魏衍财　苏州市立医院

胡志德　内蒙古医科大学附属医院

胡耀仁　中国科学院大学宁波华美医院（宁波市第二医院）

贾兴旺　南方医科大学深圳医院

顾　兵　广东省人民医院

钱　晨　无锡市锡山人民医院

高明珠　无锡市第二人民医院

曹友德　湖南省人民医院

龚　芳　江南大学附属医院

梁　艳　上海长征医院

曾素根　四川大学华西医院

谢而付　江苏省人民医院

鞠少卿　南通大学附属医院

学术秘书

陈雨欣　南京鼓楼医院

刘浩浩　无锡市第八人民医院

汤红莉　无锡市第二人民医院

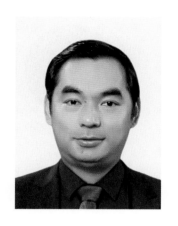

主编
简介

顾兵，广东省人民医院检验科主任、博士、二级教授、博士生导师、国家重点研发计划首席科学家、广东省珠江领军人才，美国普渡大学及UCLA访问学者，入选斯坦福大学全球前2%顶尖科学家榜单。中国医学装备协会检验医学分会副会长、中国医师协会检验医师分会委员、广东省临床基因检测质控中心主任、*Ann Infect* 主编、*J Lab Precis Med* 执行主编。

从事感染性疾病快速检测新技术与耐药防控研究，主持国家重点研发计划2项、国家自然科学基金5项、省部级课题8项。在 *Lancet Microbe*、*Nat Commun*、*Nucleic Acids Res*、*ACS Nano* 等权威期刊发表SCI论文141篇，编写专著40部，获国家发明专利10项。

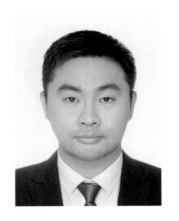

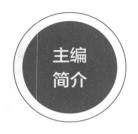

主编
简介

　　韩志君，无锡市第二人民医院（江南大学附属中心医院）临床医学研究中心主任，医学博士，硕士研究生，江苏省第五期、第六期333高层次人才，江苏省六大人才高峰高层次人才，江苏省"十三五""科教强卫"青年医学人才，无锡市首届、第二届中青年百名医疗卫生拔尖人才。

　　主持国家自然科学基金项目1项、江苏省自然科学基金项目1项，无锡市卫健委重大课题1项，发表SCI论文30余篇，主编英文书籍1部；获江苏省医学新技术引进奖一等奖、二等奖，无锡市腾飞奖，无锡市科技进步奖三等奖2项等奖项。

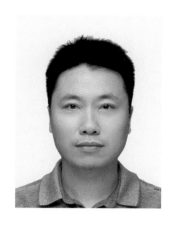

　　柏兵，博士，南京医科大学临床医学本科与临床检验诊断学硕士毕业，美国埃默里大学博士毕业及圣裘德儿童研究医院博士后。江苏省人民医院临床检验中心及美国杜克大学医学中心临床血凝实验室实习研究员，现为南京鼓楼医院检验科副研究员。江苏省 333 高层次人才。江苏省医学会检验分会、中国老年医学学会检验医学分会、中国生物化学与分子生物学会蛋白组学专业分会委员。专业方向为利用精准医学技术分析临床疾病的分子诊断标志物与发病机制。

　　发表论文近 40 篇，包括 *Neuron*、*PNAS*、*Molecular Neurodegeneration* 等。主持国自然及省市各级课题十余项，并获得南京市人才引进奖励和留学回国人员资助基金。

序言

　　随着现代生物医学理论和技术的发展，以及互联网和智能化在生物医学中的广泛应用，检验医学以精准、智慧、绿色为目标，取得了前所未有的迅猛发展，已经成为智慧医疗的重要组成部分。特别是近年来，生物医学在细胞、亚细胞和生物大分子领域的深入认知，以及大数据、云计算等现代技术的广泛应用，给传统的检验医学注入了新的活力。一些崭新的检测技术，如多参数流式细胞技术、质谱分析技术、高通量测序技术、微流控技术、数字 PCR 技术以及人工智能等已逐步走入日常检验工作，这些技术为变化多端的临床疾病演变过程提供了更加客观、可靠又精准的实验证据，成为临床精准诊疗工作中"抽丝剥茧""拨云见日"的有力工具。

　　检验医学的发展不仅仅是技术的迭代更新，还包括新指标、新标志物等检验项目的建立及其临床解释和应用，这就给检验人带来了新的机遇和挑战，使检验人对自身有了新的定位：不再是"以标本为中心，以实验数据为目的"地在幕后操作仪器，而是主动将生硬的实验数据转化为鲜活的临床诊疗证据，以期实现"以病人为中心，以临床诊疗为目的"的华丽转身。同样，临床医学的发展也不能每天简单地送检标本和机械地阅读各种检测报告，而应该研究疾病的病理过程，选择合适的检测项目，选准采样时机和部位，优化采样方法，正确解读和应用检验报告——这是多学科综合诊疗（multi-disciplinary team）对现代临床医生的迫切要求，也是另一种华丽转身。由于知识结构不同、工作环境不同、患者信息不对称，临床和检验之间总会存在一定的壁垒和鸿沟，为此，必须加强检验与临床的沟通、交流和研讨，实现医、检人员的配合与协作，以期各扬己长、携手并进、相得益彰。

　　2011 年，本书的主编顾兵博士曾组织一百多位丁香园网站的学友自发编写出版了《检验与临床的沟通：案例分析 200 例》一书。读者既可在工作之余阅读一个个生动的专业"小故事"，又可结合案例及其参考文献深入理解和提升专业知识，在轻松中实现检验与临床的沟通，从而提高多学科综合诊疗的能力。时隔十年，我们终于迎来了本书的再版。新版在第一版的基础上实现了沟通技巧的提升优化和收录案例的精选细化，内容覆盖检验医学的六大亚专业，包括体液、生化、血液、免疫、分子和微生物，为不同专业领域的医、检工作者提供了一个检验与临床沟通交流的知识荟萃。

这套丛书既适合临床检验和临床医学工作者作为随时翻阅的有益读物，也可以作为医学院校教师在课堂上演绎的生动活泼的典型案例之源。相信这本书一定能够在年轻检验与临床工作者之间架起一座交流、合作与探讨的桥梁，成为年轻医学工作者的良师益友与亲密伙伴。

童明庆

2020 年 2 月于南京

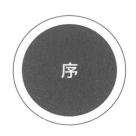

序

临床免疫学是将免疫学基础理论与技术用于疾病诊断、治疗和预防的应用性学科。临床上，不少疾病的发生和发展可以用免疫学的理论进行解释。参与免疫病理损伤的免疫细胞、免疫分子可以用免疫学方法进行检测。免疫检验的结果可以及时反映生理、病理状态下机体免疫功能的变化，进而为疾病诊断、病情监测、疗效监控、预后判断等提供客观依据。

检验专业人员不仅要高质量地完成日常临床检验任务，力求对每一份检验报告负责，更需要不断强化自己的专业理论知识和沟通技巧，从而能合理解释临床医生或患者对检验结果的质疑。因此，这就要求检验人员必须掌握免疫学基础理论知识，掌握每一项技术的原理、特性和优缺点，掌握每一项检测指标的临床诊断特异度、灵敏度等关键要素，掌握把控检验过程的各个环节，从而使免疫检验能更好地为临床提供帮助。

本书包含了一百多个免疫相关的经典案例，案例中涉及的问题主要包括三个方面：一是检验工作特性所带来的不确定性，如标本采集、运输，以及检验过程中药物等基质效应导致结果的假阳性或假阴性；不同检验方法导致结果重复性、特异度、灵敏度的不一致性；不同检测系统所得结果之间的差异性等。二是临床非检验专业医务人员对检验知识结构认识不全导致沟通障碍，以及缺乏有效沟通与反馈导致的误解。三是在医院层面缺少有效沟通途径所造成的临床工作效率低下等问题。本书案例素材均来源于临床实践，具有很强的实用性和指导性。

本书通过耐人寻味的案例故事和精彩独到的专家点评，将检验环节中可能遇到的问题一一展现出来，通过对问题的及时发现、准确分析，得到圆满解决，体现了作者工作多年的丰富经验和对免疫检验的深刻领悟，包括如何强化和完善免疫检验的全面质量管理体系，如何规范执行标准化程序操作和实验仪器校准，如何科学分析检验项目在临床疾病诊断和治疗中的作用等。内容简明扼要，通俗易懂，深入浅出，发人深思。

　　本书作者均是来自各大医院一线工作的中青年临床医生和检验技师。他们在日常繁忙的工作中善于发现问题、提出问题，善于与临床各部门沟通和分析，最终解决问题，从而极大地提高了检验与临床的工作效率，更好地为患者提供服务。

　　在写作上，本书采用"案例分析""心得与体会""思考与沟通"等形式，生动具体地描述了在临床工作中遇到的各种问题。读者既可以结合本书案例，思考并解决自己在工作中遇到的问题，也可以将其作为工作中的趣事与大家分享学习，从而有助于检验工作的持续改进及从业人员的自我提高。

仲人前

2023 年 12 月

前言

　　我们经常遇到这样的场景，电话铃声响起，"我是感染科医生，昨天有位患者送了一份丙肝病毒分型检测，结果怎么和定量结果对不上啊？""等等，我查下系统……嗯，昨天的结果是正常的，仪器是好的，质控也在控，我们这里没什么问题。""那为什么不一致呢？""这我就不清楚了，结果是没问题的。"电话那头："好吧。"

　　还有这样的场景，"这里是检验科，你们病区送了一份分泌物标本，细胞量不足，请重新采样。""又是重新采样啊，怎么总是有问题。""没办法，我们规范检测，并复查了，但是结果提示标本问题，不能发报告。"对方："哎，又要向病人解释了。"

　　这是检验科与临床常见的对话，这样的沟通有效吗？

　　检验医学自诞生以来就属于临床医学范畴，是临床医学的一部分。中国合格评定国家认可委员会颁布的《医学实验室质量和能力认可准则》（CNAS-CL02）中明确指出，医学实验室的服务应满足患者及临床人员的需求，包括为临床和患者提供咨询、专业判断和建议。检验与临床的沟通不是检验工作的额外之举，而是"以患者和临床为中心"的检验医学核心理念的体现。

　　检验人员早已意识到检验与临床沟通的必要性。然而，类似的场景仍然在工作中不断上演。如何正面回应临床疑问，解决临床问题？随着人工智能时代的到来，检验、检测正趋于自动化、信息化、标准化，检验人员的专业水平如何体现？如何成为临床诊疗中必不可缺的左膀右臂，而不仅仅是一名技术操作员？这些是检验人员面临的选择和挑战。

　　在免疫学检验领域，这份挑战更为严峻，也更具时代特色。21世纪以来，伴随着免疫学的蓬勃发展，基于免疫学技术的临床免疫以及个体化医学中的应用范围之广令人惊叹，其应用领域也从病因分析拓展到风险预测、基因诊断、疗效评价、预后评估等。免疫检验的快速发展、丰富内涵和交叉融合使得无论检验人员还是临床医师对免疫检验的理解都不足，在免疫检验策略选择、报告解读以及优势和局限方面也尚有很多困惑。本书编写的初衷，即为检验人员及临床医师开启免疫检验领域的沟通之门。

当遇到开篇的两个场景，检验人员应当如何与临床医师沟通？与临床医师沟通时，检验人员如何具有直面临床、深入剖析的底气？哪些是临床医师真正关心并需要检验携手解决的问题？免疫检验的沟通又有哪些独特的技巧？在本书中你将会找到答案。本书从编写之初就承继了"检验与临床的沟通"系列书籍的特色，不讲述艰深复杂的检测原理，不做免疫检验的鸿篇巨著，我们将免疫检验从高岭之花拉入凡尘，从一个个鲜活的案例入手，从每一位免疫检验人员临床工作中实际碰到的困惑入手，为读者展现"问题发生 - 发展 - 解决 - 反思"全过程，始于临床，终于临床。写作形式上仍采用"案例经过""沟通体会""经典箴言""专家点评"的格式，文笔质朴不乏睿智，风趣不失严谨。相信每一位从事免疫检验或对免疫检验感兴趣的医学从业者都能从书中有所得、有所感。

本书在编写中遇到了重重困难，但越是困难，越是坚定了我们要做这本书的信念。首先是稿件繁杂和缺乏，这看似矛盾的两个词却在我们的编写中同时存在。繁杂指的是初期的稿件大量集中在临床免疫检验常规领域，内容多有重复，编委会忍痛删除了较多类似案例，仅留下了具有代表性的精选案例。其次是在新型冠状病毒感染的影响下，免疫检验人员冲在病毒检验的最前端，导致稿件进度按下了较长时间的暂停键。经过 2 年多的精雕细琢，最终本书包含了免疫检验沟通案例共 136 例。

在书籍即将付梓之际，真诚地感谢各位编者的辛勤付出，向各位编者严谨的治学态度和无私的分享精神致敬。

顾　兵　韩志君　柏　兵
2024 年 6 月

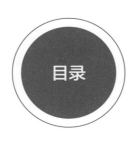

目录

案例 001 虚惊一场，冬虫夏草惹的祸 / 1

案例 002 血清促甲状腺激素突然剧增的疑惑 / 3

案例 003 标本保存不当带来的后果 / 6

案例 004 β-D- 葡聚糖试验阳性的定植感染 / 8

案例 005 T 细胞斑点试验辅助诊断肝结核 1 例 / 12

案例 006 血清肝纤维化标志物（肝纤四项）真能诊断肝纤维化吗？ / 16

案例 007 尴尬的戊肝抗体检测 / 20

案例 008 巨分子促甲状腺激素血症 1 例 / 23

案例 009 慢性乙型肝炎功能性治愈（临床治愈）的免疫学指标 / 26

案例 010 血清铁蛋白检测在成人斯蒂尔病诊治中的意义 / 30

案例 011 铜蓝蛋白降低的不明原因肝硬化 1 例 / 33

案例 012 为何不同医院检测的甲胎蛋白结论不一致 / 37

案例 013 自身抗体阴性自身免疫性肝炎的诊断 1 例 / 40

案例 014 全段甲状旁腺激素在不明原因周身骨痛中的临床应用 / 45

案例 015 令人紧张的鳞状细胞癌抗原 / 46

案例 016 女性可以检测前列腺特异性抗原吗 / 49

案例 017 男性人绒毛膜促性腺激素 β 亚单位升高的临床意义 / 51

案例 018 糖类抗原 125 结果为何反反复复？ / 53

案例 019 糖类抗原 19-9 结果高了，就和临床不符合吗？ / 54

案例 020 抗核抗体谱在以溶血性贫血为首发临床表现的系统性红斑狼疮中的诊断应用 / 56

案例 021 抗核糖体 P 蛋白抗体在系统性红斑狼疮中的诊断应用 / 58

案例 022 丙型肝炎与干燥综合征的诊断 / 59

案例 023 患者投诉：我的乙肝两对半为何"1245 阳性"？ / 61

案例 024 前后仅仅 3 天，丙型肝炎病毒 IgG 为何两种结果？ / 64

案例 025 持续增高的糖类抗原 19-9 / 66

案例 026 系统性红斑狼疮多浆膜腔积液合并持续增高的糖类抗原 19-9 / 72

案例 027 ABO 正反定型不符 / 75

案例 028 从患者投诉乙型肝炎表面抗原检测结果不准确说起 / 77

案例 029 肿瘤标志物糖类抗原 72-4 反复升高带来的困扰 / 80

案例 030 造成神经元特异性烯醇化酶假性增高的原因分析及对策 / 82

案例 031 游离前列腺特异性抗原 / 总前列腺特异性抗原结果正常下的
"隐情" / 85

案例 032 梅毒抗体检测"梅毒螺旋体抗体筛查、梅毒确诊试验、梅毒甲
苯胺红不加热血清试验"结果解读 / 87

案例 033 人类免疫缺陷病毒初筛试验阳性结果的分析判断 / 89

案例 034 慎重对待老年人的梅毒阳性报告 / 92

案例 035 请谨慎对待人类免疫缺陷病毒确诊试验的"不确定性" / 94

案例 036 铁蛋白异常升高的原因分析 / 97

案例 037 降钙素原在感染中的动态监测价值 / 99

案例 038 人类免疫缺陷病毒确诊试验阴性代表"未感染人类免疫缺陷
病毒"吗？ / 101

案例 039 肿瘤项目建立"危急值"制度的必要性 / 104

案例 040 真假"M2" / 106

案例 041 丙型肝炎检测的困惑 / 107

案例 042 梅毒阴性还是阳性 / 108

案例 043 极速升高的血红蛋白 / 110

案例 044 显微镜下大文章 / 112

案例 045　可疑的纤维蛋白原　/ 113

案例 046　结果不一致，谁"错"了？　/ 115

案例 047　"风云突变"的乙肝五项　/ 117

案例 048　一个"M 蛋白"引发的思考　/ 120

案例 049　青少年肾动脉纤维肌发育不良 1 例　/ 122

案例 050　Hb J-Bangkok 导致糖化血红蛋白结果假性降低　/ 125

案例 051　这一家子怎么了？　/ 128

案例 052　中年男性，记忆力减退是谁在作祟？　/ 132

案例 053　人类免疫缺陷病毒暴露后需要马上检查吗？　/ 135

案例 054　TORCH 筛查，纠结不清的问题　/ 138

案例 055　M 蛋白阳性能诊断多发性骨髓瘤吗？　/ 140

案例 056　实验室协助临床医师诊断常见变异型免疫缺陷病　/ 143

案例 057　可怜的免疫缺陷病患儿？　/ 146

案例 058　青年小伙反复膝关节疼痛致不能行走是为何？　/ 148

案例 059　由手足口实验室检查得到的启示　/ 152

案例 060　孕妇人类免疫缺陷病毒抗体检测的是是非非　/ 155

案例 061　警惕梅毒诊断　/ 157

案例 062　患者输注红细胞悬液后血红蛋白浓度不升反降，为什么？　/ 160

案例 063　异常增高的血红蛋白　/ 164

案例 064　特殊的乙型肝炎病毒标志物检测结果　/ 167

案例 065　面对一日两张结果迥异的乙型肝炎病毒标志物检测报告，该怎么办？　/ 169

案例 066　应重视乙型肝炎核心抗体 IgM 的检测　/ 171

案例 067　血型鉴定错？担心冷凝集！　/ 173

案例 068　两次不一致的结果　/ 175

案例 069　真假艾滋　/ 177

案例 070　肿瘤标志物糖类抗原 19-9 假阳性升高，老鼠惹的祸？　/ 180

案例 071 胃癌没复发、没转移，糖类抗原 72-4 咋这么高？ / 184

案例 072 这样的原发性胆汁性胆管炎，不交流肯定漏诊 / 186

案例 073 痛风患者服用秋水仙碱治疗，注意糖类抗原 72-4 假阳性升高！ / 188

案例 074 肌钙蛋白异常升高，须防嗜异性抗体惹的祸 / 191

案例 075 神经元特异性烯醇化酶异常，要重视运输环节 / 194

案例 076 跑错片场的神经元特异性烯醇化酶？ / 197

案例 077 歪打正着的甲胎蛋白 / 199

案例 078 一名患者血清新型冠状病毒抗体假阳性的思考 / 201

案例 079 雷诺现象导致指端与静脉血糖结果不符的原因分析 / 203

案例 080 ACTH 检测疑难病例分析 / 206

案例 081 疑似类风湿因子干扰患者雌二醇检测结果的案例讨论 / 210

案例 082 内源性抗体对孕酮检测结果的影响 / 213

案例 083 抗核抗体、抗中性粒细胞胞质抗体血清学检测在狼疮性肾炎诊断中的应用 / 216

案例 084 嗜异性抗体导致促甲状腺激素结果假性增高 1 例 / 220

案例 085 奇怪的类风湿因子 / 223

案例 086 一名排卵障碍患者的性激素检测结果 / 224

案例 087 美国临床实验室标准化协会 EP12-A2 标准在梅毒定性检测性能评价试验中的应用 / 229

案例 088 抗 Jo-1 抗体与间质性肺病 / 231

案例 089 健康体检者食用大王蛇后致糖类抗原 72-4 非病理性升高 1 例 / 234

案例 090 冷球蛋白影响尿轻链测定的案例分析 / 237

案例 091 免疫球蛋白检测揪出隐匿的多发性骨髓瘤病变 / 241

案例 092 患者要的只是真实结果 / 243

案例 093 新生儿梅毒抗体酶联免疫吸附法检测假阳性分析 1 例 / 245

案例 094 瓦尔登斯特伦巨球蛋白血症患者 M 蛋白干扰前白蛋白测定的

案例分析 2 例　/ 248

案例 095　妊娠晚期患者血清 AFP 高浓度案例分析 1 例　/ 251

案例 096　血清总 IgG 等于各 IgG 亚型浓度之和？没这么简单！　/ 253

案例 097　时间分辨荧光检测乙型肝炎核心抗体假阴性报告分析　/ 256

案例 098　忽高忽低的肿瘤标志物结果　/ 260

案例 099　两份"满意的答卷"　/ 262

案例 100　乙型肝炎标志物五项全阳性，为什么？　/ 264

案例 101　一名新生儿的"花柳病"　/ 267

案例 102　乙型肝炎相关性肾炎 1 例　/ 269

案例 103　糖类抗原 19-9，虚惊一场　/ 272

案例 104　批量体检神经元特异性烯醇化酶阳性率偏高？　/ 274

案例 105　"乙肝两对半"结果的疑惑　/ 277

案例 106　梅毒复诊的患者，梅毒特异性抗体检测结果却是阴性？　/ 280

案例 107　临界值附近的梅毒螺旋体特异性抗体值得注意　/ 281

案例 108　无限放大的"稀释倍数"　/ 283

案例 109　糖类抗原 19-9 结果异常带来的警示 1 例　/ 284

案例 110　降钙素原升高就是细菌感染？　/ 285

案例 111　激素检测结果与临床诊断不一致时的对策　/ 289

案例 112　"风湿 4 项"缘何成了"风湿 3 项"？　/ 290

案例 113　量子点标记的新型冠状病毒 IgM/IgG 抗体检测是新型冠状病毒
　　　　　　感染患者核酸检测的重要补充手段　/ 292

案例 114　诊治有曲折，病理来定性　/ 294

案例 115　异常的肌钙蛋白 I　/ 300

案例 116　不同检测方法肌红蛋白结果差异的分析　/ 302

案例 117　血清淀粉样蛋白 A 的异常阴性　/ 303

案例 118　新型冠状病毒 IgM 假阳性问题　/ 305

案例 119　一例脂血的抗米勒管激素血清样本　/ 306

案例 120　D- 二聚体检测的钩状效应　/ 308

案例 121　脑钠肽与脑钠肽 N- 端激素原的差异分析　/ 309

案例 122　脑钠肽 N- 端激素原的结果异常　/ 311

案例 123　干扰导致的肌钙蛋白 I 结果异常　/ 314

案例 124　降钙素原免疫检测中不可忽视的干扰　/ 315

案例 125　机器故障导致的结果异常　/ 318

案例 126　内源性物质对免疫检测的干扰　/ 319

案例 127　系统性红斑狼疮　/ 320

案例 128　干扰物导致的结果异常　/ 322

案例 129　溶液对 C 反应蛋白测定的影响　/ 323

案例 130　异常升高的凝血酶原时间　/ 325

案例 131　抗磷脂酶 A2 受体的假阴性　/ 326

案例 132　"异常"的白细胞介素 -6　/ 327

案例 133　肌钙蛋白 I 和高敏肌钙蛋白 T 的异事　/ 329

案例 134　血小板真的如此低吗？　/ 330

案例 135　一例"带菌"的血常规　/ 332

案例 136　冷凝集导致的血常规异常　/ 334

案例 001　虚惊一场，冬虫夏草惹的祸

【案例经过】

"赶紧帮我看看，我的 CA72-4 高了这么多，怎么办？"一位朋友急切地询问，同时他递过来一张报告单，如表 1-1。

表 1-1　肿瘤标志物检验结果

项目	单位	结果	参考范围
糖类抗原 19-9（CA19-9）	U/ml	23	0～27
神经元特异性烯醇化酶（NSE）	ng/ml	10.5	0～16.3
癌胚抗原（CEA）	ng/ml	3.5	0～4.7
甲胎蛋白（AFP）	ng/ml	6	0～7.0
糖类抗原 125（CA125）	U/ml	24	0～35
糖类抗原 15-3（CA15-3）	U/ml	16	0～25
糖类抗原 72-4（CA72-4）	U/ml	96.6 ↑	0～6.9

这是一位本院职工朋友，男，55 岁，平时注重身体状况，每半年体检，既往体检肿瘤标志物的检验结果均正常。此次体检发现 CA72-4 高达 96.6U/ml，超过参考范围上限十几倍，看到这样的结果，他坐立不安，前来咨询。

【沟通体会】

笔者接过报告单，看到备注中写着"已复查"，说明这个结果是经过复查确认无误后发布的。朋友接着说他也做了全腹超声、胃镜、肺部 CT 等不少检查，全都正常。CA72-4 作为一种非器官特异性肿瘤相关抗原，灵敏度不高，少数健康人可表现为增高，但这位朋友既往结果均正常，突然增高达参考范围上限十几倍实属罕见。所有检查中，单独一项 CA72-4 增高，应该不是器质性病变引起。进一步询问最近的饮食起居、生活方式是否有大的变动，得知朋友约 1 个月前开始定期摄入一定量的冬虫夏草，笔者立刻意识到可能就是冬虫夏草导致的，嘱朋友不要紧张，暂停摄入冬虫夏草，半个月后复查。同时笔者查阅相关文献，遗憾的是国内外尚无有关冬虫夏

草对肿瘤标志物 CA72-4 检测结果影响的文献报道，只能期待半个月后的结果。

半个月后，朋友前来复查，令人惊喜的是，CA72-4 已由 96.6U/ml 降至 13.6U/ml，结果在参考范围上限 2 倍以内。朋友感到安心多了。为了进一步消除疑虑，笔者嘱朋友以后再来复查，直至恢复并稳定在正常范围。整个过程中 CA72-4 结果变化如图 1-1 所示。

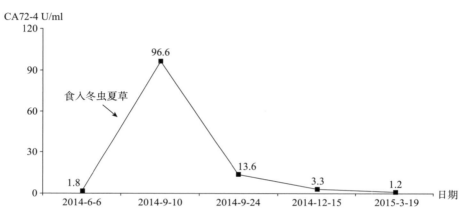

图 1-1 冬虫夏草对某体检者血清肿瘤标志物 CA72-4 检测结果的影响

【陈燕主任医师专家点评】

1. 这是一例典型的食物引起的检验结果异常波动。多年来，冬虫夏草被神话为不仅能保健，还有抗癌功效的物质，许多癌症患者甚至健康人群对之深信不疑。然而，相关研究表明冬虫夏草并不含有任何抗癌成分，而它对人体的影响却不为人知，应当谨慎食用。本案例中体检人员在未食用冬虫夏草前 CA72-4 正常，连续食用 1 个月后检测结果大幅度增高，其他检查结果均正常，停用后 CA72-4 缓慢恢复至正常水平，推测 CA72-4 的增高与服用冬虫夏草有关。遗憾的是，关于冬虫夏草对于肿瘤标志物检测结果的影响，目前国内外尚无报道。检验人员在以后的工作中应多关注相关或类似的信息，积累经验，以期为临床检验工作提供指导意见。

2. CA72-4 是一种由 cc49 和 B72.3 两株单抗识别的黏蛋白样的高分子糖蛋白。一般细胞膜表面都有丰富的糖蛋白，当正常细胞转变为恶性肿瘤细胞时，细胞表面糖链结构发生变异，形成和正常细胞不同的糖类抗原。

CA72-4 属于糖类抗原中唾液酸岩藻糖衍生物类，是一种非器官特异性肿瘤标志物，在胃癌中具有较高的灵敏度和特异度，其表达阳性与进展期胃癌、淋巴结转移及远处转移密切相关。

3. 多种肿瘤标志物联合检测可以提高对恶性肿瘤的检测特异度、灵敏度及检出率，有效地避免单独使用肿瘤标志物检测导致的假阳性和假阴性问题，如 CA72-4 与 CA19-9、CEA、CA125 联合应用可使胃癌的检出率提高到 60.9%，提高对胃癌初期和复发的检测水平。

（彭　伟）

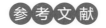

[1] SUN Z P, ZHANG N W. Clinical evaluation of CEA, CA19-9, CA72-4 and CA125 in gastric cancer patients with neoadjuvant chemotherapy. World J Surg Oncol, 2014, 12: 397.

[2] CHEN C G, CHEN Q Y, ZHAO Q Y, et al. Value of combined detection of serum cea, CA72-4, CA19-9, CA15-3 and CA12-5 in the diagnosis of gastric cancer. Ann Clin Lab Sci, 2017, 47(3): 260-263.

[3] GUO J, CHEN S X, LI S, et al. A novel classifier based on three preoperative tumor markers predicting the cancer-specific survival of gastric cancer (CEA, CA19-9 and CA72-4). Oncotarget, 2017, 9(4): 4814-4822.

案例 002　血清促甲状腺激素突然剧增的疑惑

【案例经过】

　　早晨，刚上班不久笔者接到甲状腺外科刘主任电话，其对某患者甲状腺激素检查结果存在疑问："我的一位患者，几年来超敏促甲状腺激素（s-TSH）检查结果都控制稳定，怎么这次查的结果突然增高那么多？从原来低于 2.0mIU/L 变成了 43.84mIU/L，我怀疑你们是不是检测错误。"

　　接到电话后，笔者第一时间对原始样品进行了复查，同时取部分原始样品送兄弟医院比对，结果与之前发布的结果均一致。那到底是什么原因导致患者几年来控制良好的结果突然增高这么多？为了进一步了解病情，笔者联系到了该门诊患者，仔细询问病史：女，44 岁，因甲状腺癌于 3 年前行甲状腺全切术，术后行促甲状腺激素（TSH）抑制治疗，长期外源性补充左甲状腺素片（$L\text{-}T_4$），剂量 75～100μg，q.d.。3 年来，门诊定期复查甲状腺功能（发光免疫法）：总三碘甲状腺原氨酸（TT_3）、总甲状腺素（TT_4）、游离三碘甲状腺原氨酸（FT_3）、游离甲状腺素（FT_4）均控制在正常范围内，超敏促甲状腺激素（s-TSH）稳定维持在 0.5～2.0mIU/L 之间。昨日于门诊复查甲状腺激素结果如表 2-1。

表 2-1　甲状腺激素检验结果

项目	单位	结果	参考范围
总三碘甲状腺原氨酸（TT_3）	nmol/L	1.88	1.34～2.73
总甲状腺素（TT_4）	nmol/L	123.86	78.38～157.40
游离三碘甲状腺原氨酸（FT_3）	pmol/L	5.13	4.34～7.20
游离甲状腺素（FT_4）	pmol/L	13.19	9.10～19.24
超敏促甲状腺激素（s-TSH）	mIU/L	43.84 ↑	0.34～5.60

【沟通体会】

这一突然剧增的结果，使临床医师质疑，让患者担忧肿瘤是否复发，同样使笔者感到万分疑惑。经进一步详细询问病史及治疗经过得知，患者于 1 个月前曾因月经不调连续服用"补佳乐"等药物 3 周，于这次复查前一周已停止服用。查阅大量文献后，笔者发现"补佳乐"，主要成分为戊酸雌二醇，而雌激素具有抑制甲状腺激素的生理作用。在排除其他影响因素后，笔者认为造成 s-TSH 突然剧增的原因与服用"补佳乐"有关。刘主任认同此看法，并嘱患者维持服用原剂量 $L\text{-}T_4$，2 个月后复查。不出所料，2 个月后患者查得 s-TSH 已恢复至原来的理想水平左右，如表 2-2。

表 2-2　甲状腺激素检验结果

项目	单位	结果	参考范围
总三碘甲状腺原氨酸（TT_3）	nmol/L	1.59	1.34～2.73
总甲状腺素（TT_4）	nmol/L	117.13	78.38～157.40
游离三碘甲状腺原氨酸（FT_3）	pmol/L	4.62	4.34～7.20

续表

项目	单位	结果	参考范围
游离甲状腺素（FT$_4$）	pmol/L	13.94	9.10 ~ 19.24
超敏促甲状腺激素（s-TSH）	mIU/L	2.77	0.34 ~ 5.60

【陈燕主任医师专家点评】

1. 这是一例典型的药物干扰引起的检验结果异常波动，临床检验中并不多见。事件最终通过笔者及时与患者交流、查阅文献，找到了相关原因，解除了临床医师的质疑及患者的担忧。从这个事例中可知，检验人员不仅要适当地掌握一些临床知识，能够合理地分析检验结果，同时应当更积极地面对临床医师及患者提出的问题，抱着解决问题的态度，深入查找线索，直至找到原因，解决问题，更好服务于临床及患者。

2. 该患者为甲状腺癌全切术后行常规 TSH 抑制治疗，TSH 抑制治疗即通过口服左甲状腺素片（L-T$_4$）将 TSH 抑制在正常低限，一方面补充术后缺乏的甲状腺激素，另一方面抑制甲状腺癌细胞的生长。TSH 抑制水平与甲状腺癌复发、转移和癌症相关死亡的关系密切。低危患者 TSH 应抑制至 0.1 ~ 0.5mIU/L，高危患者术后可进一步抑制至 0.1mIU/L 以下。此类患者 TSH 受到多方面因素影响：①食物种类及服药间隔，如滋补品、维生素等应当服药后间隔 1 小时服入，含铁、钙等食物至少应间隔 2 小时；②季节，部分患者需要根据冬夏季节 TSH 水平的变化调整剂量；③妊娠，早期妊娠期间雌激素的剧烈波动会提升 TSH 水平及机体对甲状腺激素的需求；④药物，包括含碘药物、激素类药物、抗癫痫药物、高剂量生物素、苯基丁氮酮和水杨酸盐类药物、二甲双胍等；⑤基础疾病等。因此，TSH 抑制治疗过程中患者应定期复查甲状腺功能。

3. 该患者 3 年来控制稳定的 TSH，突然大幅增高与患者服用"补佳乐"有关。"补佳乐"主要成分为戊酸雌二醇，主要与孕激素联合使用，在建立人工月经周期治疗过程中，用于补充自然或人工绝经相关的雌激素缺乏。服用任何形式的雌激素都能影响甲状腺激素的检查结果，因为雌激素具有抑制甲状腺激素的生理作用，导致一种能与甲状腺激素结合的蛋白表达增加，使甲状腺激素部分失活，在甲状腺激素检测中最早的表现就是 TSH 的上升。因此，一些服用补充雌激素药物的妇女可能需要服用更多的甲状腺替代激素。

（彭　伟）

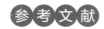

[1] 腾卫平，刘永锋，高明，等. 甲状腺结节和分化型甲状腺癌诊治指南. 中华内分泌代谢杂志，2012，28(10)：779-797.

[2] WIEGRATZ I, KUTSCHERA E, LEE J H, et al. Effect of four oral contraceptives on thyroid hormones, adrenal and blood pressure parameters. Contraception, 2003, 67(5): 361-366.

案例 003　标本保存不当带来的后果

【案例经过】

周一下午临近下班，笔者接到胸部肿瘤内科医师电话："我有个新入院的患者，促胃液素释放肽前体（pro-GRP）的结果跟患者前几天在外院查的结果差别很大，一个是异常的，一个是正常的，你们能不能帮忙复查下？"

接到电话后，笔者第一时间找到原始样品进行复查，结果和发布的结果一致，便回电话给临床医师，仔细问了该患者外院相应的结果，两家医院使用的检测方法均为电化学发光法，参考范围也一样，两三天时间，结果怎么可能由异常增高变成正常的（表3-1），疑点重重。笔者建议立即重新采血复查，医师欣然答应。

表 3-1　肿瘤标志物检验结果

项目	单位	我院	外院	参考范围
神经元特异性烯醇化酶（NSE）	ng/ml	10.4	2.7	0～16.3
促胃液素释放肽前体（pro-GRP）	pg/ml	62	83.8 ↑	0～69.2
细胞角质蛋白 19 片段抗原 21-1（CYFRA21-1）	ng/ml	1.4	1.2	0～3.3

在等待复查标本到来之前，笔者盯着电脑上的结果，认真思考从采样到检测过程中各种有可能的风险。标本性状良好，录入编号没有错误，仪器状态、试剂都良好，质控在控，原因在哪呢？

【沟通体会】

笔者无意间看到"录入时间"是两天前（上周五）16∶33，通常这个时间收到的样本会分发到各专业组，离心录入系统后 4℃保存，下一个工作日才上机检测。笔者脑海里突然回想起上午同事的话："有一管上周录入的血是在离心机里拿出来的，我按编号摆在架子上了……"会不会跟这个有关？

就在这时，复查的标本送到了，笔者快速接收、离心、录入、跟随质控品上机检测，很快复查结果出来了：86.7pg/ml，与外院结果一致，是升高的。电话回复医师后，与同事确认了，该患者第一份原始标本正是早上发现的被遗留在离心机里的标本。因此，笔者认为造成错误结果的原因是该标本被遗留在室温环境长达整个周末，共 2 天 3 夜，导致 pro-GRP 发生了降解，进而造成检测结果降低。晚上回家后，经查阅相关文献得知，促胃液素释放肽前体（pro-GRP）检测项目稳定性时间较短，检测前最长可在 4℃环境中保存 3 天，室温条件下保存会导致其检测结果大幅度下降。

【陈燕主任医师专家点评】

1. 临床检验工作中，标本保存条件不当会导致许多生化检测指标检验结果不正确，如血浆钾离子（K^+）会随存放时间延长而升高，血糖（Glu）会随时间延长而降低。同样肿瘤标志物也会出现这样的现象，促胃液素释放肽前体（pro-GRP）一般建议在 4℃环境中保存不超过 3 天，而室温环境中保存则不超过 9 小时，该案例中标本遗留在离心机中长达 2 天是导致 pro-GRP 从异常值降解到正常值范围的主要原因。标本的检测受到诸多因素的影响，由于存放时间过长及条件不当导致结果误差可能会影响临床医师对疾病的判断和诊治，因此，日常工作中对于极不稳定的物质的检测应及时进行，不稳定物质的检测项目如需保存标本则应严格按照实验室制定的相关要求保存。对于已检测的标本也应按要求保存，利于标本复检，防止医疗纠纷的发生。

2. 促胃液素释放肽（GRP）是正常人脑、胃的神经纤维，以及胎儿肺的神经内分泌组织分泌的激素。许多小细胞肺癌（SCLC）细胞株和肿瘤组织分泌 GRP，且富含 GRP 受体，胎儿和新生儿支气管上皮内分泌细胞 GRP 含量丰富。在成人，GRP 仅存在于神经组织和一小部分肺的神经内分泌细胞中，且水平较低，SCLC 细胞大量异常产生 GRP 是去分化的表现。GRP

由其前体促胃液素释放肽前体（pro-GRP）经蛋白酶水解产生，半衰期极短，在血浆中不稳定，而 pro-GRP 在血浆中较稳定。研究证实，血浆 pro-GRP 水平可反映 GRP 水平和 *GRP* 基因表达情况，是小细胞肺癌的可靠标志物。

3. 促胃液素释放肽前体（pro-GRP）作为一种新的 SCLC 肿瘤标志物，对 SCLC 诊断具有较高的灵敏度和特异度，是 SCLC 诊断、病情监测、疗效评估、预后判断的灵敏和特异性指标。长期以来神经元特异性烯醇化酶（NSE）被认为是该肿瘤的选择性标志物，但现在 pro-GRP 水平获得了越来越多的关注。NSE、pro-GRP 单项检测在诊断 SCLC 时均具有较高的符合率，但 pro-GRP 特异度较 NSE 更高。NSE 和 pro-GRP 联合检测可显著提高小细胞肺癌诊断灵敏度。临床应根据不同目的，有选择性地合理使用 NSE、pro-GRP 单独或联合检测。

（彭　伟）

参 考 文 献

[1] NORDLUND M S, BJERNER J, WARREN D J, et al. Progastrin-releasing peptide: Stability in plasma/serum and upper reference limit. Tumour Biol, 2008, 29(3): 204-210.

[2] AOYAGI K, MIYAKE Y, URAKAMI K, et al. Enzyme immunoassay of immunoreactive progastrin-releasing peptide(31-98) as tumor marker for small-cell lung carcinoma: Development and evaluation. Clin Chem, 1995, 41(4): 537-543.

[3] 王浩，田田，李家军，等. NSE 与 proGRP 单独或并联联合检测对 SCLC 诊断价值的系统评价. 肿瘤学杂志，2017，23(9)：765-771.

案例 004　β-D- 葡聚糖试验阳性的定植感染

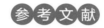

【案例经过】

患者，男，56 岁。主诉：进行性腹胀，尿少，下肢水肿 1 个月；发热、腹痛 2 天。

患者发现乙型肝炎病毒（HBV）感染 20 余年，未予重视。5 年前诊断为肝硬化，予恩替卡韦抗病毒治疗，但依从性较差，HBV DNA 波动于

$10^2 \sim 10^3$IU/ml 之间，肝功能：白蛋白水平 32 ~ 36g/L，其余正常。近 1 个月来，逐渐出现进行性腹胀不适，尿量较前减少，双下肢进行性水肿，间断予呋塞米片及螺内酯片治疗，腹胀及下肢水肿略有缓解。2 天前因进食生冷食物后出现腹泻，稀水样便，2 ~ 3 次 /d，无黏液及脓血，发热，稍有畏寒，体温 38℃左右，并感中下腹部隐痛不适。遂来住院。病程中，患者无咳嗽、咳痰，恶心、呕吐。二便如上。体重增重约 5 公斤。

患者否认高血压、糖尿病、心脏病、慢性肾病史及甲亢病史。否认毒物接触史，无长期饮酒史、吸烟史。否认输血史。父亲母亲健在，母亲及 2 个妹妹均为 HBV 标志物阳性，一个女儿体健。

经查体，患者体温 37.9℃，皮肤巩膜轻度黄染，蜘蛛痣及肝掌可见，皮肤未见瘀点、瘀斑。心肺查体无特殊。腹膨隆，腹壁可见曲张静脉，中下腹部轻压痛，无反跳痛，肝脾触诊不满意，墨菲征阴性，移动性浊音阳性，肠鸣音减弱，双下肢明显凹陷性水肿，神经系统体征无异常。

入院时，患者肝功能：血清总胆红素（TBil）39.3μmol/L，谷丙转氨酶（GPT）26IU/L，谷草转氨酶（GOT）74IU/L，白蛋白 19.7g/L。肾功能、电解质及心肌酶谱等正常；凝血酶原时间 / 国际标准化比值（PT/INR）18.6s/1.73。血常规：白细胞 7.9×10^9/L，中性粒细胞百分比 86.8%，血红蛋白 97g/L，血小板 74×10^9/L。大小便常规正常，隐血试验阴性。HBV 标志物：乙型肝炎表面抗原（HBsAg）、乙型肝炎 e 抗体（HBeAb）、乙型肝炎核心抗体（HBcAb）阳性，HBV DNA 1.01×10^2IU/ml。甲、丙、丁、戊型肝炎病毒标志物阴性；甲状腺功能及血清铜蓝蛋白正常；抗核抗体（ANA）、抗线粒体抗体（AMA）、AMA-M2 等自身免疫抗体均阴性；超声检查提示肝硬化，胆囊壁水肿，大量腹水。腹水检查为黄色混浊液体，李凡他试验阳性，白细胞数 780/mm³，多形核白细胞数百分比 84.3%，腹水培养为大肠埃希菌感染。

入院诊断：乙型肝炎肝硬化失代偿期，自发性细菌性腹膜炎。

考虑到患者排尿困难，予以留置导尿。并予亚胺培南西司他丁钠抗感染、利尿、补充人血白蛋白等治疗。患者症状逐渐缓解。但血浆 β-D- 葡聚糖试验（G 试验）提示为阳性，2 次中段尿培养报告均为假丝酵母菌属。

【沟通体会】

患者 G 试验阳性，且连续 2 次中段尿培养均为假丝酵母菌属。主管医师认为，患者为终末期肝病，机体免疫功能低下，较长时间应用抗菌药物，且存在侵袭性操作（留置导尿和静脉置管），均为侵袭性真菌感染（IFI）的重要易感因素，因此，该患者 IFI 的诊断成立，拟应用抗真菌药物。科主任认为，该患者虽然存在上述危险因素，但患者病情逐渐好转，各项指标均明显改善，不存在 IFI 的表现，应该考虑为真菌定植感染。尿路真菌感染的诊断标准：具有并发深部真菌感染的高危因素如长期使用抗菌药物、患者自身免疫功能低下、合并严重的原发疾病等，且尿沉渣涂片检查发现真菌孢子和菌丝，连续两次中段尿培养假丝酵母菌属菌落计数 > 10^5CFU/ml。尿路真菌定植的诊断标准：一周内连续两次尿培养为假丝酵母菌属但无以上所述高危因素，且菌落计数 < 10^5CFU/ml。

检验科也对该患者的检测结果进行沟通和反馈：该患者虽然 2 次中段尿培养均为假丝酵母菌属，但菌落计数均 < 10^5CFU/ml，G-(1, 3)-β-D- 葡聚糖抗原（G 抗原）的检测值为 106.56pg/ml，仅轻度升高（ > 100pg/ml 为阳性，< 60pg/ml 为阴性，60 ~ 100pg/ml 为疑似）。对比其他明确 IFI 的结果，应该考虑为尿路真菌定植感染。

患者好转出院，出院时复查 G 试验阴性（29.8pg/ml），出院后随访一般情况良好。

【胡耀仁主任医师专家点评】

1. 近年来，随着广谱抗菌药物、细胞毒性药物、免疫抑制剂、肾上腺皮质激素的广泛应用，器官移植、大剂量 X 线照射、各种侵入性检查和治疗，以及慢性消耗性疾病如获得性免疫缺陷综合征、恶性肿瘤、糖尿病、尿毒症和终末期肝病等的增加，IFI 有逐渐增多趋势，且病死率高。但尿路真菌感染症状不典型，不易被觉察，有近 50% 的患者早期不能得到临床实验室阳性报告，而已被临床实验室检出真菌的阳性患者中的一部分并非真菌感染，仅仅是真菌定植状态。这样就造成了临床医师鉴别诊断的困难。

IFI 的诊断依据：①确诊，组织病理学证实为真菌，无菌组织及血液培养为真菌；②临床诊断，具有 IFI 宿主因素及临床表现，同时伴有一项病原学依据；③临床拟诊，具有 IFI 宿主因素及临床表现，无病原学依据，抗真菌治疗有效；④排除诊断，不符合以上标准，单用抗菌药物治疗有效。

2. 作为诊断金标准的组织病理学和深部组织培养检测具有创伤性，且不适用于血小板减少、凝血功能异常及其他类型的危重患者。真菌培养法作为诊断 IFI 的传统方法，能明确致病真菌，并有利于进行针对性的体外药敏试验，为临床医师提供准确的抗真菌药物选择依据，但检测耗时长，灵敏度和特异度低，不能鉴别非致病性定植和侵袭性感染。

近年来，真菌抗原检测方法如 G 试验及半乳甘露聚糖抗原检测（GM 试验）被广泛应用于临床，它们具备操作简便、灵敏度和特异度均较高等优势，成为诊断真菌感染的早期检测方法。2012 年，欧美暴发的一次真菌性脑膜炎中，血清 G 试验提供了重要的真菌感染诊断依据，动态监测血清 G 抗原为治疗提供了依据。动态进行 GM 试验或 G 试验检测有利于 IFI 治疗效果和病情发展的判断。在治疗期间，如果患者 GM 试验和 / 或 G 试验持续阳性或检测值保持较高水平则提示预后差，抗原清除早者则提示预后好。

3. G 试验：G-(1, 3)-β-D- 葡聚糖（G 抗原）是真菌细胞壁的特有成分，当真菌进入人体血液或深部组织，经吞噬细胞的吞噬、消化等处理后，G 抗原可从细胞壁中释放出来，从而使血液及体液中 G 抗原含量增高。当真菌在体内含量减少时，免疫系统可迅速清除 G 抗原。而在浅部真菌感染中，G 抗原未被释放出来，故其在体液中的含量不增高。G 抗原是一种广泛存在于多种真菌细胞壁中的多糖成分（除了接合菌和隐球菌），它可以激活 G 因子（鲎变形细胞溶解物中的丝氨酸蛋白酶原），并激发凝血级联反应，形成凝固蛋白后通过显色法和浊度法进行定量检测；而浅部真菌感染或真菌定植时，G 抗原未被释放出来，故其血浆检测为阴性。

目前，G 试验分为显色法和浊度法，G 试验显色法是利用真菌 G 抗原特异性激活反应主剂中的 G 因子、凝固酶原等，通过反应过程中产生的凝固酶使显色底物释放显色基团，根据显色基团的多少来测定 G 抗原含量的方法；G 试验浊度法是利用真菌 G 抗原能特异性激活反应主剂中的 G 因子、凝固酶原等，引起凝固蛋白原转变成凝固蛋白从而引起吸光度变化，通过检测其溶液吸光度变化对真菌 G 抗原浓度进行定量。显色法与浊度法的反应原理不同，两种方法试剂盒不同，采用的标本类型不同（浊度法使用血浆标本，显色法使用血清标本），因此灵敏度和特异度也不相同。显色法采用的血清标本保存更有利于临床，是显色法的一个优势。

4. 多种因素可导致 G 试验假阳性结果：①当患者体内细菌含量过高时，可能发生交叉反应，出现真菌抗原检测假阳性，可引起交叉反应的细菌包括金黄色葡萄球菌、肺炎克雷伯菌、大肠埃希菌、肠球菌、鲍曼不动杆菌、沙门菌和铜绿假单胞菌等，提示临床在分析检测结果时，应密切结合临床特点及培养的结果，注意鉴别细菌感染还是真菌感染，避免误诊；②污染，如无热源的试管、微量移液器吸头等受污染；③使用纤维素膜进行血液透析治疗，标本暴露于纱布或其他含有葡聚糖的材料；④静脉输注免疫球蛋白、清蛋白、凝血因子或血液制品；⑤使用多糖类抗肿瘤药物；⑥黏膜损伤导致食物中的葡聚糖或定植的念珠菌经胃肠道进入血液等；⑦使用可能诱发 G 试验假阳性的抗菌药物，如碳青霉烯类、头孢菌素类、β- 内酰胺酶类、磺胺类等药物；⑧合并其他部位真菌感染。本例患者就存在上述影响因素（输注大量人血白蛋白、长时间应用碳青霉烯类药物、大肠埃希菌感染）。

5. 需要指出的是，G 试验检测结果只能提示有无真菌侵袭性感染，但不能确定致病菌种类。对于罕见的条件致病真菌引起的深部感染，即使是培养法也无法鉴定出致病菌种类。一般来说，G 试验的灵敏度高于 GM 试验，GM 试验的特异度高于 G 试验。临床上可以两种方法联合检测。

（胡爱荣）

案例 005　T 细胞斑点试验辅助诊断肝结核 1 例

【案例经过】

患者，男性，59 岁。

主诉：低热、右上腹部隐痛不适 1 周。

现病史：患者 1 周无明显诱因感低热，体温最高 38.5℃，发热多出现在凌晨，有时自行缓解，偶伴有盗汗，并感右上腹部隐痛不适，无放射痛。曾在我院门诊予三代头孢菌素不规则抗感染治疗 5 天，症状无明显缓解。稍感乏力，食欲下降。病程中患者无头晕、头痛、咳嗽、胸闷、心悸，无恶心、呕吐、腹痛、腹泻、黑便或陶土样便，无皮肤瘙痒、关节酸痛，无牙龈出血、鼻出血。查体：体温 37.6℃、脉搏 76 次 /min、呼吸 16 次 /min、血压 121/90mmHg；神志清楚，全身皮肤、巩膜无黄染，未见出血点，肝掌、蜘蛛痣阴性；浅表淋巴结无肿大；两肺呼吸音清，未闻及干湿啰音；

心律齐，各瓣膜区未闻及病理性杂音；腹平坦，无腹壁静脉曲张，腹肌无紧张，无压痛及反跳痛，肝脏右肋缘下 2cm 触及，质中，脾肋下未及，肝区叩击痛阳性，移动性浊音阴性，肠鸣音 4 次 /min，双下肢无水肿。

既往史：4 个月前无明显诱因发热 5 天，最高体温 38.3℃，伴干咳及右侧胸痛；胸部 X 线检查提示右侧少量胸腔积液，在当地医院予左氧氟沙星治疗 1 周后症状消失。否认"病毒性肝炎、结核、伤寒"等传染病史。否认其他特殊疾病史，否认手术、外伤及输血史，否认药物及食物过敏史。

个人史和婚育史及家族史无特殊异常。

实验室检查：血常规白细胞 8.9×10^9/L，中性粒细胞百分比 68.9%，淋巴细胞百分比 30.9%，血红蛋白 99g/L；尿常规及大便常规正常；红细胞沉降率 63mm/h；肝功能、肾功能、甲状腺功能、肿瘤标志物、C 反应蛋白、降钙素原均在正常范围；自身抗体系列、肥达反应、结核抗体、血培养均阴性；乙型肝炎血清标志物乙型肝炎表面抗体（HBsAb）阳性，其余均阴性；甲、丙、戊型肝炎和梅毒、艾滋病抗体均阴性。心电图正常；胸部 CT 提示右肺中叶外侧段胸膜局部增厚，未见胸腔积液。超声检查及 CT 检查示肝脏 S8 段占位，肝脓肿待排。

住院期间，应用三代头孢菌素及替硝唑抗感染治疗 5 天后患者病情仍无好转，纯化蛋白衍生物（PPD）试验弱阳性，结核分枝杆菌 DNA 阴性。

【沟通体会】

患者的病史特点：4 个月前无明显诱因低热 5 天，伴干咳及右侧胸痛；胸部 X 线检查示右侧少量胸腔积液；在当地医院予左氧氟沙星治疗 1 周后症状消失。此次低热、右上腹部隐痛不适 1 周，偶伴有盗汗。肝脏右肋缘下 2cm 触及，质中，肝区叩击痛阳性。超声检查及 CT 检查示肝脏 S8 段占位，肝脓肿待排。首先考虑肝脓肿，但抗菌药物治疗效果不理想。肝脏肿瘤亦予考虑。另外，患者红细胞沉降率加快，胸部 CT 提示右肺中叶外侧段胸膜局部增厚，PPD 试验弱阳性，结合既往病史，还需要考虑肝结核的可能，但结核抗体及结核分枝杆菌 DNA 均阴性。为明确诊断，拟行超声引导下肝占位穿刺活检术。目前结核病确诊的主要依据仍然是细菌学检查（包括培养和涂片），但周期较长。检验科认为，结核感染 T 细胞斑点试验（T-SPOT.TB）在活动性肺外结核诊断中有很高的价值，而且快速易行。

T-SPOT.TB 检测结果强阳性，及时给予异烟肼、利福平、乙胺丁醇、吡嗪酰胺四联抗结核诊断性治疗后，患者症状显著缓解。肝穿刺病理结果：肉芽肿性炎，可见坏死，抗酸染色阳性，穿刺抽出物结核分枝杆菌培养阳性。确诊为肝结核。抗结核治疗后 3 个月复查，肝内病灶显著缩小。

【胡耀仁主任医师专家点评】

1. 肝结核　肝结核多继发于血行播散性结核，结核分枝杆菌还可经淋巴系统和直接播散入肝，此外，肠结核等消化道结核也可由门静脉入肝。肝结核临床表现及辅助检查缺乏特异性且常为肝外结核的症状所掩盖，加之肝脏是一个代偿功能很强的器官，局部自觉症状不明显，肝功能变化也不显著，因此常被临床医师忽视。其实肝结核并非罕见，只是多数病例需通过肝穿刺活组织检查、诊断性腹腔镜或剖腹探查，甚至尸体解剖才能作出诊断。该例肝结核的发病机制分析如下：回顾患者 4 个月前的发热、胸痛及右侧胸腔积液病史，且左氧氟沙星治疗有效，提示患者当时可能存在结核性胸膜炎。此次 CT 提示肝结核病灶分布于肝周，且有肝包膜受累征象，提示结核分枝杆菌直接播散入肝，考虑继发于结核性腹膜炎。

2. 2016 年，全球结核病中成人占 90%，男性占 65%，印度、印度尼西亚、中国、菲律宾和巴基斯坦 5 个国家的结核病新发病例占 56%。结核病是全球第九大死因，也是单一病原体感染造成死亡的主要原因，高于艾滋病 / 艾滋病毒。在 2016—2035 年间，世卫组织《终止结核病战略》与联合国可持续发展目标的共同目标是在全球终止结核病流行。因此，我国结核病的防治依然任重道远，而早期诊断和适当治疗可避免大多数的结核病死亡病例。

3. 结核分枝杆菌感染的诊断方法包括传统检测方法、免疫学诊断技术和分子诊断技术。

（1）传统检测方法：①结核分枝杆菌培养法：结核分枝杆菌培养法特异度高，而抗酸染色阳性率低，培养需 4~8 周，易延误诊断、影响治疗。②痰涂片法：痰涂片法操作简单，但阳性率仅为 30%~60%，因此不利于临床结核病的诊断和治疗。③组织病理学检查：组织病理学检查是有创性操作，患者依从性差，花费高。

（2）免疫学诊断技术：可分两类，一类为体内试验，即结核菌素皮肤试验（TST）；另一类是体外试验，包括 TB 抗原检测、抗体检测及致敏 T 淋巴细胞检测。①结核菌素皮肤试验（TST）。TST 长期应用于结核感染的筛查，存在许多缺陷。其使用的纯蛋白衍化物（PPD）易与非结核分枝杆菌及卡介苗（BCG）发生交叉反应，导致其特异度及灵敏度较低。此外，TST 需要 72 小时后出结果，时间长，患者依从性差，且结果判读主观性较强，从而影响结果的符合率。②结核血清学检测。结核血清学检测操作简单，用时较少，但存在假阳性和假阴性的问题。如果患者存在免疫功能低下或者是处于疾病早期，机体不能产生足够的抗体，就会出现假阴性。接种过卡介苗、体内存在一定水平的抗体则可能会出现假阳性。为此，2011 年 7 月 20 日世界卫生组织（WHO）发布 *Commercial serodiagnostic tests for diagnosis of tuberculosis: Policy statement*，敦促各国采用推荐的准确的微生物或分子检测方法，禁止使用不准确的和未经批准的血液检测方法（抗原、抗体、蛋白芯片等）。但中国医疗保健国际交流促进会结核病学分会基础学组和临床学组认为，结核病血清学检测的真实情况并不像 WHO 描述的那么糟糕。由于病原学检测对涂阴肺结核和肺外结核患者的诊断效能差，而我国涂阴肺结核在结核病患者中占有相当大的比例，结核病血清学抗体检测依然是结核病诊断的一个重要辅助手段，临床上主要用于涂阴肺结核和肺外结核的辅助诊断。对我国结核抗体检测的真实情况应客观分析、理性采纳，对该方法存在的问题应深入研究、探寻解决问题的途径，而不是武断地全面否定结核抗体检测技术。③致敏 T 淋巴细胞检测。用于检测致敏 T 淋巴细胞的 γ 干扰素释放试验（IGRA）是近年来结核病免疫学诊断的重要技术进展。按照 γ 干扰素的测定方法可分为两类，一类是采用酶联免疫吸附分析（ELISA）检测 γ 干扰素，而另一种是使用酶联免疫斑点（ELISPOT）检测。使用 ELISPOT 技术的 T-SPOT.TB 试剂盒已列入美国、英国等欧美 20 多个国家的结核诊疗指南。与传统的 TST 比较，T-SPOT.TB 不受机体免疫状态、卡介苗接种的影响，T-SPOT.TB 是从单细胞水平进行检测，可及时捕获细胞分泌于表面的细胞因子，在检测结核分枝杆菌感染方面具有较高的灵敏度和特异度，能够在短时间内快速诊断结核病，在预防、控制和辅助诊断结核病方面具有重要意义。

IGRA 用于结核病诊断的优点有：①所用刺激抗原 ESAT-6、CFP-10 或 TB7.7 在 BCG 中缺失，因此避免了前期 BCG 接种引起的交叉反应；②所用刺激抗原只存在于结核分枝杆菌群（包括人型结核分枝杆菌，牛分枝杆菌和非洲分枝杆菌）及其他少数几种致病性分枝杆菌，如堪萨斯分枝杆菌、苏尔加分枝杆菌及海分枝杆菌中，因此，与其他大多数环境分枝杆菌的交叉反应较少；③较高的灵敏度和特异度；④试剂盒设有阳性对照和空白对照，结果判断主观因素少。不足之处在于：①对实验室设备要求较高，需要进行细胞培养，操作步骤较多，重复性欠佳；②检测标本要求为新鲜血液标本；③与 TST 一样，IGRA 不能区分活动性结核和潜伏性结核感染，也不能判断结核分枝杆菌感染后是否会发展为活动性结核病；④常出现不确定结果，尤其是免疫功能不全患者；⑤检测费用较昂贵。

（3）分子诊断技术：近年来，以结核分枝杆菌特异性核酸扩增技术为代表的分子诊断技术获得了较快发展，已经获得世界卫生组织的认可。

一般来说，一个理想的标志物应能够区分活动性与潜伏性结核感染，预测治疗结局，评估疫苗的疗效。这些标志物包括采用转录组学、蛋白质组学筛选发现的各种细胞因子、趋化因子，以及采用流式细胞技术分析发现的特异性细胞亚群，用于鉴别结核分枝杆菌感染的不同阶段及预后，但目前仍无理想的标志物达到可供临床应用的水平。

（胡爱荣）

案例 006　血清肝纤维化标志物（肝纤四项）真能诊断肝纤维化吗？

【案例经过】

案例一：患者，男，51 岁。发现 HBV 标志物阳性 10 余年，乏力、纳差 1 个月有余。HBV 血清学标志物（HBV-M）为 HBsAg、HBeAb、HBcAb 阳性；HBV DNA 4.48×10^7IU/ml；其他肝炎病毒标志物均阴性；肝功能总胆红素（TBil）98.6μmol/L，谷丙转氨酶（GPT）131IU/L，谷草转氨酶（GOT）237IU/L；超声检查提示慢性肝病，未见腹水；血清肝纤维化标志物（肝纤四项）（化学发光法）血清透明质酸（HA）＞1 000ng/ml（参考区间 0~120ng/ml），Ⅲ型前胶原 N 端肽（PⅢNP）79.77ng/ml（参考区间 0~15ng/ml），Ⅳ型胶原（CⅣ）372.563ng/ml（参考区间 0~95ng/ml），层粘连蛋白（LN）215.887ng/ml（参考区间 0~130ng/ml）。诊断为慢性活动性乙型肝炎。

案例二：患者，女，56 岁。发现 HBV 标志物阳性 30 余年，6 年前诊断为失代偿期肝硬化，并接受口服抗病毒治疗。查 HBV-M 为 HBsAg、HBeAb、HBcAb 阳性；HBV DNA < 20IU/ml；肝功能 TBil 25.8μmol/L，GPT、GOT 等均在正常范围；血常规白细胞（WBC）2.7×10^9/L，血红蛋白（Hb）108g/L，血小板（PLT）58×10^9/L；超声检查提示肝硬化，脾大，未见腹水；血清肝纤四项 HA、P Ⅲ NP、C Ⅳ 及 LN 均在正常范围内。患者提出疑问，肝硬化 6 年多，原来肝纤四项都非常高，现在都在正常范围内，是不是表示肝硬化已经逆转了？

案例三：患者，女，59 岁。多关节痛 5 年余，再发 2 周。诊断为类风湿关节炎，予泼尼松片 4mg/ 次，一天两次口服，白芍总苷胶囊 2 粒 / 次，一天两次口服。查肝功能 TBil、GPT、GOT 等均在正常范围；HBV-M 均阴性。医师无意中勾选了血清肝纤四项检测项目，当时采血护士和检验科都很奇怪，患者没有肝脏疾病，为何进行肝纤四项检测？可检测结果却显示 HA > 1 000ng/ml（P Ⅲ NP、C Ⅳ 及 LN 均在正常范围内）。难道类风湿关节炎患者血清 HA 也会升高？

案例四：患者，男，72 岁。2 型糖尿病史 10 余年，先后予口服降血糖药及胰岛素治疗，血糖控制均不理想，近 2 年尿蛋白持续阳性。1 个月前健康体检时查肝炎病毒标志物均阴性，肝功能 TBil、GPT、GOT 等均在正常范围内，超声检查肝脏未见明显异常征象，但血清肝纤四项 HA 181.347ng/ml、P Ⅲ NP 49.514ng/ml、C Ⅳ 102.017ng/ml、LN 145.854ng/ml，均异常升高。主检医师无法给患者作出满意的解答。

【沟通体会】

接到上述诸多的诉求后，检验科对上述案例的标本进行复核，检测结果基本没有偏差，而且化学发光法的灵敏度、特异度和稳定性均比较理想。分析近几个月所有血清肝纤四项的数据，的确发现大多数急性肝炎患者的血清 HA 升高，近半数肝硬化患者的血清肝纤四项均在正常范围内。

实际上，血清肝纤四项诊断肝纤维化的灵敏度和特异度均不高，相关的数据均是较早期的研究，亦缺乏高水平循证医学依据。血清肝纤四项均为非肝脏特异性的标志物。HA 代谢的主要部位在肝脏，虽然是反映肝纤维合成状况和炎症活动性的灵敏指标，但其亦是人体基质的重要成分之一，广泛存在于生物体的结缔组织中。血清中胶原含量增加除见于肝脏纤维化进展外，在肺炎、胰腺炎、风湿性疾病、肾脏疾病等患者中胶原含量也会升高。

【胡耀仁主任医师专家点评】

1. 肝纤维化的非侵袭性诊断方法　当前，进展性肝纤维化或肝硬化的诊断仍依赖于组织学或临床综合判别，而判定慢性肝脏病变的金标准依然是有创的肝组织病理学检查。但肝活检毕竟是一种有创检查，且存在一定的并发症和取样、诊断误差，难以动态观察疾病的进展。近年众多诊断方法及模型的设计与应用将肝纤维化诊断引入一个无创化时代，但仍难以满足临床精确诊断的需求。

无创影像诊断技术包括用于检测肝硬化的超声检查、CT、核磁共振，以及近年来用于肝纤维化诊断的瞬时弹性成像技术（TE）、声辐射力脉冲（ARFI）、核磁共振弹性成像（MRE）等。实际上，在肝脏出现形态、结构改变之前，某些指标就已经发生变化，因而通过影像学检查来诊断肝硬化已较为滞后。作为一种较为成熟的诊断肝纤维化的无创检查，TE 的测定成功率受肥胖、肋间隙大小及操作者的经验等因素影响，其观测值还受肝脏炎症坏死、胆汁淤积，以及脂肪变性等多种因素影响。基于实验室某些指标的 APRI 评分及 FIB-4 指数等评分系统或诊断模型虽被推荐为诊断肝纤维化的非侵袭性检查方法，但其灵敏度和特异度均不高。

2. 血清肝纤四项　较早期的研究显示，血清肝纤维化指标 HA、P Ⅲ NP、C Ⅳ 及 LN 的含量可反映慢性肝病肝脏病理损害的程度，是判断慢性肝炎患者肝纤维化程度的可靠指标。

HA 是细胞外基质的重要成分，当肝脏受损时，血清中 HA 含量升高，其机制可能是肝间质细胞合成 HA 增加，同时内皮细胞数量减少，摄取、降解 HA 的能力减弱。在肝纤维化过度活跃时，C Ⅳ 含量亦会随着降解酶活性的增加而处于较高水平。P Ⅲ NP 在肝纤维化早期合成加快，在纤维化晚期合成减慢，其水平反而不如肝病初期高。LN 是肝细胞外基质的非胶原糖蛋白，在肝纤维化时大量沉积于肝窦内皮细胞间隙，降低内皮细胞的通透性，使其毛细血管化，其血中的含量与肝纤维化程度呈正相关。

炎症是肝纤维化的一个促进因素，HA 水平与肝功能密切相关，在炎症程度高（肝功能异常）时血清肝纤四项指标结果容易受到干扰。

血清肝纤四项缺乏特异度，肝脏纤维化形成时血清中胶原含量增加，但其他疾病如类风湿关节炎、系统性红斑狼疮、肺纤维化、肾纤维化等也可升高；而且其灵敏度也较低，不能完全反映肝脏炎症及活动性肝纤维化，在慢性非活动性肝炎、肝硬化处于相对静止期或缓解期或在陈旧性肝纤维化和部分晚期肝硬化、肝萎缩患者血清中并不一定增高。因此，国内外相关诊疗指南均未推荐血清肝纤四项作为判断肝纤维化的标志物。如案例四血清肝纤四项的升高可能与糖尿病肾病及肾纤维化相关。

当前，医学进步在追求精准的同时，不可忽视学科交叉的并进，正确认识专科性与整体性的统一，尤其是人口老龄化时期老年人多系统、多脏器病变的特点。临床医师在选择实验室检查时，要熟悉实验室指标的诊断价值和不足，不可套餐式勾选；辩证地解读实验室结果，多与相应科室沟通，避免不必要的误解和纠纷。

3. 判断肝纤维化新型血清标志物　某项实验室检测指标作为标志物进入临床检测应用需要得到真实世界大样本研究的反复验证，具有一定的滞后性。目前，判断肝纤维化的新型血清标志物包括血清高尔基体蛋白 73（GP73）、血清壳多糖酶 3 样蛋白 1（CHI3L1）等。

GP73 又被称为 II 型高尔基体跨膜蛋白和高尔基体膜蛋白，是存在于高尔基体的一种跨膜蛋白。正常人群 GP73 可在多种组织上皮细胞中表达，在小肠、结肠，以及胃等上皮细胞中呈高表达。在肝组织中，GP73 主要表达在胆管上皮细胞中，而在肝细胞中表达甚微，但在发生病变的肝细胞中表达上调。早期的研究发现 GP73 在肝细胞癌患者血清中异常升高，被认为是肝细胞癌特异的血清学标志物，国内也据此研发了 GP73 试剂盒并应用于肝细胞癌的早期临床诊断。但随后的许多研究发现，GP73 对肝细胞癌诊断价值研究的入选患者多数都伴有肝硬化的基础，与肝细胞癌诊断相比，血清 GP73 对不同病因慢性肝病所致的肝纤维化、肝硬化有更好的诊断价值。

CHI3L1 在人体内是一种壳多糖酶样蛋白，为糖基水解酶家族成员之一，可结合壳多糖，但没有壳多糖酶的活性，在炎症及组织重塑中起重要作用。CHI3L1 在肝脏中的表达水平远高出其他组织，其编码基因是肝特异性或高度肝富集基因，且能够在肝脏库普弗细胞中被诱导表达从而激活肝脏星状细胞。该蛋白可能直接参与肝纤维化的形成和维持，可以作为肝脏疾病的良好标志物。检测 CHI3L1 水平可以用来协助诊断各种病因导致的肝纤维化和肝硬化，同时能够比较精准区分不同时期的肝纤维化，对患者进行抗病毒治疗或抗纤维化治疗的指导有一定的意义。

（胡爱荣）

案例 007　尴尬的戊肝抗体检测

【案例经过】

案例一：这是一起投诉的案例。投诉者，女，46 岁。该女性因办理健康证于 2017 年 6 月 27 日至某院体检，查出戊型肝炎病毒（HEV）IgM 抗体（抗 HEV-IgM）弱阳性，抗 HEV-IgG 弱阳性，肝功能正常，怀疑 HEV 感染。于 2017 年 7 月 17 日复检，查抗 HEV-IgM 阴性，抗 HEV-IgG 弱阳性。主诊医师诊断合格。一年后，再次复检。2018 年 6 月 15 日查抗 HEV-IgM 弱阳性，抗 HEV-IgG 阴性，肝功能正常；一周后复查仍为抗 HEV-IgM 弱阳性，抗 HEV-IgG 阴性。此次，另一位主诊医师认为存在 HEV 感染，未予通过。该女性咨询过感染科医师，专科医师根据其提供的情况，认为诊断 HEV 感染的依据不足。遂投诉至医院医患关系促进办公室，认为医院诊断错误，导致其失去工作。医院医患关系促进办公室反馈至检验科，检验科回复，医院采用 ELISA 法检测特异性抗 HEV-IgM 和抗 HEV-IgG，的确存在一定比例的假阳性和假阴性。但投诉者仍不满意，要求一个明确的、令人信服的解答，故求助于我院。

我院感染科主任医师也认为，一般来说，HEV 感染为急性经过，且恢复后获得同型终身免疫，因此该案例诊断 HEV 感染的依据不足，并且建议排查是否存在再次感染不同基因型病毒的情况。我院对标本复检，结果为抗 HEV-IgM 和抗 HEV-IgG 均阴性。为明确诊断，感染科医师和检验科一致建议投诉者进一步检测，留取血液样本检测 HEV 抗原和 HEV RNA，同时留取粪便样本检测 HEV RNA。上述结果均为阴性，排除 HEV 感染。投诉者满意而归。

案例二：患者，男，68 岁。乏力，纳差，上腹部不适，皮肤、巩膜黄染 4 周。患者 6 周前曾生食海鲜"毛蚶"。4 周前无明显诱因乏力明显，食纳减退，上腹部饱胀不适，恶心、进食油腻食物时明显，无呕吐，尿黄呈浓茶样，继而皮肤、巩膜黄染。无明显发热、腹痛、腹泻、皮肤瘀点瘀斑。在当地医院予对症治疗，症状无缓解。外院查抗 HEV-IgM 阴性、抗 HEV-IgG 阳性。肝功能总胆红素（TBil）87.6μmol/L，直接胆红素（DBil）56.8μmol/L，谷丙转氨酶（GPT）1 286IU/L，谷草转氨酶（GOT）987IU/L，碱性磷酸酶（ALP）184.6IU/L，γ-谷氨酰转移酶（GGT）207.8IU/L。在我院住院期间，查抗 HEV-IgM 阳性、抗 HEV-IgG 阴性，甲型肝炎、乙型肝炎、丙型肝炎病毒标志物均阴性。给予护肝等治疗，3 周后痊愈出院。诊断为戊型病毒性肝炎。出院时查抗 HEV-IgM 阳性、抗 HEV-IgG 阴性。

一般来说，HEV 急性感染期的早期，伴随着临床症状，机体开始产生抗 HEV-IgM 抗体，一般可持续 2～3 个月，IgG 抗体的出现时间晚于 IgM，在急性期内持续上升，直至恢复期，并可持续维持高水平达 1～4.5 年，甚至更长时间。因此，该案例外院查抗 HEV-IgM 阴性和我院查抗 HEV-IgG 阴性均应为假阴性。检验科分析，两家医院所采用的试剂应为不同供应商提供（均为 ELISA 方法），且均存在检测误差，而人为操作误差/错误的可能性不大。

【沟通体会】

1. 戊型病毒性肝炎（戊型肝炎）是由 HEV 感染引起的传染病，粪-口途径传播是其主要的传播方式，亦见于输血和垂直传播，主要表现为急性肝功能损害。戊型肝炎虽为急性自限性疾病，但近年来，HEV 感染人群在多个地区呈上升的趋势。因此，做好戊型肝炎的预防显得非常重要，HEV 感染诊断试剂的重要性亦越来越突出。

2. HEV 感染的实验室诊断主要包括免疫电镜法检测粪便中 HEV，ELISA 和蛋白质印迹法检测血清中抗-HEV IgM 和 IgG 抗体，巢式逆转录聚合酶链反应法检测粪便和血清中 HEV RNA。在戊型肝炎潜伏期及疾病早中期，患者粪便和血清中常可检出 HEV RNA，是戊型肝炎确诊的最可靠指标之一。但因其操作方法的局限性，难以在临床广泛开展。因此，对 IgM 和 IgG 抗体的检测成为临床诊断戊型肝炎和研究戊型肝炎流行情况的重要手段。由于 ELISA 简便、快速，成为几十年来戊型肝炎抗体检测最常用的方法，在临床上应用最为广泛。

3. 戊型肝炎只有一种血清型。根据病毒核酸序列分析，HEV 至少有 5 种基因型，其中 5 型为禽 HEV，1、2 型 HEV 只能感染人，3、4 型 HEV 既可感染人，也可感染多种动物。

HEV 含 3 个开放阅读框（ORF），其中 ORF2 和 ORF3 编码蛋白有较好的抗原活性。由于 HEV 的体外培养尚未成功，目前商业化的 HEV 抗体检测试剂所用抗原多为重组蛋白或合成肽。这些重组蛋白或合成肽来源于不同基因型或不同地区的戊型肝炎病毒株，其结构区一般是 ORF2 和 ORF3 的线性表位区域。不同试剂采用的抗原所处的区段（抗原片段）、所选择的抗原代表的基因型各不相同，或因重组抗原不能正确折叠，从而造成其质量具有一定的差异。

目前，国内外 HEV 抗体试剂（包括 IgM 和 IgG 检测）品种繁多，大多数选用的抗原为 HEV ORF2 编码蛋白。有研究表明，ORF2 大片段抗原在检测 IgM 和 IgG 中要优于 ORF2 小片段和 ORF3 多肽抗原，而且很多实验室对所用抗原的表达和纯化方法也不尽相同，并且检测系统本身也存在差异。上述诸多因素均会影响检测试剂的灵敏度。

大部分 IgG 抗体或 IgM 抗体检测试剂之间存在较大的差异，这为我国临床确诊 HEV 感染带来一定的困难。此问题不仅在我国存在，国外也如此。因此，临床上为正确诊断 HEV 感染，除检测其抗体外，还应检测其他标志物，如 HEV 抗原或 HEV RNA，最终结合各项指标进行综合判断。

4. 我国从业人员预防性健康检查尚无统一的标准，各地方的检查项目和程序也不尽相同，因此结果会大相径庭。目前可依据的有《中华人民共和国食品安全法》《中华人民共和国传染病防治法》《公共场所卫生管理条例》等法律法规，但是对检查采用的技术标准、结果的判读、复查程序、发证标准等也未能作出具体说明。如果工作中对从业人员健康检查中抗HAV、HEV-IgM 阳性者采用拒不发证的办法，不符合这两种疾病的自然史，很难保护检查者的合法权益，且无法给受检者以合理的解释。因此，应根据甲型、戊型病毒性肝炎的病原学、流行病学特点及临床症状和体征，对从业人员预防性健康检查中抗 HAV、HEV-IgM 阳性者实施复检程序（一定间隔周期的复查，或采用不同检测试剂对照检测）。这样就能做到在保障公共卫生安全的前提下，保护体检者的劳动就业权。

（胡爱荣）

巨分子促甲状腺激素血症 1 例

【案例经过】

患者，女，42 岁。主诉：无症状血液促甲状腺激素（TSH）升高 1 年余。

现病史：患者 1 年前体检时发现 TSH 显著升高（具体数值不详），总三碘甲状腺原氨酸（TT_3）、总甲状腺素（TT_4）、游离三碘甲状腺原氨酸（FT_3）、血清游离甲状腺素（FT_4）均在正常范围内。随后在当地医院进一步检查血清甲状腺球蛋白抗体（TgAb）、抗甲状腺过氧化物酶抗体（TPO-Ab）与血清甲状腺球蛋白（HTG）均在正常范围内，甲状腺超声检查未见异常。诊断为甲状腺功能减退症（甲减），予左甲状腺素钠片口服治疗。初始用药剂量 0.5 片（25μg），1 次 /d；起始剂量后每 2 周增加 25μg，直至维持剂量；维持剂量，3 片（150μg），1 次 /d。但多次复查 TSH 仍显著升高，TT_3、TT_4、FT_3、FT_4 均在正常范围内。遂来我院进一步诊治。病程中，患者无头晕、头痛、恶心、呕吐、畏寒、发热、咳嗽、咳痰、腹痛不适。二便如常。体重无明显增减。

既往史、家族史和个人史：患者否认高血压、糖尿病、心脏病、慢性肾病史及甲状腺功能亢进（甲亢）病史。否认毒物接触史，无长期饮酒史、吸烟史。否认输血史。父亲、母亲及一妹妹均体健。

经查体，患者体温、脉搏、呼吸、血压均在正常范围内。体形中等。皮肤、巩膜无黄染，未见瘀点、瘀斑。心、肺及腹部查体无特殊。双下肢无凹陷性水肿。神经系统体征无异常。

入院后查血常规、尿常规及大便常规、血液生化、肿瘤标志物，结果均在正常范围；HBV 标志物 HBsAb 阳性；甲、丙、丁、戊型肝炎病毒标志物阴性；自身免疫性抗体均阴性；性激素六项（卵泡刺激素、黄体生成素、雌二醇、孕酮、睾酮、催乳素）、血清脱氢表雄酮及硫酸酯、17α- 羟孕酮、性激素结合球蛋白、血清皮质类固醇（8：00、16：00、0：00）、促肾上腺皮质激素（8：00、16：00、0：00）、肾素 \ 血管紧张素 Ⅱ、血醛固酮、胰岛素样生长因子 -1、生长激素均在正常范围内；神经系统（垂体）、甲状腺、胸腺、肾上腺相关检查均未见异常。甲状腺功能 TT_3 2.15nmol/L（参考范围 0.92 ~ 2.79nmol/L）、TT$_4$ 116.6nmol/L（参考范围 55.5 ~ 161.3nmol/L）、FT$_3$ 4.6pmol/L（参考范围 3.5 ~ 6.5pmol/L）、FT$_4$ 15.36pmol/L（参考范围 11.5 ~ 22.7pmol/L），均在正常范围内；TSH 43.76mIU/L（参考范围 0.35 ~ 5.50mIU/L），显著升高；甲状腺球蛋白抗体（TgAb）< 15.00IU/ml（参考范围 0 ~ 60.00IU/ml）、促甲状腺激素受体抗体（TRAb）< 1.75IU/ml（参考范围 0 ~ 30.00IU/ml）、甲状腺过氧化物酶抗体（TPO-Ab）40.90U/ml（参考范围 0 ~ 60.00U/ml）、血清甲状腺球蛋白（HTG）5.85μg/L（参考范围 1.15 ~ 130.77μg/L），均在正常范围内。

【沟通体会】

患者表现为无症状性 TSH 升高，甲状腺、垂体、胸腺、肾上腺相关其他指标均无异常，外院予左甲状腺素钠片治疗无效，因此，甲状腺功能减退症的依据不足。这种 TSH 增高与临床表现不一致的情况少见。难道是 TSH 的检测有误？或是存在其他疾病？

检验科认为，目前 TSH 的检测采用电化学发光免疫分析法（第三代），灵敏度为 0.01 ~ 0.02mIU/L，被称为超敏感 TSH 测定。由于 TSH 检测技术的进步，无论是诊断甲状腺功能亢进（甲亢）或甲减，其灵敏度远高于甲状腺激素中的任一项，因此 TSH 是诊断甲亢或甲减的首选指标。鉴于该患者表现特殊，建议重新采样，采用连续稀释法检测，同时，标本送外院不同检测平台复检。不同浓度稀释后结果依然呈线性增高，外院的检测结果同样升高，排除了实验室干扰。

通过文献检索，笔者发现几篇关于巨分子 TSH 血症的报道。通过检测，患者类风湿因子阴性，排除了类风湿因子的干扰。依据文献，向患者血清样本中加入酸性洗脱缓冲液（pH 3.0），通过凝胶滤过层析法分离抗原 - 抗体复合物，检测发现大分子 TSH，并将患者血清样本与无干扰物的甲减样本混合培养，检测该混合样本发现 TSH 降低。最终确诊为巨分子 TSH 血症，停用左甲状腺素钠片。定期随访，患者无甲状腺疾病相关不适。

【胡耀仁主任医师专家点评】

1. 近年来，甲状腺疾病的发病率呈上升趋势。一般来说，临床上针对甲状腺疾病的诊断主要通过检测甲状腺激素来判断，而甲状腺激素只能针对初诊患者的甲状腺功能进行区分。甲状腺疾病发病多数与免疫因素有关。临床根据发病机制不同，可将甲状腺疾病分为自身免疫性甲状腺疾病（AITD）和非自身免疫性甲状腺疾病，其中 AITD 约占甲状腺疾病的 90%。AITD 是一组常见的甲状腺自身免疫病，主要包括桥本甲状腺炎、毒性弥漫性甲状腺肿等，多通过检测 TPO-Ab、TgAb、TRAb 等指标来判断。甲状腺疾病早期症状不典型，如何利用血清 TPO-Ab、TgAb、TRAb、TSH 等检测指标进行甲状腺疾病的早期诊断、早期治疗，成为临床上关注的热点。

TSH 是腺垂体合成、分泌的一种糖蛋白，能促进甲状腺滤泡上皮细胞的增生、合成及分泌释放甲状腺激素。机体内甲状腺激素水平的改变，能负反馈导致血液内 TSH 浓度发生显著变化。TSH 在检测甲状腺功能方面是比甲状腺激素更敏感的指标，TSH 水平升高可见于甲减、促甲状腺激素腺瘤、垂体性甲亢、甲状腺激素抵抗综合征，还可见于由嗜异性抗体引起的假性 TSH 升高。

甲状腺过氧化物酶（TPO）位于甲状腺细胞顶部边缘的细胞膜上，伸向滤泡腔部分具有催化作用，是甲状腺激素合成必需的一种酶，是甲状腺微粒体主要的抗原。甲状腺球蛋白（TG）主要是甲状腺上皮细胞合成的一种糖蛋白，贮存在甲状腺滤泡内，是体内甲状腺激素合成的关键成分。少部分正常机体内可以出现 TPO-Ab 或 TgAb，通常浓度很低。AITD 患者体内 TPO-Ab、TgAb、TRAb 的水平较高，在进行甲状腺激素检查的基础上，联合 TSH、TPO-Ab、TgAb、TRAb 项目的检测，对于桥本甲状腺炎、毒性弥漫性甲状腺肿等多种甲状腺疾病的早期诊断、鉴别诊断、疗效观察有良好的临床应用价值。桥本甲状腺炎患者 TPO-Ab、TgAb 浓度升高明显，而毒性弥漫性甲状腺肿患者则以 TRAb 浓度升高为主。

2. 巨分子 TSH 血症　过去认为，TSH 和其他垂体激素一样，是一种循环中存在的游离的、非结合的激素。随后的研究陆续证实，人血清中有特异性结合 TSH 的大分子成分。这种大分子 TSH 被称为巨分子 TSH。巨分子 TSH 是一种少见的，由 TSH 与抗 TSH 免疫球蛋白形成的免疫复合物。小分子 TSH 经肾脏代谢，当 TSH 与抗 TSH 形成大分子免疫复合物（巨分子 TSH）时，其肾脏清除率明显下降。因此随着巨分子 TSH 的不断蓄积，导致 TSH 水平假性升高。巨分子 TSH 作为一种实验室干扰物，可引起 TSH 检测值假性升高，临床上易导致患者被误诊为亚临床甲减。因此，临床遇到单纯 TSH 水平升高时须考虑巨分子 TSH 的存在，以减少实验室误差，避免误诊。

（胡爱荣）

案例
009

慢性乙型肝炎功能性治愈（临床治愈）的
免疫学指标

【案例经过】

患者，男，41 岁，发现乙型肝炎病毒（HBV）标志物阳性 5 年。

现病史：患者 5 年前体检时发现 HBV 感染（HBsAg、HBeAb、HBcAb 阳性），未诉不适。每年定期检查肝功能均正常。2016 年 7 月 24 日检查肝功能异常，谷丙转氨酶（GPT）71IU/L，谷草转氨酶（GOT）47IU/L，HBV 血清学标志物、HBV DNA 检查结果见表 9-1。征得患者知情同意，给予聚乙二醇干扰素（PEG-IFNα-2a）180μg，皮下注射，每周一次抗病毒治疗。1 个月后 HBV DNA 降至检测限以下（< 20IU/ml）。继续予 PEG-IFNα-2a 治疗 1 年，间断予护肝药物，其间随访结果见表 9-1。

治疗期间 HBsAg 滴度逐渐下降，直至转阴，HBsAb 转阳。治疗 52 周时，患者的病毒学应答、生化学应答及血清学应答均取得较好的效果，属于慢性乙型肝炎的功能性治愈（临床治愈）。但患者由于经济原因停用 PEG-IFNα-2a。停药后仍定期复查，病情保持稳定（肝功能持续正常，HBV DNA 持续低于 20IU/ml，HBsAb、HBeAb、HBcAb 阳性），但 HBsAb 滴度逐渐下降。停药 8 个月时 HBsAb 又转为阴性，停药 12 个月时 HBsAg 转为阳性，HBV DNA 上升为 1.02×10^3IU/ml。

此时，患者也感到绝望。医师告知患者，只有肝细胞内 HBV 的共价闭合环状 DNA（cccDNA）被清除，才能认定患者达到了真正的临床治愈，因此，慢性乙型肝炎的治愈极为困难。我院分子生物学实验室建议，为明确该患者的真实状态并使患者确信，留取血液标本进行 HBV 血清学标志物复检，同时肝脏穿刺活检取肝组织进行肝细胞 HBV cccDNA 检测，结果 HBV 血清学标志物仍然为 HBsAg（42.39IU/ml）、HBeAb、HBcAb 阳性，肝组织 HBV cccDNA 阳性（荧光定量 PCR 法，每 10^6 个细胞 2.38×10^4U）。

【沟通体会】

功能性治愈（临床治愈）是慢性乙型肝炎治疗追求的目标。cccDNA 作为 HBV DNA 复制的初始模板，在肝细胞内长期存在是导致乙型肝炎病情慢性化及停药后复发的主要因素，是导致慢性 HBV 感染难以治愈的主要原

表 9-1　患者的检验结果

检验日期	GPT/ (IU·L⁻¹)	GOT/ (IU·L⁻¹)	HBV DNA/ (IU·ml⁻¹)	HBsAg/ (IU·ml⁻¹)	HBsAb/ (mIU·ml⁻¹)	HBeAb/ (S/CO)	HBcAb/ (S/CO)
2016-07-24 （PEG-IFN 治疗前）	71	47	1.63×10^{3}	+ (240.16)	− (0)	+ (0.01)	+ (9.28)
2016-09-04	102	94	< 20				
2016-09-24	47	107	< 20				
2016-11-08	38	115	< 20	− (0.08)	− (0.3)	+ (0.01)	+ (8.52)
2016-12-23	56	109	< 20	− (0)	− (1.0)	+ (0.01)	+ (9.13)
2017-04-11	48	45	< 20	− (0)	+ (11.6)	+ (0.02)	+ (9.04)
2017-07-08	40	36	< 20	− (0)	+ (29.5)	+ (0.02)	+ (9.09)
2017-07-30 （停药）	41	36	< 20	− (0)	+ (25.8)	+ (0.01)	+ (8.89)
2017-11-26	38	32	< 20	− (0)	+ (15.2)	+ (0.01)	+ (7.26)
2018-04-01	42	38	< 20	− (0)	− (2.9)	+ (0.02)	+ (8.78)
2018-07-29	40	38	1.02×10^{3}	+ (26.09)	− (2.1)	+ (0.01)	+ (9.23)

因。清除或静默感染肝细胞核内的 cccDNA 对于慢性 HBV 感染的临床治愈至关重要。接受核苷类似物（NA）或聚乙二醇干扰素（PEG-IFNα）治疗的患者的血清 HBV DNA 很快就降低至低于灵敏检测试剂的检测下限，但这并不代表 cccDNA 的消失或清除。在 HBV DNA 长期低水平的患者中，血清 HBsAg 的主要来源不再是 cccDNA，而是整合的 HBV DNA 片段，因此血清 HBsAg 定量并不能完全代表 cccDNA 的真实状态。

当前，肝组织中 HBV cccDNA 的检测仍为反映 cccDNA 转录活性的金标准，然而，这一检测手段属于有创检测，患者不易接受。因此，寻找肝组织 HBV cccDNA 的替代血清标志物成为研究的热点，包括免疫学标志物和分子生物学标志物（外周血 HBV cccDNA 和 HBV 前基因组 RNA 检测等）。本文主要阐述血清免疫学标志物。

1. 血清 HBsAg 水平难以满足精准监测的需求。近年来，以血清 HBsAg 水平来评估疗效逐渐成为关注的焦点。一般认为，发生 HBsAg 清除或 HBsAb 转换，常预示 HBV 复制结束，达到功能性治愈（临床治愈），可考虑停止抗病毒治疗。但临床上观察到，如该案例一样，部分患者停药后有复发现象。因此，解读"HBsAg"清除时应当谨慎。理由如下：①常规试剂盒检测的是折叠 HBsAg 而不是线性 HBsAg，只有线性 HBsAg 检测阴性才能更精准地判断"HBsAg 清除"。②整合于宿主染色体的 HBV DNA 片段也可表达 HBsAg，故理论上即使 cccDNA 被根除，在血清中也仍可能检测到 HBsAg。因此，依赖 HBsAg 清除来决定抗病毒治疗的停药时机可能会导致过度治疗。③在 cccDNA 转录活性被持续抑制甚至失活但未被清除时，也可能出现检测不出血清 HBsAg 的情况。④ HBsAg 突变，特别是 a 决定簇突变，亦可导致 HBsAg 检测不出，而这属于隐匿性 HBV 感染。

2. 乙型肝炎核心相关抗原　乙型肝炎核心相关抗原（hepatitis B core-related antigen，HBcrAg）并非一种蛋白，是由前 C/C 基因表达的 HBcAg、HBeAg 和中间产物 22kDa 前核心蛋白（p22Cr）的混合物，可存在于循环丹氏（Dane）颗粒、不含 HBV DNA 的空病毒颗粒及含 HBV pgRNA 的病毒颗粒中。这 3 种蛋白共享 149 个由前 C/C 区编码的氨基酸序列，其中 p22Cr 蛋白常存在于 HBV DNA 阴性的病毒颗粒中。因其能够反映含病毒核酸（rcDNA 或病毒 RNA）的 Dane 颗粒、核衣壳空心的病毒颗粒和分泌 HBeAg 的总量而备受关注。不同于 HBsAg，HBcrAg 含量可能不易受到整合病毒基因表达的影响，故较 HBsAg 可更好地反映肝内 cccDNA 水平，尤其是在 HBeAg 阳性患者中。

目前检测 HBcrAg 最常用的方法为化学发光酶联免疫分析法，即以单克隆抗体（单抗）制成固相抗体，以辣根过氧化物酶标记的另一株单抗作为酶标抗体，利用双抗体夹心原理，通过测定发光强度确定样品中 HBcrAg 的含量。此方法不受 HBcAb、HBeAb 和前 C 区突变的影响，灵敏度和特异度均较高。

3. 线性 HBsAg　线性 HBsAg 是经过处理的 HBsAg。传统 HBsAg 检测方法所用抗体主要针对的抗原表位可能会发生突变，导致检测结果假阴性。而线性 HBsAg 检测的样本需要经过理化因素变性处理，使其结构发生改变，导致隐藏在内部的抗原表位被暴露。采用针对这些表位的单抗复合物作为检测抗体，可显著提高 HBV 的检出率。

有研究显示，应用常规 HBsAg 试剂盒检测阴性的患者中，线性 HBsAg 阳性占 25.8%（85/329），HBcrAg 阳性占 21%（69/329），两者均阳性或其中一项阳性占 40.4%（133/329），而血清 HBV DNA 阳性仅占 2.1%（7/329）。这表明临床常规应用的 HBsAg 检测方法存在不足，其阴性报告不能可靠地证明 HBsAg 被清除，血清 HBV DNA 定量也不能精准反映病毒的实际存在状况。

（胡爱荣）

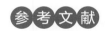

参 考 文 献

[1] 于乐成，侯金林. 乙型肝炎病毒感染抗病毒治疗临床转归评估指标现状及展望. 中华肝脏病杂志，2017，25(7)：500-505.

[2] 廖昊，鲁凤民. 肝脏组织学检查在慢性乙型肝炎患者管理中仍具有重要意义. 肝脏，2018，23(6)：472-474.

案例 010　血清铁蛋白检测在成人斯蒂尔病诊治中的意义

【案例经过】

患者，男，56 岁，发热、皮疹、下肢肌肉酸痛、乏力、头痛 2 周。

现病史：患者 2 周前无明显诱因突发畏寒、发热，体温最高达 39.3℃，热型为稽留热。颈部、躯干部、四肢出现形态不一斑丘疹，伴轻度瘙痒。双下肢肌肉酸痛明显，伴乏力、头痛。无明显咳嗽、咳痰、恶心、呕吐、腹痛、腹泻。在当地医院就诊，查血常规白细胞（WBC）17.2×10⁹/L，中性粒细胞百分比 87%，淋巴细胞百分比 5.7%，血红蛋白 131g/L，血小板 362×10⁹/L，C 反应蛋白（CRP）294mg/L（参考值 0~8.0mg/L），红细胞沉降率 84mm/h。予抗感染及输液治疗（具体用药不详），症状无缓解。前来上级医院就诊。急诊以"发热待查：感染性发热？"收治入院。

查体：皮肤、巩膜无黄染，颈部、躯干部、四肢形态不一红色斑丘疹，疹间皮肤正常，无瘀点及瘀斑。全身淋巴结未触及肿大，胸骨压痛阴性。两肺呼吸音清，未闻及干、湿啰音。心脏未检见异常。腹平软，无压痛及反跳痛，肝脾未触及肿大，腹水征阴性，肠鸣音不活跃。神经系统未检见异常。双下肢无水肿。

其他辅助检查：前降钙素 0.19ng/ml（阴性），抗链球菌溶血素 O 试验、类风湿因子均正常，肝功能谷丙转氨酶（GPT）62IU/L、总胆红素 37.4μmol/L，肿瘤标志物血清铁蛋白（serum ferritin，SF）1 781ng/ml（正常参考范围：男性 10~300ng/ml，女性 5~150ng/ml），其余正常。自身抗体全套均阴性。病毒性肝炎标志物、抗 HIV 抗体、梅毒螺旋体抗体均阴性，结核 T-SPOT 阴性，多次血培养均阴性。常规心电图：窦性心律。头颅、胸、腹部 CT：两肺陈旧性结核，余无殊。

患者虽然前降钙素在正常值范围内，但 WBC 和 CRP 水平极高，依据《发热待查诊治专家共识》，经典型发热待查的病因可以归纳为以下 4 类：感染性疾病、肿瘤性疾病、非感染性炎症性疾病、其他疾病。感染性疾病长期以来一直是发热待查的最主要的病因，以细菌感染占多数，病毒次之。因此，住院期间患者应用不同级别抗菌药物进行抗感染治疗，但期间仍反复发热，发热时关节和肌肉痛，热退后缓解。一周后复查前降钙素

0.1ng/ml（阴性），WBC 18.2×10^9/L，血红蛋白 109g/L，血小板计数 584×10^9/L；CRP 112mg/L；肌酸激酶 32U/L（正常参考范围 8～60U/L），肌酸激酶同工酶 22U/L（正常参考范围 0～18U/L），乳酸脱氢酶 303U/L（正常参考范围 109～245U/L），GPT 149IU/L，谷草转氨酶（GOT）157IU/L；多次血培养阴性。邀请血液科等科室会诊并完善相关检查。浅表淋巴结超声检查提示多处浅表淋巴结肿大。骨髓细胞培养阴性，骨髓组织活检未见明显淋巴瘤组织，骨髓涂片未见明确淋巴瘤细胞，骨髓白血病免疫分型未见明显异常免疫表型细胞。由于我院将 SF 项目列入肿瘤标志物套餐，而且临床医师认为肝脏是 SF 合成和储存最多的地方，肝损害时 SF 会升高，因此未予重视。但检验科认为，SF 是应激和炎症的急性时相反应蛋白，不明原因发热如果 SF 显著升高，需要考虑免疫性疾病。随后复查血清铁蛋白 3 297ng/ml。

依据美国风湿病协会（ARA）Reginato 标准和日本 Yamaguchi 标准，诊断为成人斯蒂尔病（adult onset Still's disease，AOSD）。给予糖皮质激素甲泼尼龙 40mg/d，患者症状逐渐缓解，一周后体温恢复正常，复查血清铁蛋白 397ng/ml。出院后继续应用糖皮质激素，并逐渐减至维持剂量，患者病情稳定。

【沟通体会】

1. 成人斯蒂尔病　1896 年，病理学家 George F. Still 首先在幼年型类风湿关节炎中报道该病，1971 年正式命名该病为成人斯蒂尔病（adult onset Still's disease，AOSD）。AOSD 是一种病因及发病机制不明且临床表现多样化的自身免疫病，主要表现为发热、关节痛和 / 或关节炎、皮疹、咽痛、脾大、淋巴结肿大、WBC 和中性粒细胞增多、血清 SF 明显升高，严重者可伴有多系统损伤的全身综合征。由于其临床特点与脓毒症有许多共同点，过去曾被称为"变应性亚败血症"。常因不明原因的反复发热就诊，其诊断也时常困扰医师。由于是排他性诊断，临床缺乏特异性诊断指标，需要鉴别的疾病很多（包括感染性疾病、恶性肿瘤及其他结缔组织病等），因此临床延误诊治的现象不乏见到，确诊前几乎所有患者都经过大量抗菌药物治疗。

目前，多数学者认为其发病与感染、遗传及机体的免疫异常有关，特别是对 AOSD 患者的免疫异常与发病的研究近年来更趋活跃。

2. AOSD 的诊断　由于 AOSD 的上述特点，至今还没有一致的诊断标准。目前较为认可的包括：1986 年 Calabro 标准、1987 年美国风湿病协会（ARA）标准（Reginato 标准）、1987 年 Cush 标准、1992 年日本 Yamaguchi标准和 2002 年 Bruno 标准。所有的这些标准都源于回顾性分析。目前，中国大多使用 Yamaguchi 标准作为 AOSD 的诊断标准。Yamaguchi 标准中有排除标准，须要排除感染、恶性肿瘤和其他风湿性疾病，比较符合临床排除性诊断的要求。

　3．AOSD 诊治的实验室检测

　（1）常用实验室检测指标：90% 的患者血清 CRP 增加和红细胞沉降率加快；80% 的患者 WBC 计数升高，中性粒细胞百分比 80% 以上。肝功能异常较常见，主要是 GPT 和 LDH 轻中度增高。而类风湿因子和自身免疫抗体一般为阴性。

　（2）血清铁蛋白：铁蛋白（ferritin）是一种由 24 个非共价键连接的亚单位组成的分子量约 460kDa 的含铁蛋白质，具有强大的铁结合和储备能力，含铁 10% ~ 20%。铁蛋白参与细胞内铁蛋白和血红蛋白合成，以及红细胞的生成，是评价机体铁储存的重要指标。铁蛋白广泛存在于机体组织细胞内、体液中，主要分布于肝、脾、骨髓内，是网状内皮系统储存铁的主要形式。肝细胞破坏时释放增多，其作为一种急性时相反应蛋白，亦参与免疫调控过程，炎症反应时浓度明显增加，因此，铁蛋白也是细胞用来抵抗应激和炎症的急性时相反应蛋白。近年来，SF 及糖化铁蛋白作为 AOSD诊断和活动性的标志物受到广泛关注。有资料表明，以 SF > 5 倍正常值为AOSD 临界值，灵敏度为 75%，特异度为 80.7%；以 SF > 10 倍正常值为临界值，灵敏度为 44.4%，特异度为 96.8%。因此，SF > 5 倍正常值可以作为 AOSD 活动期的单一灵敏实验室指标。

　　当然，SF 升高也见于其他疾病，如一些浸润性疾病（血色素沉着病、代谢病）、感染、恶性肿瘤（白血病、淋巴瘤）和巨噬细胞活化综合征等。然而，AOSD 患者 SF 水平的升高比其他自身免疫病或炎症性疾病更为显著。

　（3）糖化铁蛋白：AOSD 诊断中，铁蛋白糖基化部分是比 SF 更具特异性的指标。糖基化可防止铁蛋白被蛋白酶类水解，健康人糖基化铁蛋白约占 SF 的 50% ~ 80%。炎症性疾病时，由于发生铁蛋白糖基化的饱和，糖基化铁蛋白的比例降低至 20% ~ 50%。AOSD 时血清铁蛋白糖基化比例低于 20%，提示除了糖基化饱和机制外，还存在其他机制，如单核巨噬细胞系统对非糖基化蛋白清除能力下降。糖基化铁蛋白在疾病活动期及疾病缓解后几个月内均存在降低情况。因此，不能用于评价疗效和疾病活动期监测。

虽然糖化铁蛋白作为 AOSD 的诊断指标比 SF 更具特异性，但是糖化铁蛋白不能作为评价疾病活动和疗效的指标，因为它在疾病缓解多月后仍然是降低的。而 SF 的检测除具有诊断价值外，在指导 AOSD 的治疗及病情活动度的判断上也有重要作用。SF 水平越高者，其治疗所需的糖皮质激素剂量越大，当疾病进入缓解期，血清铁蛋白水平下降至正常，与该案例诊治中 SF 的变化完全一致。

（胡爱荣）

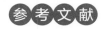

参 考 文 献

《中华传染病杂志》编辑委员会. 发热待查诊治专家共识. 中华传染病杂志，2017，35(11)：641-655.

案例 011 铜蓝蛋白降低的不明原因肝硬化 1 例

【案例经过】

患者，男，42 岁，未婚。主诉：反复乏力、纳差、腹胀 3 年，再发 4 天。

现病史：患者 3 年前无明显诱因下出现腹胀、乏力、双下肢水肿 1 周，入住当地医院，诊断为肝硬化失代偿期（原因不明）、垂体瘤术后、垂体功能减退、高脂血症。予醋酸氢化可的松 30mg/d、左甲状腺素 50μg/d 替代治疗及保肝和对症治疗，腹水消退，自觉症状缓解。出院后患者仅间断服用护肝药物。此次因一周前乏力、腹胀进行性加重再发而住院。

既往史、家族史和个人史：患者 18 年前因垂体瘤在上海手术治疗，术后曾服用可的松及左甲状腺素钠片替代治疗，10 余年前已自行停药。否认毒物接触史，无长期饮酒史、吸烟史及血吸虫病疫区居住史。否认输血史。父亲、母亲及一弟弟均体健。

查体：神疲，颜面及下肢水肿，体毛稀少，皮肤、巩膜无黄染，肝掌阳性，未见蜘蛛痣；心肺未检见明显异常；腹膨隆，腹壁静脉未见曲张；腹软，全腹无压痛及反跳痛，肝肋下未及，脾肋下 5cm，质软，无触痛，墨菲征阴性；移动性浊音阳性，双下肢显著凹陷性水肿。神经系统未检见明显异常。

入院检查：查血液生化白蛋白（ALB）26.5g/L，谷草转氨酶（GOT）70IU/L，谷丙转氨酶（GPT）60IU/L，碱性磷酸酶（ALP）188IU/L，γ-谷氨酰转移酶（GGT）154IU/L，甘油三酯（TG）1.98nmol/L，总胆固醇（TC）6.77mmol/L，低密度脂蛋白胆固醇（LDL-C）4.15mmol/L；凝血酶原时间（PT）16s，国际标准化比值（INR）1.37；血常规 WBC 2.5×10^9/L，Hb 100g/L，PLT 69×10^9/L；甲状腺功能总三碘甲状腺原氨酸（TT_3）、总甲状腺素（TT_4）、游离三碘甲状腺原氨酸（FT_3）、游离甲状腺素（FT_4）均低于参考值下限，促甲状腺激素（TSH）在正常范围内；生长激素、血清皮质类固醇 8：00 及 16：00 均低于参考值下限；促肾上腺皮质激素 8：00 及 16：00 在正常范围内；睾酮 < 0.45nmol/L（低于参考值下限）；尿蛋白 2（+）、尿潜血 2（+）。病毒性肝炎标志物、自身免疫性肝病相关抗体、梅毒螺旋体抗体及 HIV 抗体均阴性；肿瘤标志物皆在正常范围内；铜蓝蛋白 0.10g/L（参考范围 0.20~0.60g/L，免疫散射比浊法）；腹水常规为漏出液。腹部增强 CT 示：肝硬化、脾大、腹水。

【沟通体会】

该患者肝硬化失代偿期、垂体功能减退（垂体瘤术后）诊断明确，但是肝硬化的原因不明。患者血清铜蓝蛋白水平较低，是否存在肝豆状核变性（又称威尔逊病，Wilson's disease，WD）？铜蓝蛋白是筛查、诊断 WD 最早和最常用的指标，但 WD 属于证据性诊断而不是排除性诊断（要有充分诊断依据，即达到本病的诊断标准，而不是因为排除了其他疾病），而且 WD 诊断属于综合性诊断而不是单一证据性诊断（单凭任何一项症状、体征或实验室指标不足以确定或排除 WD）。检验科也认为，铜蓝蛋白属于急性时相反应蛋白，影响因素较多。虽然免疫散射比浊法被认为是测定血清铜蓝蛋白的最佳方法，但由于抗原抗体在反应过程中形成的抗原抗体复合物微粒不断由小变大，而这种微粒大小的变化受到许多因素影响，如抗原抗体的比例、浓度，以及抗原和抗体本身分子的大小等，所以其检测结果需要结合临床综合判断。而且，通过分析医院检测数据发现，肝脏疾病患者不同肝功能状态血清铜蓝蛋白的结果也不同。

为明确诊断，进一步检测 24 小时尿铜 38.3μg（正常范围内），角膜色素环（Kayser-Fleischer ring）阴性。肝穿刺活检病理：小叶结构紊乱消失，较多假小叶形成；肝细胞弥漫水肿，局部可见气球样变、大泡和小泡脂肪变性；汇管区明显扩大，纤维间隔粗大疏松，70% 为进展期纤维间隔；免疫组织化学 HBsAg、HBcAg、CEA、AFP 均阴性；Masson 染色（+++）、网状纤维染色（+++）；肝铜试验阴性。血液标本 DNA 39 个基因全外显子高通量测序检测未发现与遗传性肝病（如 WD）相关的致病突变位点。

综合患者的临床特征和相关文献报道，临床诊断为：垂体功能低下（垂体瘤术后）相关肝硬化，失代偿期。

【胡耀仁主任医师专家点评】

1. **垂体功能低下相关肝硬化** 垂体功能低下相关肝硬化在成人很少见，其发病机制不甚明确。目前的研究认为，皮质类固醇及生长激素不足可延长胆汁酸合成转运的生理成熟期，从而导致胆汁淤积；淤积的胆汁酸通过调控 p38 和 JNK 信号转导可以促进肝星状细胞的增殖及提高其运动能力，促进肝纤维化形成并导致肝硬化。该患者垂体瘤术后反复长时间自行停用相应的替代激素，激素水平低下持续导致肝内胆汁酸等代谢障碍；肝脏病理显示肝脂肪变性，且血脂反复升高，亦可能与垂体功能低下引起肝细胞内胆汁酸和脂肪代谢障碍相关。

婴幼儿先天性垂体功能低下可导致胆汁淤积性肝损伤，早期给予规范的激素替代治疗，肝功能可恢复正常，可避免胆汁淤积性肝纤维化和肝硬化。但如果发展至门静脉高压及肝、脾大才开始予激素替代治疗则病情难以逆转。成人因垂体瘤手术或微创治疗引起的垂体功能低下，其替代治疗的药物及剂量需要斟酌，使用生长激素时既要避免过量导致垂体瘤复发，又要防止剂量不足引起肝硬化。

2. **WD 的诊断** WD 是一种常染色体隐性遗传病，致病基因为 *ATP7B*（编码铜转运 ATP 酶基因）。WD 的疾病特征为胆汁铜排泄障碍，过多的铜在肝、脑等组织沉积而发病，临床分型包括肝型、脑型、其他类型（以肾损害、骨关节、肌肉损害或溶血性贫血为主）和混合型（以上各型的组合）。

单凭任何一项症状、体征或实验室指标不足以确定或排除 WD，基因检测阴性亦不能排除本病。如果没有其他异常，单凭基因检测阳性（发现两个致病突变即纯合突变或复合杂合突变）是否能确诊本病，是一个尚待解决的理论问题。

WD 为综合性诊断，诊断积分系统（表 11-1）为更加准确地诊断 WD 提供了实用方便的途径。

表 11-1　诊断积分系统

诊断指标	正常值	-1	0	1	2	4
锥体外系症状	（-）				（+）	
角膜色素环	（-）				（+）	
库姆斯试验阴性溶血				（+）		
铜蓝蛋白 /（mg·L^{-1}）	> 210		> 210	< 200	< 100	
24h 尿铜 /μg	< 50		< 50	≥ 100	> 200	
24h 驱铜试验 /μg	< 1 200			≥ 1 500	≥ 2 000	
肝铜 /（μg·g^{-1}）	< 50	< 50		> 150	≥ 250	
基因检测突变基因数	（-）			1		2
积分						

注：①积分 ≥ 4，WD 可能性大；积分 2 或 3，完善检查项目；积分 ≤ 1，WD 不可能；尿铜和驱铜试验只能选分数较高的单个项目计算积分；如未做包括肝铜和基因检测在内的所有检测，可疑患者积分 ≤ 1 不能排除 WD。②慢性胆汁淤积性肝病可引起假阳性，例如原发性胆汁性肝硬化，肝铜可显著升高（2 分），尿铜升高（1 分甚至 2 分），少数患者出现角膜色素环（2 分），积分 ≥ 4，达到了 WD 的诊断标准。③WD 杂合子合并其他疾病可以引起假阳性，例如 WD 杂合子乙型肝炎。

3. 铜蓝蛋白的临床意义及其检测方法　铜蓝蛋白是在肝脏合成的唯一蓝色的蛋白。铜蓝蛋白作为亚铁氧化酶及抗氧化剂，除维持系统铜与铁平衡，还具有重要的抗氧化作用，能清除超氧阴离子自由基，从而抑制脂质过氧化反应。铜蓝蛋白通过抗氧化作用，可降低体内金属毒性，从而避免组织损伤及机体功能障碍。

铜蓝蛋白是一种急性时相反应糖蛋白，在新生儿血中的浓度很低，以后逐渐增加，至 12 岁时达成人水平。其在正常人血液中含量极微，而在急性炎症反应或应激反应（感染性疾病和组织损伤等）时，仅数小时内即可增加 1 000 倍，此外，妊娠、口服避孕药、恶性肿瘤（如白血病、霍奇金淋巴瘤、肝癌等）、结缔组织病、硅沉着病、甲亢等情况下铜蓝蛋白水平也会升高。研究显示，冠心病发病的独立相关危险因素之一就是血清铜蓝蛋白升高。

当肝细胞损伤时，铜蓝蛋白合成不同程度地受到抑制。因此，肝硬化、肝衰竭患者血清铜蓝蛋白会出现不同程度的降低，尤其是肝衰竭，但这些疾病导致铜蓝蛋白降低的作用弱于 WD。一般来说，铜蓝蛋白越低对 WD 诊断意义越大。但是，门克斯病（Menkes disease，遗传性铜吸收不良）、无铜蓝蛋白血症（铜蓝蛋白基因突变所致）可引起铜蓝蛋白显著降低，但国内甚少报道。肾病综合征所致严重低蛋白血症亦可引起铜蓝蛋白显著降低（小于 50mg/L）。

免疫散射比浊法与免疫透射比浊法是现今检测人血清中特定蛋白的两种常用方法。透射比浊法测定不溶性复合物到达探测器而未被散射或吸收的光线量，光通量与抗原含量成反比。散射比浊法是一定波长的光沿水平轴照射，通过液体时遇到抗原抗体复合物粒子，光线被粒子颗粒折射，发生偏转，光线偏转的角度与发射光的波长、抗原抗体复合物的大小和多少密切相关，通过测定散射光的强度来反映被测成分的含量。其检测结果除受到如抗原抗体的比例、浓度，以及抗原和抗体本身分子的大小等因素影响外，脂蛋白、胆红素或游离血红蛋白等都可对光散射或光透射分析结果产生干扰。目前散射比浊仪器在各检验科已普遍使用，但随着全自动分析技术的成熟和精密度的提高，免疫透射比浊法的精密度并不逊于免疫散射比浊法。

（胡爱荣）

案例 012 为何不同医院检测的甲胎蛋白结论不一致

【案例经过】

患者，男性，67 岁。在农村合作医疗免费体检时发现甲胎蛋白（AFP）阳性（无具体数值），超声检查提示脂肪肝。体检报告提示 AFP 阳性，建议上级医院进一步检查。随后，患者在当地县级医院复查 AFP 为 14.3ng/ml（参考范围 0 ~ 7.0ng/ml），并进一步行肝脏 CT 增强检查，未见异常占位，县级医院医师建议定期复查。可患者及其家人仍是忧心忡忡，都知道 AFP 是诊断肝细胞癌（HCC）的指标。一家 7 人来到了上级医院，复查 AFP 为 11.6ng/ml（参考范围 0 ~ 20ng/ml），随之又是超声检查、磁共振等一通检查，亦未见阳性占位。于是，患者及其家人将免费体检的医院和当地县级医院一同投诉，要求赔偿后续的检查费用和精神损失费。

第三家医院非常重视，再次采样复检，检验结果还是和以前接近。并同时将血样送至另一家与该上级医院使用相同设备的某三甲医院检验，检测结果为 12.2ng/ml（参考范围 0 ~ 20ng/ml）。第三家医院也向患者及家人解释了 AFP 的临床意义，指标只是给医师的一个参考，并就此咨询检验科人员。检验科答复：AFP 虽然用于 HCC 的辅助诊断，但患者所就诊的医院可能采用了不同的试剂检测，不同仪器和试剂的参考范围不同，得出的结论之间没有可比性。不能仅凭检验指标的高低进行 HCC 的确诊，而且同一例患者在治疗前后及随访中，应尽可能采用同一种方法和试剂检测。因此，造成上述截然不同的检验结果，不是人的问题，而是设备和诊断试剂的差异问题。

虽然几经检查，排除了患癌的可能性，但患者及家人对这个过程并不满意："三家医院的医师都说，AFP 这个指标只是给医师的一个参考，可是这个参考却给我惹来这么多麻烦！为什么不一开始就做 CT 或磁共振呢？这个 AFP 还有查的必要吗？"

【沟通体会】

1. 甲胎蛋白　甲胎蛋白（AFP）是 1956 年 Bergstrand 和 Czar 在人胎儿血浆蛋白电泳中发现的，在电场中游动于 α- 球蛋白区的糖蛋白，为胚胎专一性甲种球蛋白。AFP 是单一多聚体肽键蛋白，分子量 68kDa，主要由胎肝和卵黄囊合成，其次是胃肠道黏膜，肾脏也可少量合成。胎儿从第 6 周开始合成，在第 12 ~ 15 周达高峰，出生后 1 ~ 2 年降至成人水平。成人在发生肿瘤和妊娠时会出现 AFP 浓度升高。1964 年 Tatarinov 发现 HCC 患者血清中 AFP 升高。

AFP 目前仍是早期诊断 HCC 最好的肿瘤指标。据统计约有 60% ~ 70% 的 HCC 患者血清中 AFP 明显升高，其灵敏度、特异度和符合率分别为 78.9%、78.1%、78.2%（AFP > 20ng/ml），以及 52.6%、99.6%、92.3%（AFP > 200ng/ml），在生殖腺胚胎性肿瘤患者血清中也可见升高，后来发现在病毒性肝炎和肝硬化患者血清中也有不同程度的增高。AFP 水平升高还可见于多种非恶性疾病，如毛细血管扩张性共济失调综合征、遗传性高酪氨酸血症、新生儿高胆红素血症、先天性胆道闭锁、毛细血管扩张障碍等。

2. AFP 诊断 HCC 的价值　由于 AFP 在许多疾病中都有不同程度的升高，2018 年欧洲肝病学会（EASL）肝细胞癌管理的临床实践指南指出：超声检查仍为最广泛应用的监测手段（但须注意超声操作者的专业水平和仪器质量），不推荐增强 CT 和增强 MRI 作为常规监测手段。鉴于缺乏高水平循证医学依据，新版指南仍未推荐利用血清学标志物，如 AFP、异常凝血酶原等作为联合监测项目，尤其是对于活动性肝炎患者。2018 年美国肝病学会（AASLD）的肝细胞癌治疗指南也指出：因为可提高总体生存率，推荐对肝硬化患者进行 HCC 监测（证据质量：中；推荐强度：强）；每 6 个月进行超声监测，但 AFP 监测无严格要求（证据质量：低；推荐强度：有条件）；尚不能确定哪种监测方法可以更好地提高生存率，是单独应用超声，还是联合应用超声 +AFP 检测。

但只要在临床上合理、辩证地应用，AFP 仍不失为诊断 HCC 有价值、特异性的指标。因此，《临床检验管理与技术规程》指出：AFP 诊断 HCC 的医学决定水平为＞ 400ng/ml。《中国临床肿瘤学会（CSCO）原发性肝癌诊疗指南》指出：对于高危人群的筛查，Ⅰ级专家推荐血清 AFP 和肝脏超声检查，建议至少每隔 6 个月检查一次；AFP 阳性标准为 AFP ≥ 400ng/ml（μg/L），且排除慢性或活动性肝炎、肝硬化、睾丸或卵巢胚胎源性肿瘤，以及妊娠等，AFP 阳性者高度怀疑肝癌；AFP 低度升高者，应进行动态观察，并与肝功能变化对比分析；约 30% 的 HCC 患者 AFP 水平正常，应检测甲胎蛋白异质体，可联合 α-L- 岩藻糖苷酶、异常凝血酶原等。

3. AFP 的检测方法　目前国内的检测方法主要是胶体金免疫层析试验（GICA）、酶联免疫吸附分析（ELISA）、放射免疫分析（RIA）、化学发光免疫分析（CLIA）等。

GICA 采用胶体金标记 Mc-CEA，以硝酸纤维素膜为载体进行层析检测 AFP 的技术。其试剂稳定、易于保存，附有质控带，可行质量监控，是适合基层单位，操作简易快速、无需仪器设备的良好检测方法，但灵敏度稍低，只适合初筛。

固相 ELISA 试验多采用双抗体夹心法。由于具备保存时间长、无危害及污染、试剂稳定、可自动化检测等优点，得以迅速推广应用。但该方法灵敏度和线性范围仍然难以达到临床应用要求。ELISA 定量 AFP 试剂盒的线性及标准问题是测定结果是否准确的关键。ELISA 存在"钩状效应"，即显色度随待测标本中抗原浓度的增加而升高至一定程度后，测定的吸光度随抗原浓度的增加而开始下降至不显色，容易造成假阴性结果。

放射免疫分析从 20 世纪 80 年代起即广泛应用于微量可溶性抗原抗体的检测，也可用于固体组织免疫组织化学的检测，灵敏度达到 ng/ml 至 fg/ml 水平。但 RIA 仍然存在一些不足，首先用于测定放射性粒子的记录仪器十分昂贵，而且放射性粒子对操作人员有一定的危害性，受半衰期限制标本也无法长期保存，这些不足限制了其广泛应用。目前在中国的临床诊断市场上逐渐衰落。

20 世纪 70 年代中期化学发光免疫分析（CLIA）首先被报道，发展至今已经成为一种成熟的、先进的超微量活性物质检测技术，应用范围广泛，是目前发展和推广应用最快的免疫分析方法，也是目前最先进的标记免疫测定技术，主要具有灵敏度高、特异性强、试剂价格低廉、方法快速、检测范围广、操作简单、自动化程度高等优点。目前又发展了磁微粒化学发光技术等先进技术。

（胡爱荣）

案例 013　自身抗体阴性自身免疫性肝炎的诊断 1 例

【案例经过】

患者，女性，45 岁，汉族，浙江籍，经商。

主诉：反复乏力 1 年，加重伴纳差 1 周。

现病史：患者 1 年前无明显诱因出现体力下降，易疲劳，食纳尚可。就诊查肝功能总胆红素（TBil）21μmol/L，直接胆红素（DBil）15μmol/L，谷丙转氨酶（GPT）1 213IU/L，谷草转氨酶（GOT）894IU/L，碱性磷酸酶（ALP）128IU/L，γ- 谷氨酰转移酶（GGT）180IU/L；乙型肝炎标志物 HBsAb、HBeAb、HBcAb 阳性，HBV DNA < 30IU/ml；甲、丙、丁、戊型肝炎病毒标志物阴性；甲状腺功能及血清铜蓝蛋白正常；抗核抗体（ANA）、

抗线粒体抗体（AMA）、AMA-M2 等自身免疫抗体均阴性；超声检查肝内光点增密，胆囊壁毛糙。患者当时拒绝肝穿刺活检术，临床诊断急性肝炎（原因未明），给予护肝对症治疗（复方甘草酸苷及还原型谷胱甘肽等），肝功能接近正常出院。此后患者定期门诊随诊，口服复方甘草酸苷片及双环醇等治疗，GPT 间断轻度异常。近一周患者感乏力明显，食纳减退明显，低热，体温不超过 38℃，无皮肤瘙痒，无关节肌肉疼痛。于 2017 年 10 月 27 日复查肝功能 TBil 19.2μmol/L，GPT 436IU/L，GOT 324IU/L，ALP 95IU/L，GGT 139IU/L，白蛋白（ALB）36g/L，球蛋白（GLB）45g/L，再次入院治疗。

查体：体温 37.6℃，皮肤、巩膜无明显黄染，未见蜘蛛痣及肝掌。心肺查体无特殊。腹平软，无压痛、反跳痛，肝脾未触及肿大，墨菲征阴性，移动性浊音阴性，双下肢无水肿，神经系统体征无异常。

辅助检查结果：肝功能见上述（2017 年 10 月 27 日），肾功能及心肌酶谱等正常；血常规 WBC 8.7×10^9/L，RBC 4.8×10^{12}/L，Hb 151g/L，PLT 257×10^9/L；凝血酶原时间（PT）12.6s；大小便常规正常；红细胞沉降率（ESR）46mm/h；ANA、AMA、AMA-M2 等自身免疫抗体均阴性；EB 病毒、柯萨奇病毒、巨细胞病毒抗体阴性；多次血培养均阴性；上腹增强 CT 提示肝硬化倾向；腔静脉肝脏血管超声未见异常。

既往史、家族史和个人史：患者否认高血压、糖尿病、心脏病、慢性肾病史，无关节炎，无甲亢史。否认毒物接触史，无长期饮酒史、吸烟史。否认输血史。父亲母亲健在，两个姐姐体健，一个女儿体健。

【沟通体会】

患者的病史特点：反复肝功能异常 1 年，而且是持续应用护肝降酶药物的情况下，CT 提示肝硬化倾向，说明患者病情持续进展，但原因未明。排除常见嗜肝病毒感染；甲状腺功能及血清铜蓝蛋白正常，不支持甲状腺疾病和肝豆状核变性；自身免疫抗体阴性也不支持自身免疫性肝病；腔静脉肝脏血管未见异常，排除血管性疾病。乙型肝炎标志物 3 种抗体阳性，HBV DNA ＜ 30IU/ml，嘱检验科采用罗氏 Cobas 试剂检测亦＜ 20IU/ml。

患者肝功能、球蛋白及 ESR 升高，进一步检查血清免疫球蛋白 IgG 28.7g/L（参考范围 5.65 ~ 17.65g/L），IgM 2.1g/L（参考范围 0.45 ~ 2.5g/L），IgA 3.38g/L（参考范围 0.85 ~ 3.85g/L）。是否存在自身免疫性肝病？但检验科认为，医院的自身免疫抗体采用免疫印迹膜条法检测（使用进口试剂），具有较高的检测特异度及灵敏度，如果临床高度怀疑该病，可以采用间接免疫荧光（IIFA）法和酶联免疫吸附分析（ELISA）进行平行检测。

考虑到肝组织学检查对自身免疫性肝病诊断的重要性，医师再次劝说患者实施肝穿刺活检术，肝组织病理诊断（复旦大学上海医学院病理系复诊）：肝细胞水肿变性，门管区中度炎症伴界面炎及淋巴细胞 - 浆细胞浸润，相邻肝细胞呈花环状排列，小叶中央碎片状坏死，纤维组织明显增生，并向小叶间延伸，部分分隔肝小叶致假小叶形成，免疫标记示：HBsAg、HBcAg 阴性。提示自身免疫性肝炎 G3S3-4。

而 IIFA 法和 ELISA 法检测自身免疫抗体亦均为阴性。

最终诊断：自身免疫性肝炎（自身免疫抗体阴性）。予以复方甘草酸苷、还原性谷胱甘肽、熊去氧胆酸等对症护肝，同时予以免疫抑制剂泼尼松 30mg/d，15 天后改为 20mg/d，12 天后改为 15mg/d，30 天后逐渐减量至5mg/d 维持，同时给予质子泵抑制剂、骨化三醇等。后定期随访，肝功能维持在正常范围。

【胡耀仁主任医师专家点评】

1. 自身免疫性肝炎　自身免疫性肝炎（autoimmune hepatitis，AIH）是一种由针对肝细胞的自身免疫反应所介导的肝脏实质炎症，以血清自身抗体阳性、高免疫球蛋白 G（IgG）和 / 或 γ 球蛋白血症、肝组织学上存在界面性肝炎为特点，如不治疗常可导致肝硬化、肝衰竭。AIH 常慢性、隐匿起病，临床表现多样，缺乏特异性，主要为肝功能异常相关症状（嗜睡、乏力、食纳减退、全身不适等），约 1/3 患者诊断时已存在肝硬化表现。但也可表现为急性发作，甚至引起急性肝衰竭。因此，原因不明的肝功能异常患者均应考虑存在 AIH 的可能。

免疫学检查：IgG 和 / 或 γ 球蛋白升高是 AIH 特征性血清免疫学改变之一。由于血清 IgG 水平的正常范围较宽，部分（5% ~ 10%）患者基础 IgG 水平较低，疾病活动时即使 IgG 水平有所升高，也仍处于正常范围内，而治疗后检测可见到 IgG 水平的明显下降。大多数患者血清中存在一种或多种高滴度的自身抗体，ANA 和 / 或抗平滑肌抗体（ASMA）或抗可溶性肝抗原 / 肝胰抗原抗体（抗 SLA/LP）阳性者为 1 型 AIH；抗肝肾微粒体抗体 -1 型（抗 LKM-1）和 / 或抗肝细胞溶质抗原 1 型抗体（抗 LC-1）阳性者为 2 型 AIH。

肝组织病理学检测：肝组织学检查对 AIH 的诊断和治疗非常重要。其改变包括界面性肝炎，汇管区淋巴细胞 - 浆细胞浸润，肝细胞呈"玫瑰花环"样改变，穿入现象（淋巴细胞进入肝细胞细胞质），小叶中央坏死等。约 10%～20% 的 AIH 患者自身抗体阴性，且血清 IgG 和 / 或 γ 球蛋白水平升高不明显，此时肝组织学检查可能是确诊的唯一依据。

2. 自身抗体 ANA 是一组自身抗体的总称，检测方法有多种，不同方法所报告结果可能存在很大差异。目前，ANA 和 ASMA 检测推荐 IIFA 作为首选方法，检测结果推荐以滴度值表示。在我国，自身抗体检测主要有两种稀释体系，不同体系之间的结果不具有固定的对应关系。ANA 和 ASMA 滴度越高，与自身免疫病的相关性越大。临床高度疑似自身免疫性肝病的患者，建议进一步检测 ANA 中的特异性抗体（如抗 dsDNA 抗体、抗 SSA/SSB 抗体、抗 gp210 抗体、抗 sp100 抗体等），以帮助临床诊断与鉴别诊断。

抗 SLA/LP 对 AIH 具有高度诊断特异性，国内外报道其特异度均接近 100%，但检出率较低，我国多中心自身免疫性肝病回顾性调查结果显示，仅 6% 的患者抗 SLA/LP 阳性，明显低于欧美常见报道（30% 左右）。抗 SLA/LP 阳性者往往同时存在 ANA 阳性。

少数 AIH 患者（3%～4%）抗 LKM-1 和 / 或抗 LC-1 阳性，可诊断为 2 型 AIH。抗 LKM-1 阳性患者 ANA 和 ASMA 常为阴性，因此检测抗 LKM-1 可避免漏诊。在 10% 的 2 型 AIH 患者中抗 LC-1 是唯一可检测到的自身抗体，且抗 LC-1 与 AIH 的疾病活动度和进展有关。

3. 自身抗体的检测方法 目前，各实验室开展检查的自身抗体种类较多，检测方法也较丰富，包括 IIFA、ELISA、免疫印迹法、斑点法、免疫扩散法、化学发光法、放射免疫法、胶体金斑点渗滤法等。但是，由于实验室所具有的设备、耗材、试剂，以及检验工作者的不确定性，可能会发生一些检测不当的情况。当前，国内外均推荐 IIFA 作为 ANA 和 ASMA 等自身抗体检测的首选方法。

IIFA：IIFA 采用具有较大核仁细胞的组织或者 HEP-2 细胞作为抗原来源，用于细胞内抗原定位或相应抗体检测，该方法能够区别不同荧光类型，特异度较高。IIFA 不但具有比较全面的抗体谱，还能够发现未知的抗体。但 IIFA 需要手工操作及有经验的专业人员判读结果，易造成结果判断的个人差异和室间差异；而且，HEP-2 细胞抗原底物存在分布不均、含量过低及不同固定方法对特定抗原的破坏等不足，部分特异性抗体也可能会被漏检，如抗 SSA 抗体等。

免疫印迹法：该方法能够从抗原的不同表位及分子水平上，对抗体所作用的抗原在分子量上的差别进行有效识别，然后在此基础上对不同的抗核抗体进行识别。免疫印迹膜条法在临床实验室里运用比较广泛。我院即采用该方法。因其抗原纯净度比较高，具备更高的检测特异度及灵敏度，并能够在一次检测过程中完成对多种抗体的识别，操作程序和判定结果方法相对比较简单。其荧光模式（阳性反应）包括核均质型、核颗粒型、核仁型、着丝点型、核点型、细胞质颗粒型等。其滴度的定义为与相同稀释倍数的阴性血清相比，刚好能观察到特异性荧光时标本的最高稀释倍数。

ELISA：ELISA 法较 IIFA 法相对客观且操作方法更为自动简单，它把滴度替换成吸光度值，把特异性抗原替换成荧光，酶试剂比较稳定，而且没有放射性伤害。但因这种方法得到的结果和 IIFA 法得到的结果有着比较大的差异，因此并没有被普及。

目前自身抗体检测存在各方面的问题：其一是抗体检测底物的非均一性，因抗原不同，检测灵敏度和检出率会产生较大差别。其二是缺少统一的检测质控品和阳性对照，即由于缺少统一的标准品和校正品，造成结果无法比较。最重要的是，自身抗体表现复杂，如单种疾病存在多项自身抗体，同一种自身抗体存在于不同疾病中（自身免疫病与非自身免疫病）。

因此，实验室选择上述抗体检测方法学时，应同时结合不同方法的特点、检测效能，以及临床诊断的实际需求等因素综合判断。加强实验室与临床之间的沟通协作，共同探讨检验结果和临床诊断之间的一致性。与此同时，肝脏穿刺活检在不明原因肝病的诊断中具有非常重要的价值，而在自身抗体阴性的自身免疫性肝炎的诊断中则显得尤为重要。

（胡爱荣）

案例 014 全段甲状旁腺激素在不明原因周身骨痛中的临床应用

【案例经过】

笔者在临床工作中遇到一个病例，一名 25 岁女性患者于 2013 年开始无明显诱因出现双关节疼痛，后逐渐出现周身骨痛，累及腰背、胸骨、肋骨及双髋关节，在当地医院予氨基葡萄糖、"止疼药"治疗，效果不佳，症状反复。近 1 年身高缩短 10cm，非甾体抗炎药、免疫抑制剂等治疗效果差，于是来我院进一步治疗。医师常规开立血生化和骨代谢检测，结果显示高钙低磷，骨钙素 > 300ng/ml。医师有些疑问打电话过来询问结果。

笔者怀疑患者可能是甲状旁腺功能亢进导致的周身骨痛，建议医师进一步检查甲状旁腺激素。第二天，全段甲状旁腺激素检测结果为 596.7pg/ml（参考范围 15～65pg/ml），并根据颈部甲氧基异丁基异腈（MIBI）显像和甲状旁腺超声结果，作出甲状旁腺功能亢进的诊断。经手术治疗，患者症状逐渐好转。

【沟通体会】

甲状旁腺功能亢进症是由于甲状旁腺分泌过多甲状旁腺激素而导致骨质吸收及高钙血症引起的具有特殊症状和体征的临床综合征，可分为原发性、继发性、三发性，以及假性四种。原发性是由于甲状旁腺腺瘤、增生、肥大或腺癌所引起的甲状旁腺激素分泌过多，其病因尚不明，实验室检测可出现高血钙、低血磷、高甲状旁腺激素、高 1,25-二羟维生素 D_3〔1,25-$(OH)_2$-D_3〕。消化系统出现纳差、腹胀、恶心呕吐，肌肉四肢出现肌肉松弛、肌张力减退、易于疲乏，心血管系统出现心动过缓、心律不齐，泌尿系统出现肾结石、血尿、继发尿路感染等。骨骼系统出现骨痛，可位于背部、脊椎、髋部、胸骨、肋骨或四肢，伴有压痛，下肢不能支持重量，行走困难，并逐渐出现骨骼畸形，伸长缩短，可有病理性骨折，甚至卧床不起。笔者结合患者临床症状，怀疑是甲状旁腺功能亢进，全段甲状旁腺激素检测结果及颈部 MIBI 显像和甲状旁腺超声证实了诊断的正确性。

【贾兴旺副主任技师专家点评】

检验医（技）师既要有临床知识，又要有检验科工作的经验，他们不但保证了检验结果的及时与准确，还负责回应患者的咨询以及与患者沟通。一方面让临床医师、护士了解检验流程中容易出错的关键环节，并加以控制，另一方面又可以指导临床医师根据病情为患者选择合理的检验项目。笔者能把检验项目的临床意义和患者的临床症状很好地结合，给临床医师提出合理增开检验项目的建议，帮助临床医师及时正确地对患者作出了诊断，体现了检验与临床沟通的迫切性与有效性。

（朱　琳）

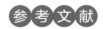

中华医学会骨质疏松和骨矿盐疾病分会，中华医学会内分泌分会代谢性骨病学组. 原发性甲状旁腺功能亢进症诊疗指南. 中华骨质疏松和骨矿盐疾病杂志，2014(3)：187-198.

案例 015　令人紧张的鳞状细胞癌抗原

【案例经过】

一上班，笔者就被同事叫去解释免疫报告结果。只见一位年轻女性患者略显焦急地等在那里，笔者上前询问情况并看了一眼检验报告，原来检验报告上印着鳞状细胞癌抗原（SCCA）结果是 2.5ng/ml（正常参考范围是 0～1.8ng/ml），稍微有些升高，但是由于是肿瘤标志物套餐里的项目，患者不免有些紧张。于是，笔者先安抚患者，并询问这位患者最近是否有感冒咳嗽症状，患者表示目前正处于感冒期。"那您这个结果升高有可能是因为上呼吸道感染的炎症引起的，建议您痊愈之后再来复查一下，不必过于担心。"患者听完点点头，满意地离开了。

【沟通体会】

鳞状细胞癌抗原（squamous cell carcinoma antigen，SCCA）是肿瘤相关抗原 TA-4 的亚型，Kato 和 Torigoe 于 1977 年首次报道了该抗原。早期研

究显示，SCCA 由鳞状上皮细胞产生，是检测鳞状细胞癌较好的标志物，该物质最早发现于宫颈鳞状细胞癌中，后来逐渐在食管癌、咽和肺癌中发现。血清 SCCA 水平不仅可以反映鳞状细胞癌患者的病变程度，还有助于判断患者的预后、监测疾病复发及疗效。

除此之外，临床实践发现，部分良性疾病如上呼吸道感染、肺结核、支气管源性囊肿、胸腔积液、皮肤病、肝病和肾病也能引起 SCCA 升高。银屑病、湿疹、红皮病、泛发性神经性皮炎、嗜酸性粒细胞增多性皮病、毛发红糠疹等疾病也会导致血清 SCCA 水平明显升高。此外，也有研究指出，肝炎患者血清 SCCA 水平升高，且与疾病严重程度相关。慢性肾衰竭患者的血清 SCCA 等肿瘤标志物均高于正常对照组，考虑 SCCA 升高可能与肾功能减退引起的物质排泄异常存在相关性。

由于患者对肿瘤标志物的结果相对敏感，所以医务工作者们也应该与时俱进、加强学习，不仅知道该项目的临床意义，还应了解各种可能造成阳性的良性疾病。对于肿瘤标志物检测的应用应既不迷信也不轻视，要根据不同情况综合判断。

【贾兴旺副主任技师专家点评】

随着医学科学技术的进步和我国居民对疾病认识程度的提高，人们不再谈"癌"色变。然而临床上经常见到一些患者或者家属因某项肿瘤标志物的结果轻度升高而过度担心，甚至一些医务工作者们在自己或亲属健康体检时发现某项肿瘤标志物增高，也不能作出正确判断。肿瘤标志物也存在于某些良性肿瘤、炎症和正常组织中，对于体检人群发现的肿瘤标志物轻度升高不必过于担心。在临床工作中我们发现 SCCA 在一些上呼吸道感染等良性疾病患者中也有升高，于是指导学生收集了部分良性疾病患者和健康人群对照的样本进行比较，验证了以上推论。

肿瘤标志物在临床上的辅助诊断价值并不在于肿瘤的诊断，而在于评价肿瘤治疗效果和预后判断。如临床上应用多年、组织特异性较好的前列腺特异性抗原（PSA）也不能区分前列腺增生和前列腺癌。当然，如果某次检查结果显示肿瘤标志物阴性，也不一定证明没有肿瘤，而应该根据临床症状综合评估，因为任何检查方法都存在假阴性。

本人认为，将"肿瘤标志物"称为"肿瘤参考标志物"则会更为合适。笔者利用临床经验，给患者进行了解释、沟通，消除了患者的顾虑，体现了检验医（技）师与临床沟通的重要意义。

（朱　琳）

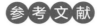

[1] KATO H, TORIGOE T. Radioimmunoassay for tumor antigen of human cervical squamous cell carcinoma. Cancer, 1977, 40(4): 1621-1628.

[2] MARUO T, SHIBATA K, KIMURA A, et al. Tumor-associated antigen, TA-4, in the monitoring of the effects of therapy for squamous cell carcinoma of the uterine cervix. Serial determinations and tissue localization. Cancer, 1985, 56(2): 302-308.

[3] TORRE G C. SCC antigen in malignant and nonmalignant squamous lesions. Tumour Biol, 1998, 19: 517-526.

[4] ESAJAS M D, DUK J M, DE BRUIJN H W, et al. Clinical value of routine serum squamous cell carcinoma antigen in follow-up of patients with early-stage cervical cancer. J Clin Oncol, 2001, 19(19): 3960-3966.

[5] CAMPBELL B, DE'AMBROSIS B. Squamous cell carcinoma antigen in patients with cutaneous disorders. J Am Acad Dermatol, 1990, 22(4): 639-642.

[6] 陈筱筱，王美燕，吴贤杰，等．鳞状细胞癌抗原在各种皮肤病中表达的临床意义．中华检验医学杂志，2011，34(9)：826-827．

[7] BIASIOLO A, CHEMELLO L, QUARTA S, et al. Monitoring SCCA-IgM complexes in serum predicts liver disease progression in patients with chronic hepatitis. J Viral Hepat, 2008, 15(4): 246-249.

[8] BEALE G, CHATTOPADHYAY D, GRAY J, et al. AFP, PIVKAII, GP3, SCCA-1 and follisatin as surveillance biomarkers for hepatocellular cancer in non-alcoholic and alcoholic fatty liver disease. BMC Cancer, 2008, 8: 200.

[9] TONG H L, DONG Z N, WEN X Y, et al. Impact of chronic kidney disease on serum tumor markers concentrations. Chin Med J (Engl), 2013, 126(2): 274-279.

[10] 周扬，高静，贾兴旺，等．鳞癌相关抗原在鳞癌及相关良性疾病中的临床意义．标记免疫分析与临床，2010，17(3)：137-139．

案例 016 女性可以检测前列腺特异性抗原吗

【案例经过】

　　早晨一上班，免疫组工作人员反映，病房医师给一女性患者申请了前列腺特异性抗原（PSA）和游离前列腺特异性抗原（fPSA）的检查，由此怀疑是不是医师开错了申请单。

【沟通体会】

　　组里工作人员查阅文献学习到，PSA 主要由前列腺管状上皮细胞合成。就女性而言，虽然没有前列腺，但组织学研究表明，女性尿道旁腺与男性前列腺很相似。动物实验证明，在雄激素作用下，雌鼠的尿道旁腺组织能发育成前列腺样组织，故也可把尿道旁腺当成"女性的前列腺"，但尿道旁腺不是女性产生 PSA 的主要器官。研究表明，乳腺组织是女性 PSA 的主要来源。PSA 的产生受类固醇激素的调节，女性机体中的乳腺、胎盘、子宫内膜均含有类固醇激素受体，它们在类固醇激素的刺激下，均能产生 PSA，产生的 PSA 不仅存在于血液样本中，还可以存在于乳汁、羊水、尿液等体液中。

　　通过查阅文献，笔者发现 PSA 在女性乳腺癌中的辅助诊断价值越来越受到关注。有研究显示，30% 的乳腺肿瘤能产生 PSA，健康女性体内存在少量 PSA，乳腺癌患者血清总 PSA 显著高于健康女性和良性乳腺疾病患者，且乳腺癌患者 fPSA 浓度比良性疾病患者或健康女性高出 5 倍，这对乳腺良、恶性疾病的鉴别具有重要意义。并且，在乳腺癌患者中，随着临床分期的升高，PSA 明显减少。血清 PSA 增高以Ⅰ～Ⅱ期患者为主，而血清中 CA15-3、CEA、CA125 增高以Ⅲ～Ⅳ期患者为主，两者存在互补性，将这些指标与 PSA 联合应用可以明显提高乳腺癌的诊断率和符合率。除此之外，PSA 对于女性多囊卵巢综合征、尿道综合征、异常妊娠等均有一定的辅助诊断价值。

　　经过此次学习，笔者对 PSA 有了更深入的认识，虽然目前还是把 PSA 检测设在了男性套餐里，但如果以后遇到医师为女性患者开立 PSA 的检查或患者和医师咨询，也可以有理有据地进行解释，避免纠纷的发生。

【 贾兴旺副主任技师专家点评 】

前列腺癌是美国男性最常见的癌症，统计分析表明前列腺癌位于美国男性癌症新发病例和预期死亡原因的第一和第二位。伴随我国人口老龄化加剧，前列腺癌的患病率迅速提升。因此，前列腺癌的早期诊断具有重要的临床价值。目前临床上用于辅助诊断前列腺癌的较好的实验室指标就是 PSA，但思维定式引导我们认为 PSA 主要用于男性患者的检测。笔者因临床的一张简单申请单，通过查阅文献，不但搞清楚了女性产生 PSA 的机制，而且了解到 PSA 在女性乳腺癌的辅助诊断中具有重要的参考价值，值得年轻一代检验者学习。

（郭　菲）

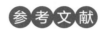

参考文献

[1] 刘静. 女性体液中前列腺特异性抗原研究进展. 国外医学：妇幼保健分册，2002，13(1)：24-25.

[2] 董庆玉. 前列腺特异性抗原与女性的相关性研究进展. 国外医学：临床生物化学与检验学分册，2002，23(1)：38.

[3] 吴煜龙，宋新梅，王建国. 女性乳腺疾病患者检测血清 PSA 水平的临床应用. 中国医学装备，2014，11(B12)：75.

[4] 王建国，李巧霞，单保恩. PSA 在乳腺癌诊断和预后判断中的应用及其与现有检测项目相关性研究. 第五届全国中医药免疫学术研讨会：暨环境·免疫与肿瘤防治综合交叉会议论文汇编，2009，10：272.

[5] 叶鹏，郑莉，魏东，等. 血清前列腺特异性抗原在多囊卵巢综合征患者中的水平变化及其诊断价值. 山东医药，2017，57(13)：52-54.

[6] 陈勇，彭拓，张洋. 前列腺特异性抗原与女性尿道综合征关系研究. 妇幼健康，2017，19：70-71.

[7] 王克义. PSA 在前列腺癌、乳腺癌和异常妊娠中的应用. 江西医学检验，2003，21(2)：104-106.

案例 017　男性人绒毛膜促性腺激素 β 亚单位升高的临床意义

【案例经过】

笔者在临床审核报告时发现一患者，男，62 岁，确诊肺腺癌入院，查肿瘤标志物人绒毛膜促性腺激素 β 亚单位（β-hCG）达到 34 246.00U/L，复查该样本结果与之前一致，与临床进行了沟通，确认此患者的录入信息和采血的各个环节都没有问题，与负责医师进行沟通，未发现该患者患有生殖系统疾病。

【沟通体会】

人绒毛膜促性腺激素（hCG）由正常的妊娠滋养层细胞分泌，有文献报道大多数非滋养层细胞恶性肿瘤在晚期也能够产生高度糖化的游离 hCGβ 亚单位。早期的研究显示游离 β-hCG 由宫颈、乳腺、膀胱、卵巢、结直肠、肺部的恶性肿瘤细胞系所产生，应用免疫学方法检测游离 β-hCG 来改善癌症结局和提高癌症患者生存率已见报道。β-hCG 和其他肿瘤标志物在非滋养层细胞肿瘤中的表达较为常见，血清中的 β-hCG 核心片段可能被用来提高一些肿瘤的诊断符合率。笔者在临床工作中发现一些恶性肿瘤患者的 hCG 水平升高，其中一男性肺癌患者 hCG 水平高达 34 246.00U/L。为此，笔者对男性 hCG 异常升高（大于 5U/L）的住院患者使用 SPSS 22.0 软件进行统计学分析，共 234 例。结果表明，男性 hCG 异常升高在良性疾病中所占比例为 14.10%，恶性肿瘤占 85.90%，且恶性肿瘤组的 hCG 水平中位数明显高于良性疾病组，说明 hCG 异常升高主要发生在恶性肿瘤疾病中。恶性肿瘤组的 hCG 水平 66.7% 分布在 12.65U/L 以上，而良性疾病组 75.8% 集中在小于 12.65U/L 的范围内，提示 hCG 水平升高至 12.65U/L 时要警惕恶性肿瘤。恶性疾病各组中，hCG 升高在各个疾病中所占比例依次排列为肺癌、胃癌、胰腺癌、胆管癌、膀胱癌、食管癌、其他癌。hCG 水平依次排列为生殖细胞肿瘤、肺癌、结直肠癌、胰腺癌、胆管癌、胃癌、食管癌、膀胱癌、其他癌。有文献报道，hCG 已经被用来联合诊断胃肠道肿瘤，比单独应用 CA19-9 和 CEA 的诊断价值要高。因此，推断临床上发现 hCG 异常升高时要高度警惕，hCG 的检测对恶性肿瘤的诊断和治疗具有重要临床意义。

【贾兴旺副主任技师专家点评】

　　临床实践中患者异常结果的发现和探索原因的过程往往是医学问题的发现和解决过程。β-hCG 一般作为女性肿瘤相关指标，笔者在临床工作中偶然发现男性患者 β-hCG 异常升高，经查找文献，发现血清中 β-hCG 水平的异常升高可能与一些肿瘤有关，因此检测血清 β-hCG 可用于提高这些肿瘤的诊断符合率。通过对 234 例住院男性患者的病例分析，发现 hCG 的检测对恶性肿瘤的辅助诊断具有重要的临床价值。笔者在分析、解释异常结果的过程中不但找到了结果异常升高的原因，而且提升了解决临床问题的能力，整理、收集的临床数据。也可以总结为临床型文章发表，值得临床一线人员学习、借鉴。

（张丽娜　贾兴旺）

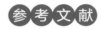

参考文献

[1] BUTLER S A, IKRAM M S, MATHIEU S, et al. The increase in bladder carcinoma cell population induced by the free beta subunit of human chorionic gonadotrophin is a result of an anti-apoptosis effect and not cell proliferation. Br J Cancer, 2000, 82(9): 1553-1556.

[2] 徐世文，潘菊芬，邓为民，等．应用亲和层析获取高活性 HCG 的初步研究．免疫学杂志，1998，14(1): 33-35.

[3] DELVES P J, ILES R K, ROITT I M, et al. Designing a new generation of anti-hCG vaccines for cancer therapy. Mol Cell Endocrinol, 2007, 260/261/262: 276-281.

[4] GUAN Q D, WANG Y, CHU Y W, et al. The distinct effects of three tandem repeats of C3d in the immune responses against tumor-associated antigen hCGbeta by DNA immunization. Cancer Immunol Immunother, 2007, 56(6): 875-884.

[5] LOUHIMO J, FINNE P, ALFTHAN H, et al. Combination of HCGbeta, CA 19-9 and CEA with logistic regression improves accuracy in gastrointestinal malignancies. Anticancer Res, 2002, 22(3): 1759-1764.

案例 018 糖类抗原 125 结果为何反反复复？

【案例经过】

　　糖类抗原 125（CA125）是目前最常检测的肿瘤标志物之一，是用于卵巢癌的诊断和治疗后随访监测的一个重要指标。然而，笔者曾经遇到这样一位患者，女，30 岁，在一次体检中发现自己的肿瘤标志物 CA125 结果为 57U/ml（正常参考值 0～35U/ml）。由于这次结果的异常升高，患者咨询肿瘤科医师，医师建议一个月后复查。一个月后复查结果为 65U/ml，有上升趋势，患者有点紧张，医师建议做 CT、超声等影像学检查，但是也没有发现其他明显异常，建议 3 个月后再来复查，复查结果为 40U/ml，该结果接近于正常参考值，患者宽心许多，但是结果还是略微高于正常值。过了一段时间又来复查，结果为 225U/ml，着实把患者吓一跳，这时临床医师也认为检验结果如此反复，时高时低，该相信哪次结果呢？后建议患者来我院一位临床经验较为丰富的妇科医师处就诊，医师根据患者的主诉、病史及这几次检查的结果，建议患者做超声检查、妇科检查等，最后综合各方面的检查结果分析，医师诊断该患者为子宫内膜异位症，经过临床手术及术后药物干预，该患者 CA125 的结果回到正常水平，经过多年的监测，再也没有出现以前反复的情况。

【沟通体会】

　　CA125 是一种糖蛋白性肿瘤相关抗原，多存在于成人胸膜、腹腔间皮组织、输卵管内皮、子宫及宫颈内膜等组织，其在卵巢癌、乳腺癌、胃癌等肿瘤患者中可显著升高，在子宫内膜异位症、子宫肌瘤、卵巢子宫内膜异位症等良性病变过程中也可升高。若患者结果出现反复，应充分了解病史、临床症状及其他相关检查等，因为时间点不同人体机能状态也不同，机体产生释放的一些物质也不稳定，有可能反复或呈现节律性变化。对于本病例，在进行 CA125 结果为 225U/ml 的那次检查时，患者正好在月经期而且有痛经情况，出现这么高的检查结果，有可能是月经期因素造成的。因此，应该注意血清 CA125 的检查最好在月经结束后 2～3 天进行，月经期检查的 CA125 值通常会高于正常人群的参考值。出现结果反复时，除了考虑仪器设备、样本类型、试剂是否有效等因素，还要多结合患者的临床症状，对相关科室临床医师进行有效咨询。因每个临床医师专业主攻方向不同，对于相同指标的结果分析疾病的倾向性也不同，这样才能更有效找到问题的根源和解决方法。

【鞠少卿主任技师专家点评】

检验科工作其实不是简单地编号、离心、上机器这么简单，不是以机器为主，而是以人为本。当检查结果出现反复或者与患者临床表现、CT、MRI、超声检查等其他辅助检查不符时，除了要加强实验室自身可能存在的对结果有较大影响的因素的排查（比如仪器、试剂等），也要加强与临床医师和患者的沟通，因为患者的每个检查时段不同，身体状态不同，或者专科医师对同一指标理解的倾向性不同，都有可能导致对检查结果的理解不同。在遇到对检查结果有疑问的时候，检验人员应该多方面去了解事情的真实情况，才能给医师、患者一个满意的答复，这对提高检验结果质量、真正理解检验内涵，以及改善医患、医医之间的关系是至关重要的。

（蒋廷旺）

案例 019 糖类抗原 19-9 结果高了，就和临床不符合吗？

【案例经过】

在临床工作中，我们常会遇到检验报告不符合或与临床症状相矛盾等比较难以解释的现象。患者刘某入我院肝胆外科，入院做一些常规项目的检查：血常规、肝肾功能全套、甲状腺功能和肿瘤全套等项目，其他的项目没有显著变化，唯有糖类抗原 19-9（CA19-9）检查结果异常升高，检测值达到 9 372IU/L（正常参考范围 0 ~ 37IU/L）。对于这种远远高于参考范围的检验数值，临床医师存在较大疑惑，电话联系免疫室，反映该患者的检验结果与临床症状明显不符，而且患者的 CT、MRI 等影像学检查结果均未发现与 CA19-9 检查结果相符合的临床指征。

笔者首先询问当天发报告的工作人员对于该结果有没有复检，得到了肯定的答复。那么标本是否会弄错？把该患者当天的生化标本拿来复检，结果两个结果一致，排除了仪器和标本出错的可能性。紧接着查看当天的室内质控结果，发现均在控。由此，基本排除了检验前标本出错、检验中质控失控和检验后复核等问题。再次和临床联系，明确告知该检测结果是可靠的。当时医师还是难以接受，于是笔者进一步询问该患者是何原因收治入院治疗的？医师说当时急诊夜班患者急腹痛收治入院治疗，CT、MRI 没有发现明显异常，但是超声检查发现胆囊重度肿大，由此可见，CA19-9 升高有可能是胆囊炎发作导致的。该患者经胆囊切除术和抗感染治疗一周后，CA19-9 结果恢复到正常水平。

【沟通体会】

肿瘤标志物检测值的升高并不能确定患有肿瘤，但提示正常组织已存在炎症或人体已有肿瘤存在的可能性。肿瘤标志物的升高可存在于肿瘤患者，也可以存在于一些良性疾病患者中。血清 CA19-9 升高常见于胰腺癌、胆管癌，在一些肝癌、胃癌、食管癌等患者中亦可见升高，但是在一些良性疾病如胆囊炎、胆管炎、急性或慢性胰腺炎患者中也会升高，只是每个患者的体质或者机体反应性不同，有的人机体反应敏感，导致结果异常升高。当临床医师认为检验结果和临床不符合时，检验人员应该先自我排查，确认是否是仪器设备或标本原因导致的检验结果与临床不符，同时也要加强与临床的沟通，了解患者病情及其他方面的检查结果，结合自己的专业知识，给出客观的综合判断。另外，检验工作人员也要丰富自己的临床知识，加强与临床沟通，做到心中有数，才能高效、快速地为临床解答检验中存在的一些疑惑。

【鞠少卿主任技师专家点评】

CA19-9 属于非器官特异性肿瘤相关抗原，健康成人的血清中含量很低。血清 CA19-9 升高常见于胰腺癌、胆管癌，在一些肝癌、胃癌、食管癌等患者中亦可见升高，在一些良性疾病中也会升高，如急性胰腺炎、急性胃黏膜病变、胆囊炎等。肿瘤相关抗原检测的干扰因素也比较多，在临床上，肿瘤相关抗原假阳性者屡见不鲜。肿瘤相关抗原结果异常者仅看作高危人群，单独的肿瘤相关抗原升高不能作为诊断肿瘤的依据。我们可以通过联合检测、基因分型等方法提高检验结果的符合率和灵敏度，但也要结合患者的临床症状及影像学（CT、MRI、超声检查等）结果进行综合判断，才能得出客观的结论。这对于已确诊、肿瘤标志物升高的肿瘤患者放化疗、术后监测具有重要意义。

（蒋廷旺）

案例 020　抗核抗体谱在以溶血性贫血为首发临床表现的系统性红斑狼疮中的诊断应用

【案例经过】

笔者在审核抗核抗体（ANA）报告时，习惯性查看患者的临床诊断及病历，发现某血液科患者，抗核抗体核颗粒型 1∶320 阳性，抗双链 DNA 抗体（抗 dsDNA）127IU/ml，经临床诊断为自身免疫性溶血性贫血。

该患者，女性，26 岁。因"头晕 6 天，发热 5 天"入院，曾在急诊科就诊，血常规：血红蛋白（Hb）29g/L，血小板 76×10^9/L，白细胞计数及分类正常。门诊以"贫血原因待查"收入院。既往史：无特殊。体格检查：体温 38.5℃，脉搏 102 次 /min，呼吸 19 次 /min，血压 107/41mmHg。贫血面容，神志清醒，全身皮肤、黏膜未见黄染，全身浅表淋巴结未触及肿大。双肺叩诊清音。心率 102 次 /min，律齐，心音正常。腹部平软，全腹无压痛及腹肌紧张，肝、肾肋缘下未触及，双下肢无水肿。

笔者查看入院后的检验记录，血红蛋白 27g/L、血小板 73×10^9/L。尿蛋白阴性，大便隐血阴性。总胆红素 64.8μmol/L，非结合胆红素 50.4μmol/L，库姆斯试验阳性，红细胞沉降率 140mm/h，C 反应蛋白 78mg/L，补体 3 降低（0.74g/L），补体 40.04g/L，免疫球蛋白 IgG 29.34g/L，降钙素原 0.04ng/ml，白细胞计数及分类正常，血培养暂时显示阴性（阴性报告需培养 7 天），暂不支持感染。为给临床及时提供诊断依据，笔者与主治医师电话沟通，他们目前考虑为自身免疫性溶血，笔者提出建议：①间接免疫荧光法检测抗 dsDNA 阴性，但酶联免疫吸附试验检测抗 dsDNA 127IU/ml，建议重新采血复查抗 dsDNA；②此患者为青年女性，发热，贫血，补体 3 和补体 4 降低，血小板减低，抗核抗体阳性，如抗 dsDNA 两次结果均阳性，需要考虑系统性红斑狼疮（systemic lupus erythematosus，SLE）继发溶血性贫血的可能，建议请风湿免疫科会诊。后重新采血复查抗 dsDNA 结果

137IU/ml。出院诊断：系统性红斑狼疮并自身免疫性溶血性贫血。患者经对症治疗后病情好转出院。

【沟通体会】

1. 多种方法同时检测，提高检测灵敏度。SLE 是一种具有多系统损害及多种自身抗体产生的自身免疫病，病因迄今不明，临床表现复杂，特别是早期或不典型的病例，无特征性临床表现，给诊断带来一定的困难。约有 2% 的患者以溶血性贫血起病，不伴或很少伴有 SLE 其他症状，易误诊。SLE 早期诊断和合理有效治疗对于疾病的持续缓解和改善预后有重要意义。检测 ANA 谱有助早期诊断与鉴别诊断。抗 dsDNA 检测方法多，金标准为间接免疫荧光法，但灵敏度较低。酶联免疫吸附可用于定量检测抗 dsDNA，有助于疗效判断，但需两次检测结果都为阳性才能确认抗 dsDNA 阳性。建议两种方法同时检测，提高灵敏度。

该患者以自身免疫性溶血性贫血（autoimmune hemolytic anemia，AIHA）为首发表现，临床上较为少见。AIHA 是一组由于人体免疫功能紊乱，产生的红细胞自身抗体结合至红细胞膜上致使红细胞加速破坏的溶血性贫血疾病。按其病因分为特发性及继发性两大类。继发性 AIHA 可继发于下列疾病：自身免疫病（如系统性红斑狼疮等）、肿瘤性疾病、感染等。以 AIHA 为首发或突出症状而就诊的 SLE 患者，早期往往临床症状不典型，甚至也无明确的实验室指标，较易误诊为特发性 AIHA，应引起临床医师的高度重视。

此患者为青年女性，不明原因发热，溶血性贫血伴 ANA 阳性、补体下降、红细胞沉降率明显加快，抗 dsDNA 阳性，故高度怀疑 SLE 继发 AIHA。为了更早期诊断，2017 年欧洲抗风湿病联盟（EULAR）和美国风湿病学会（ACR）共同推出 SLE 的诊断标准，总分 ≥ 10 分可以分类诊断 SLE。此患者在抗核抗体阳性——诊断的先决条件下，最终确诊 SLE。临床工作中既要有详尽的病史与系统的检查，也要有病理及免疫学资料，只有这两方面的有机结合才能提高临床诊断 SLE 的符合率。

2. 主动走出去，与临床沟通，为临床诊断提供有价值的信息和建议。作为检验工作者，不仅要保证检测结果的准确和及时，还应主动参与临床诊治工作，结合临床表现为临床给出合理的诊断或治疗建议，让临床医师正确理解和应用检验结果。

（黎村艳）

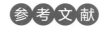

HOCHBERG M C. Updating the American College of Rheumatology revised criteria for the classification of systemic lupus erythematosus. Arthritis Rheum, 1997, 40(9): 1725.

案例 021　抗核糖体 P 蛋白抗体在系统性红斑狼疮中的诊断应用

【案例经过】

　　一位临床医师反映，某患者的 ANA 和抗 ENA 抗体（ENA）结果与外院的不符。外院结果均为阴性，而我院结果为阳性。

　　笔者查看了病历。患者，男性，54 岁，因"腰胀，纳差 3 个月，发现肾功能不全 1 个月，少尿半个月入院"，乏力、纳差、进行性消瘦、四肢麻木、肝脾不大，多浆膜腔积液、肾功能异常，心率 78 次 /min，血压 153/76mmHg，血小板进行性下降（25×10^9/L），白细胞计数 5.96×10^9/L，中性粒细胞百分比 60.1%，血红蛋白 69g/L，血小板抗体筛查阴性。骨髓穿刺提示骨髓增生活跃，中性晚幼粒、杆状核比值均减低，分叶核比值增高，可见嗜血细胞，巨核细胞可见，分类有成熟障碍，血小板分布少。胸腔积液白细胞计数 9×10^6/L，黏蛋白定性试验微量。尿蛋白（+++），红细胞沉降率 29mm/h，抗心磷脂抗体阴性，补体 3 降低（0.5g/L），ANA 细胞质颗粒＋核颗粒型 1∶320 阳性，抗核糖体 P 蛋白抗体阳性。目前诊断为多器官功能损害查因。

【沟通体会】

　　我院 ANA 细胞质颗粒＋核颗粒型 1∶320 阳性，抗核糖体 P 蛋白抗体阳性，外院结果仅显示 ANA 和 ENA 结果均阴性，未显示 ENA 具体包括哪几项。笔者在复查标本的同时追踪了外院的 ENA 结果，外院结果未包括抗核糖体 P 蛋白抗体检测。复查结果进一步显示 ANA 细胞质颗粒＋核颗粒型 1∶320 阳性，抗核糖体 P 蛋白抗体阳性。将上述结果反馈给临床，并且告知临床间接免疫荧光法检测抗核糖体 P 蛋白抗体镜下特有的表现和靶抗原确认实验是一致的。临床根据诊断指南，结合临床表现和实验室结果，诊断为系统性红斑狼疮，对症治疗后患者病情好转出院。

【曹友德主任技师专家点评】

    抗核糖体 P 蛋白抗体，即 anti-P 抗体，是系统性红斑狼疮的标志性抗体和早期诊断指标。近来有研究表明，抗核糖体 P 蛋白抗体与红斑狼疮的神经精神损害有很大的相关性，此患者在住院期间出现精神亢奋等神经系统表现，进一步验证了文献报道的抗核糖体 P 蛋白抗体阳性与神经精神狼疮相关。抗核糖体 P 蛋白抗体与系统性红斑狼疮患者肝脏损害、肾炎和病情活动也相关，所以作为临床辅助诊断方法是必要的。

    使用间接免疫荧光法，抗核糖体 P 蛋白抗体在镜下表现为间期细胞质出现细颗粒样荧光，并有空泡出现，部分核仁阳性，这与靶抗原确认实验结果可以相互验证，进一步提高了准确率。

（黎村艳）

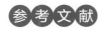

休恩费尔德. 自身抗体. 邹和建，译. 2 版. 北京：人民卫生出版社. 2009：169.

案例 022　丙型肝炎与干燥综合征的诊断

【案例经过】

    某天上午，笔者接到临床医师的电话，询问为什么一位患者在外院 ANA 阳性、抗 SSA 抗体（SSA）和抗 SSB 抗体（SSB）弱阳性，而我院 ANA 核颗粒型 1∶100 阳性、SSA 和 SSB 结果均为阴性，是否检测错误或标本张冠李戴了？此患者口、眼干燥，SSA 和 SSB 结果是干燥综合征很重要的一条诊断标准，对临床排除干燥综合征诊断起非常重要的作用。

【沟通体会】

    每当出现类似事情，检验人员都很紧张，随即找出当天标本，核对条形码信息无误后，马上复检，结果同样为 ANA 核颗粒型 1∶100 阳性、SSA

和 SSB 均为阴性。

检验人员将复查结果通知了病房医师："就这管标本而言，检验科无错误，请病房核对是否采血错误或贴错标本条形码标签。"临床在确认标本无误后再次联系检验科，恰逢我院检验科本项目每年一次的室间比对，遂建议重新采血同时在不同实验室用两种不同厂家试剂进行检测。室间比对结果显示 SSA 和 SSB 结果均为阴性，同时查看病历，发现此患者 HCV 抗体阳性，建议临床检测 HCV RNA，排除活动性丙型肝炎病毒感染。几天后 HCV RNA 结果显示为 5.0×10^5，同时患者唇腺活检、角膜染色和唾液流率均正常，建议患者先治疗丙型肝炎，再观疗效。

【曹友德主任技师专家点评】

1. 检验质量是基础　目前，不同实验室采用不同检测系统，不同厂家自身抗体检测质量参差不齐。检验质量是检验的生命线，实验室应规范检测流程，定期进行检测系统的性能评估，保证检测结果的准确性，提高临床诊疗水平。

2. 熟悉相关诊断指南　2016 年 ACR/EULAR 原发性干燥综合征分类新标准显示，唇腺病理活检或抗 SSA 抗体 / 抗 Ro 抗体阳性分别得分 3 分，角膜染色、希尔默（Schirmer）试验、自然唾液流率阳性分别得分 1 分。入选标准为眼干或口干症状其一的患者，当患者得分 ≥ 4 分，则将之归类为原发性干燥综合征。而下列疾病因为可能与干燥综合征有重叠的临床表现或干扰诊断试验结果，其患者应予以排除，并且不可再纳入 SS 研究或治疗试验：①头颈部放疗史；②活动性丙型肝炎病毒感染（由 PCR 确认）；③艾滋病；④结节病；⑤淀粉样变性；⑥移植物抗宿主病；⑦ IgG4 相关性疾病。文献报道，活动性 HCV 感染不仅可引起慢性肝脏疾病，也可出现类似 SS 样的外分泌腺受累表现，主要表现为抗 SSA 抗体和抗 SSB 抗体阴性或低滴度阳性。所以该患者应首先考虑活动性 HCV 感染，唇腺活检结果进一步证实此诊断。

3. 沟通是关键　随着医学的发展，临床对医学检验专业的要求不仅仅是掌握专业知识并给出正确的实验室结果，而且对临床疾病的诊断、治疗和预后都应该有所了解。只有这样，才能积极、高效率地与临床沟通，指导临床正确选择检测项目，合理解读实验室结果。

（黎村艳）

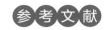

[1] 金月波，何菁. 2016 年 ACR/EULAR 原发性干燥综合征分类新标准. 中华风湿病学杂志，2017，21(3)：213.

[2] 牛素平，赵丽珂，黄慈波. 病毒感染与干燥综合征发病的研究进展. 中华风湿病学杂志. 2009，13(7)：488-489.

案例 023 　患者投诉：我的乙肝两对半为何"1245 阳性"？

【案例经过】

患者，男性，43 岁，汉族，2014 年 3 月 31 日 14：37 到我院投诉办公室投诉：本人于当天上午到检验科做"肝炎病毒学检查"，拿到检验报告的结果是乙型肝炎病毒标志物 5 项（乙肝两对半）中第 1、2、4、5 项阳性（第 2 项弱阳性），HBeAg 为阴性（见图 23-1）。患者表示其已在某医院做过检查，结果为乙肝两对半中第 1、4、5 项阳性，由此对我院检验结果表示质疑，扬言将到其他医院再复查，如果结果不一致将来医院讨个说法。

编号： 0331- G014- 1	0次		详细信息	图形信息	实验诊断				组合选择：	

	NO	项目 ID	英文名称	中文名称	结果	OD 值	Cut-off	参考值	历史 1	检验仪器
申请单 ID	1	1778	HBsAg	乙肝表面抗原	阳性（+）	2.374	0.111	阴性		Mk3
病人类别 门诊	2	1829	HBsAb	乙肝表面抗体	弱阳性（±）	0.105	0.105	阴性或阳性		Mk3
病人 ID 0125682	3	1830	HBeAg	乙肝 e 抗原	阴性	0.001	0.105	阴性		Mk3
病人姓名	4	1780	HBeAb	乙肝 e 抗体	阳性（+）	0.002	1.315	阴性		Mk3
病人性别 男	5	2651	HBcAb	乙肝核心抗体 IgG	阳性（+）	0.008	1.321	阴性		Mk3
输入年龄 43 岁										
病人科别 门诊科室										

图 23-1　蔡某的检验报告

【沟通体会】

接到医院投诉办公室反馈后，笔者及时到免疫室了解情况，并与免疫室组长一起查证。经调查原始记录资料，该患者当日检测结果确实为乙肝两对半 1、2、4、5 项阳性（第 2 项弱阳性），因该模式属于少见模式，检测人员还进行了复查，结果依然如此，故而发出报告。

调查清楚后，笔者与免疫室组长主动联系上患者，诚恳地向其做了解释说明。HBV 感染后，由于个体免疫力的不同，在不同的感染阶段，会产生不同的免疫应答，因而得到不同的"两对半"结果模式。从根本上讲，"两对半"结果的不同模式，反映的只是感染了 HBV 后人体的不同免疫状态。

根据其乙肝两对半 1、2、4、5 项阳性（第 2 项弱阳性）情况，其可能的原因有：①亚临床症状，在感染的急性期，HBsAg 没有完全消失而 HBsAb 已经开始产生；②可能处于乙肝病毒感染的恢复期，HBsAg 和 HBsAb 处于动态平衡的状态；③接种乙肝疫苗后或乙肝康复后感染了乙肝病毒变异株或是不同亚型的乙肝病毒；④不同厂家生产的试剂灵敏度与特异度存在一定的差别，对于低滴度的 HBsAb 有的检测试剂可能灵敏度达不到，因此判断为阴性。

听完笔者解释，患者表示理解，主动提出了撤诉。

【武永康主任技师专家点评】

HBV 感染人体后，经过 60～120 天的潜伏期，若机体免疫功能正常，HBV 数量少、毒力较弱、仅部分肝细胞受损，则表现为无黄疸型；若 HBV 数量较多、毒力较强、受损肝细胞较多，则表现为黄疸型；若人体免疫功能严重缺损，或处于免疫耐受或免疫麻痹状态，则肝细胞内虽有病毒，但由于缺乏有效的免疫应答，肝细胞仅出现轻微损害，则表现为病毒携带者；如受伤的肝细胞不多、机体免疫功能正常、产生的细胞毒性 T 淋巴细胞可完全摧毁病毒感染的细胞，细胞外的 HBV 可被抗体中和而清除，则表现为急性肝炎，并完全恢复而痊愈；若机体免疫功能低下，仅能清除部分病毒，因而肝细胞不断受到一定的损害，则表现为慢性肝炎。

人体感染 HBV 之后，除了 HBV 的包膜、核壳抗原作为外来抗原物质外，整合有病毒核酸成分的感染肝细胞也可成为异"己"物质，刺激机体产生相应的细胞和体液免疫应答。由于病毒在体内的量和人体对其反应性的不同等情况，在血清中可检测到病毒特异性抗原抗体组成不同的模式，更多的药物治疗干扰了自然转归的过程，一些少见模式就频繁出现。

我国是 HBV 高感染率的国家，当 HBV 感染后，可检测到血清中相应的 HBV 抗原或抗体，其血清标志物模式及变化规律已经比较清楚，一般常见组合模式如下（表 23-1）。

表 23-1 乙肝血清标志物抗原、抗体检测常见组合模式

模式	HBsAg	HBsAb	HBeAg	HBeAb	HBcAb	出现频率 /%	意义
1	+	−	+	−	+	30 ~ 40	急、慢性乙型肝炎病毒复制期，传染性强
2	+	−	−	+	+	5 ~ 10	急、慢性乙型肝炎，无症状携带者
3	+	−	−	−	+	10 ~ 15	急性乙型肝炎、慢性乙型肝炎病毒携带者，病毒仍复制，传染性弱
4	−	−	−	−	+	5 ~ 10	窗口期，急性感染恢复期
5	−	−	−	+	+	2 ~ 10	现症感染、既往感染，急性 HBV 感染恢复，少数标本仍有传染性
6	−	+	−	+	+	0.5 ~ 5	乙型肝炎恢复有免疫力，既往感染
7	−	+	−	−	+	5 ~ 15	乙型肝炎恢复，有免疫力
8	−	+	−	−	−	1 ~ 6	有免疫力，无感染
9	−	−	−	−	−	1 ~ 30	未感染过 HBV

注：−.阴性，+.阳性。

当然，除了 HBV 感染人体后的自然转归产生不同的两对半模式，检验工作者还应该注意到，以下一些因素会影响到乙肝两对半的检测结果。

1. 样本采集的影响 标本严重溶血、采血试管洗涤不彻底和反复使用致交叉污染；标本凝固不全等易造成假阳（阴）性结果。因此血液标本采集后必须使其充分凝固后再分离血清，或标本采集时用带分离胶的采血管采集。

2. 使用试剂的影响 同厂家试剂的灵敏度和特异度也不尽相同，有的厂家酶标板孔间 A 值差异大于 15%，标记酶的活性及显色液的稳定性也比较差。不同的检测试剂会使乙肝两对半检测结果出现不同。

3. 操作技术的影响　有的实验室微量移液器吸头反复清洗使用，增加了交叉污染的概率；干浴与水浴影响导致酶标板受热不均，影响检测结果；洗板机使用不当也会出现假阴（阳）性；肉眼判断同样影响结果的准确率。

4. 使用药物的影响　高效价的乙型肝炎免疫球蛋白会与 HBsAg 形成复合物，影响 HBsAg 的检出，所以一些 HBsAg 阳性患者注射乙型肝炎免疫球蛋白后 HBsAg 检测会呈阴性反应，导致乙型肝炎两对半少见模式的出现。

因此，临床上对乙型肝炎标志物检测结果的判读应结合乙肝两对半（定性和定量）、HBV DNA 定量和肝功能检测的结果，充分考虑检测中有可能因灵敏度不够等引起假阴性结果和多种病毒变异引起少见模式等，必要时选择灵敏度高的检测方法和几种方法联合检测。特殊病例的连续监测等有助于正确诊断和疗效判定，及时发现变异菌株和耐药菌株有助于临床治疗。

（刘春林）

案例 024　前后仅仅 3 天，丙型肝炎病毒 IgG 为何两种结果？

【案例经过】

2016 年 5 月 7 日，李某，男，22 岁，参加招工体检，查传染病 4 项，结果：HBsAg 阳性、丙型肝炎病毒 IgG（HCV-IgG）阳性、HIV 抗体阴性、梅毒螺旋体抗体阴性。招工单位说两项阳性，不招录。5 月 10 日，李某再次来我院采血复查，结果：HBsAg 阳性、HCV-IgG 阴性、HIV 抗体阴性、梅毒螺旋体抗体阴性。李某投诉检验科，认为体检报告有误，要求修改体检表上的结果。

【沟通体会】

接投诉后，笔者与免疫室组长及时查阅了两次检验的记录，未发现可疑或疏漏之处。又找出前后两次留存的血样，采用金标法对两份样本进行传染病 4 项检测，结果与前面报告的一致。那么问题出在哪里呢？既然检测结果没有问题，那会不会标本有什么问题呢？免疫室组长经验较丰富，提议检测一下两份样本的血型。检验结果令人大吃一惊，两份样本居然分别为 O 型和 A 型血！免疫室组长建议李某采末梢血验一下血型，经检测，李某血型为 O 型，与第一份血样一致，由此认为第二份血样不是李某的！面对事实，经反复劝说，李某终于说了实话。原来，李某受朋友诱惑，一时失足，误入吸毒团伙，终无经济来源。本想找个工作，殊不知体检不符合招工单位要求，因此找朋友（同为吸毒人员）冒名顶替，没想到聪明反被聪明误，目的没达到，反倒露了马脚。

【武永康主任技师专家点评】

冒名顶替检验者常常有各种各样的原因，最常见于以下一些情况。

1. 招工考学、征兵入伍、婚前检查、慢性病鉴定，以及单位体检者　因其内部存有竞争或其他利益冲突等，为达到某种目的而委托别人冒名顶替。诸如有的入职或在职体检，受检人担心自己患肝炎或肺结核的事实在体检中被查出来，有可能遭同事歧视、调离岗位，甚至有可能丢掉饭碗，就找来一位健康人替他参加体检采血。

2. 搭车检验者　近年来，随着国家推进基本医疗保障制度建设的步伐，全民医保已在各地陆续铺开。经济水平不平衡，参保人群医保待遇存在差异。广覆盖、低水平的医保政策未能完全解决百姓看病难和看病贵的问题，医疗费用的快速增长及医保待遇的差异化带来一系列管理问题，如冒名就医、冒名检查、搭车检验等。

3. 不排除极少数恶意制造纠纷者　对于检验科工作来说，虽然对患者也坚持核查、核对制度，但对患者的身份识别却是盲区。当前的检验工作不可能在整个操作流程中对受检人员的身份、证件、头像、电话号码、身份证号码等各个环节进行核对，并且许多标本都由患者独自留取，所以在工作中有时会遇到人为故意"制造"的假标本，这便为冒名顶替者提供了空间和土壤。冒名替检的原因多种多样，这种现象的存在必然有其情理因素。检验工作无法做到完全识别极少数替检者，由此给检验科医疗纠纷的产生埋下了隐患，特别是那些极端的恶意制造纠纷者。

因此，在检验工作中应反复强化工作人员的风险意识，提高工作人员对风险管理的认识。对于单位体检，检前告知事项是减少体检替检的前提，做好体检单位及个人的思想沟通，有利于体检工作的开展。医师在对参加集体体检的人做好隐私保密工作的同时，参加体检的人也应该正确对待体检中被检查出来的疾病，早发现、早治疗、早康复，这才是对自己、家庭、社会的负责。另外，基于实验室信息系统，回顾性比对检验结果有助于发现问题。诸如乙肝两对半模式、HCV 抗体等，在一定时期内是很少会出现明显改变的。当发现同一患者短期内的检验结果出现明显差异时，如两对半结果不同、血型前后两次不一致等，最好电话联系当事人核对，确认是否为替检，并注明相关信息。

总之，打铁还需自身硬，在检验工作中，我们需要不断增强质量意识，严格遵守相关的法律、法规、制度和技术规范，不断完善质量保证体系。从标本采集到报告单签发的记录和质控记录都应保持完整，有足够的证据证明检验结果准确无误，证明我们无过失，使恶意制造纠纷者的企图不能得逞。即使发生了医疗纠纷，检验工作者也不能消极应对，要做到态度诚恳、耐心解释，多从对方角度分析问题，积极举证，切实有效地维护自身利益。

（刘春林）

案例 025　持续增高的糖类抗原 19-9

【案例经过】

某集团员工张某，男，50 岁，自 2016 年起持续在我院进行健康体检。2018 年体检报告发出后，张某通过其所在公司向检验科发出问询：体检结果显示，其 2016—2018 年 CA19-9 结果始终高于正常参考区间，且呈逐年上升趋势。拿到体检报告后，张某在这 3 年间去了本市 B 医院复查 CA19-9 指标，B 医院 CA19-9 检测结果始终处于正常范围。张某的体检结果及后续的其他检测结果亦支持患者处于无癌状态。因此，张某向检验科发出问询并希望给出合理解释。

对张某的体检结果进行部分摘抄整理，见表 25-1、表 25-2。

表 25-1 2016—2018 年 CA19-9 检测结果

年份	我院结果 /（U·ml⁻¹）	B 院结果 /（U·ml⁻¹）
2016 年	59.5	6.1
2017 年	123.3	5.9
2018 年	218.9	7.1

表 25-2 张某体检结果汇总

内容	项目	年份		
		2016 年	2017 年	2018 年
一般检查	身高 /cm	163	163	163
	体重 /kg	70.2	68.3	67.2
	收缩压 /mmHg	108	110	104
	舒张压 /mmHg	73	80	76
	腰围 /cm	90	90	88
	既往病史	消化道溃疡，经过治疗	消化道溃疡，经过治疗	消化道溃疡，经过治疗
	家族史	父亲：高血压	父亲：高血压	父亲：高血压
肿瘤标志物	CEA/（ng·ml⁻¹）	1.2	1.4	1.6
	AFP/（ng·ml⁻¹）	2.3	2.7	3.2
	CA19-9/（U·ml⁻¹）	59.5	123.3	218.9
	PSA/（ng·ml⁻¹）	0.294	0.262	0.23
	fPSA/（ng·ml⁻¹）	0.145	0.157	0.157
	PSA 比值	0.49	0.6	0.68
	CYFRA-211/（ng·ml⁻¹）	未测	未测	2.34
	NSE/（ng·ml⁻¹）	未测	未测	13.86
	SCC/（ng·ml⁻¹）	未测	未测	1.8
生化	GPT/（U·L⁻¹）	19	17	16
	GOT/（U·L⁻¹）	26	19	22
	TBil/（μmol·L⁻¹）	24.2	18.6	20.5
	DBil/（μmol·L⁻¹）	7.4	6.2	6.1

内容	项目	年份		
		2016 年	2017 年	2018 年
生化	CRE/（μmol · L^{-1}）	91	83	85
	UA/（μmol · L^{-1}）	368	321	437
	GLU/（mmol · L^{-1}）	5.4	5.2	5.2
	TC/（mmol · L^{-1}）	4.52	4.6	4.95
	TG/（mmol · L^{-1}）	2.15	1.81	1.97
	LDL-C/（mmol · L^{-1}）	3.13	2.88	3.48
	HDL-C/（mmol · L^{-1}）	0.97	1.06	1.02
糖化	HbA1c/%	5.8	5.5	5.5
	血红蛋白 F/%	0.3	0.4	0.4
甲状腺功能	TT$_3$/FT$_3$/TT$_4$/FT$_4$/TSH/TgAb/TPO-Ab	正常	正常	正常

接到问询函后，笔者很困惑。为什么我院结果和外院结果相差如此之多？为什么该名体检人员 CA19-9 数值始终高于我院的正常参考区间，且呈连年上升趋势？面对这一连串亟待解决的问题，笔者采取了以下措施。

1. 明确 3 年 3 次标本的检测日期，查找当时的室内质控结果、仪器使用记录、试剂使用记录、试剂校准记录、试剂批号、操作人。结果显示，3 次标本检测当日，室内质控结果均在控；仪器性能状态良好，无故障及维修；试剂按规定时间检测进行校准，校正曲线正常；试剂批号新鲜；操作者及报告签发人均为有经验、有资质的临床检验人员。由此可见，3 次体检的 3 个 CA19-9 结果均是在准确有效的实验条件下得出的测定结果。

2. 与体检中心联系，获得该名体检人员 3 年间在我院体检的全部资料。其中部分体检指标结果见上表 25-2。体检结果显示，3 年间，该人员除了存在一定程度的血脂异常外，无其他明显疾病，如高血压、高血糖、肝胆肾功能不全等。既往有消化道溃疡史，并经过治疗。其父亲有高血压患病史。其他检查如超声检查、核磁共振结果均正常。笔者希望能够获得该体检人员的用药史，但无相关资料。与该体检人员取得联系，得知无用药史。同时询问其有无其他特殊饮食史、生活习惯等，该人员一概否认。询问其最近有无不适，也得到了否认。

3. 与 B 院联系，了解其检测 CA19-9 的仪器、试剂及结果报告方式，得知 B 院检测 CA19-9 的方法学为电化学发光法（CLIA），单克隆鼠抗试剂，参考区间为 0～27U/ml。我院为微粒子化学发光法（CMIA），试剂为单克隆鼠抗试剂，参考区间为 0～37U/ml。

4. 笔者通过检测日期，找到了 2018 年该人员的体检标本。该份标本状态正常，无溶血、脂血情况，已存放于 4℃冰箱保存 13 天，随后将该标本分装为 3 份。在联系了 B 院，以及与我院使用完全相同的检测系统的 C 院实验室后，将 2 份标本分别送至 B、C 两院实验室进行 CA19-9 测定，1 份标本在我院重测，结果见表 25-3。

表 25-3　2018 年体检标本三院复测

检测批次	CA19-9/（U·ml^{-1}）	方法学	参考区间/（U·ml^{-1}）
初测			
我院初测	218.9	CMIA	0～37
复测			
我院复测	217.1	CMIA	0～37
B 院检测	6.7	CLIA	0～27
C 院检测	215.4	CMIA	0～37

注：CMIA，微粒子化学发光法；CLIA，电化学发光法。

结果显示，我院初测与复测结果、我院复测与 C 院检测结果均不存在显著性差异（$P < 0.05$），证明我院 2018 年检测过程不存在错误。由于 2016 年、2017 年实验室仪器和人员情况均无异常，各项有记录可查的质控指标均在控，因此可以推断，之前两次我院的检测结果也不存在错误。

那么，为什么同一份标本，在 B 院检测与我院、C 院检测的结果差异如此之大呢？这只能归结为检测方法学和检测系统问题。

5. 笔者试图分析不同检测系统所造成的这种检测结果的巨大差异，遂与我院所有仪器厂家联系。厂家称，他们的试剂更为敏感、结果更具前瞻性。

6. 通过以上几个步骤，在确认该人员的 CA19-9 体检结果准确无差错后，笔者查阅了相关文献，并最终与体检中心一起与张某进行了沟通，向其说明，我院出具的检验结果无差错，与外院结果的差异应由检测系统差异所致，不同检测系统间的结果因为所用试剂及方法学的差异，不具有可比性。肿瘤标志物更适合于在一个检测机构内持续观察，正常参考区间是95% 健康人群的参考区间，有 5% 的健康人的检测结果位于参考范围之外。可以定期检测，明确自己的肿瘤标志物基线水平，如果有明显波动，再考虑肿瘤风险。但即使有明显波动，还需要注意 CA19-9 并非特异性肿瘤标志物，许多良性病变也可引起 CA19-9 的升高。同时，将搜索到的类似病例报道和讨论整理为文档材料，一并交给张某。张某对此番回复表示可以接受。

【沟通体会】

1. 这是一例典型的因检测系统不同而造成检测结果出现差异的事例。这类情况在日常工作中难以碰到，但一旦出现，特别容易发生激化、问题升级。因此，面对此类事件时，首先应本着对患者负责的态度，认真面对问题，仔细查找所有导致这种结果的原因，逐条分析可能的影响因素，尽快以最好的态度回复患者，以翔实的资料和确凿的证据给予解释，以期解决问题。

2. 笔者认为，解决此类问题的思路，应该首先明确本实验室的检测过程是否正确，发具的检测报告是否正确。如果在检查过程中发现问题导致检测结果是错误的，那就应该认真承认错误、纠正错误，积极挽救局面。如果检测结果无误，检测过程有效，也断然不可由此强硬起来，因为许多不可规避的实验因素、个体差异、干扰因素等，对于患者甚至临床医师都是很难理解的，这时也需要我们耐心解释。

3. CA19-9 不同系统出现的检测差异是正常现象，因为 CA19-9 目前尚无标准物质，无法进行溯源，各个仪器、试剂厂家的仪器和试剂在检测原理、试剂设计等方面都不尽相同，因此不同系统之间的结果无法进行横向比较，也无法定性哪个方法更准确，更符合临床情况。关于这一点，已有不少文献阐述过，甚至在有的文献中出现过与本案例类似的情况。可惜的是，目前尚没有一例对出现系统间差异的病例进行长期追踪的文献报道，因此，不同系统的结果孰对孰错，无法判断。从另一个角度看，每种检测方法都有自己不可避免的局限性，本事例应是某个方法的局限性引起的。

4. CA19-9 是细胞膜上的糖脂质，因由小鼠克隆抗体 116 识别而命名。

它是一种黏蛋白性的糖类蛋白肿瘤标志物，在血清中以唾液黏蛋白形式存在，分布于正常胎儿胰腺、胆囊、肝、肠和正常成人胰腺、胆管上皮等处。它是一种胃肠道肿瘤相关抗原，在胰腺癌和胆管癌中阳性率最高，灵敏度分别为 70%～87%、50%～75%。非肿瘤性疾病中可出现一过性、低水平的增高，常见于慢性胰腺炎、胆石症、肝炎和肝硬化、肾功能不全、糖尿病等。

本事例中张某 CA19-9 检测结果持续增高，如果是干扰所致，笔者认为患者体内可能存在某种持续存在、一直增长的干扰物质，可能是某类嗜异性抗体，或是某类代谢产物、自身抗体等内源性物质干扰了 CA19-9 测定。对于这种情况，后续可以尝试对标本进行系列稀释，观察测定结果有无线性变化趋势。

对于该事例，笔者最终建议该名体检者继续在我院遵循既往体检周期，监测 CA19-9 水平。理由是试剂厂家认为自己的试剂更具前瞻性，我们目前既没办法证明这种说法，也不能去反驳它。医学发展到现在，依旧有太多的局限性和不足。作为检验科人员，我们希望在信息透明、互相理解的情况下，最大程度地为患者提供服务。

（刘　倩）

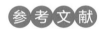

[1] 徐冬梅，李爱芳，胡小蕾，等. 两种仪器检测 352 例血清 CA199 的结果比较分析. 中华全科医学，2015，13(2)：273-275.

[2] HOTAKAINEN K, TANNER P, ALFTHAN H, et al. Comparison of three immunoassays for CA 19-9. Clin Chim Acta, 2009, 400(1/2): 123-127.

[3] PASSERINI R, CASSATELLA M C, BOVERI S, et al. The pitfalls of CA 19-9: routine testing and comparison of two automated immunoassays in a reference oncology center. Am J Clin Pathol, 2012, 138(2): 281-287.

[4] 尚红，王毓三，申子瑜. 全国临床检验操作规程. 4 版. 北京：人民卫生出版社，2015：538-539.

案例
026
系统性红斑狼疮多浆膜腔积液合并持续
增高的糖类抗原 19-9

【病例经过】

患者，李某，女，48 岁，胸腔积液、腹水，血 ANA（＋）、抗 SSA 抗体（＋）、抗 SSB 抗体（＋），考虑诊断为"系统性红斑狼疮相关"收入院。入院后 CT 检查提示患者存在肺炎、胸腔积液、腹水，须除外肿瘤。完善相关检查后，临床诊断为"系统性红斑狼疮相关多浆膜腔积液"。临床症状、体征及辅助检查结果均支持此诊断，唯有一个指标与之相悖：患者入院后，血清 CA19-9 出现了进行性持续升高！难道患者发生的多浆膜腔积液是恶性肿瘤相关的？可是各项临床证据均不支持恶性肿瘤的存在。接下来的诊疗重点，是否该放在寻找肿瘤病灶、准备放化疗方案上？显然，解决 CA19-9 值为何大幅度升高的问题首当其冲。于是，临床医师向检验科发出了会诊要求。

接到会诊通知，笔者首先详细了解该患者的具体情况，简述如下：患者已入院 9 天。其间，患者接受了甲泼尼龙治疗 SLE、抗生素静脉滴注抗感染，补充蛋白利尿、抽胸腔积液与腹水等对症治疗。但患者症状仍无缓解，胸腔积液与腹水迅速生成，并逐渐出现躯干部散在紫癜，舌面血泡，气促加重等症状。胸部 CT 显示，患者右肺下叶前基底段条形致密影，考虑不除外炎症；左下舌叶实变，考虑压迫心肺膨胀不全；心包少量积液，双侧胸壁软组织模糊；胸腔积液。腹部增强 CT 显示，肝脏Ⅷ段低密度灶，腹水，腹膜增厚，不除外网膜饼形成，双侧胸腔积液，右侧胸壁皮下积液，胃窦部胃壁增厚，胆囊萎缩，T_8 椎体血管瘤。盆腔增强 CT 显示盆腔积液。胃镜提示反流性食管炎。妇科查体和宫颈刮片未发现异常。骨髓活检病理：造血组织增生活跃（占 80%），主要为巨核系增生及不同时期的粒细胞增生。免疫组织化学：MPO（＋＋），HbA（＋），CD117（散在＋），CD235（＋），CD61（＋＋），CD138（散在＋）。网状纤维染色（＋＋）。血涂片提示"核右移"。多次抽取腹水，送检真菌、结核分枝杆菌、其他细菌、病理均为阴性。自第 4 日起出现血胆红素升高，库姆斯试验阳性。查血常规，WBC 19.92×10^9/L、N 92%、PLT 82×10^9/L，生化示 ALB 29g/L、CRE 105μmol/L、GOT 38U/L，CRP 14.9mg/dl，降钙素原 4.30ng/ml。患者分别于入院第 1 日、4 日、7 日、9 日检测了血清 CA19-9，检测结果分别为 150.4U/ml、1 211.3U/ml、2 674.5U/ml、2 845U/ml，变化曲线见图 26-1。

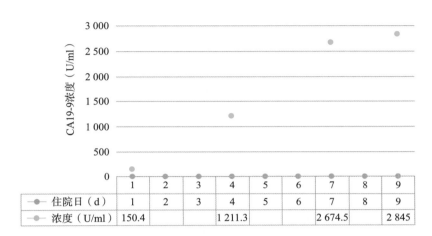

住院日（d）	1	2	3	4	5	6	7	8	9
浓度（U/ml）	150.4			1 211.3			2 674.5		2 845

图 26-1　患者入院后 CA19-9 水平

　　既然各项指标已不支持肿瘤存在，该如何解释患者在入院后第 4 天出现 CA19-9 升高了 7 倍多？在入院后第 7 天 CA19-9 水平又成倍升高？这是临床医师的疑问，也是我们检验工作者的疑问。

　　首先，笔者与临床医师沟通了肿瘤标志物的概念。目前临床所有的肿瘤标志物，既没有 100% 的灵敏度，也没有 100% 的特异度。换言之，不是仅在发生肿瘤的状况下肿瘤标志物才可以升高，有时肿瘤标志物的升高是良性病变引起的，甚至部分生理性因素也会引起肿瘤标志物升高。临床医师提出，目前尚无临床证据支持患者存在肿瘤，那么，是良性病变引起的 CA19-9 突然升高吗？

　　带着这个问题，笔者从 CA19-9 的性质和来源入手，与临床医师一起对病例进行了分析。CA19-9 是胰腺癌的高灵敏度标志物，有 70% ~ 87% 的胰腺癌患者出现 CA19-9 升高。CA19-9 作为细胞膜上的糖脂质，主要分布于健康成年人的胰腺、胆管上皮处，在发生慢性胰腺炎、糖尿病等胰腺慢性疾病时，CA19-9 也会出现升高。本病例中，患者胰腺目前是否受 SLE 所累，出现炎症？我们建议临床医师完善评估胰腺炎症相关实验室指标和影像学指标，如血清淀粉酶、腹部超声检查等。临床医师根据已有检查结果评估，认为该患者目前 SLE 尚未累及胰腺。

接着，笔者提出，CA19-9 主要分布于健康成年人的胰腺、胆管上皮处，在胆管癌患者中阳性率也很高，仅次于胰腺癌。胆管的良性病变，如胆囊炎、胆石症、胆汁淤积等，也会引起 CA19-9 增高。本例患者的胆管情况如何？有无受累情况发生？与医师一起，笔者查阅了检查指标，并询问了患者，开始一点点发现了蛛丝马迹：患者自入院第 4 日起，TBil 持续增高，胆汁酸也出现了轻微升高。于是，临床医师当即追测了患者的 TBil、DBil、GPT、GOT、TBA、ALP、尿胆红素、尿胆原等胆道系统相关指标。结果发现，患者 ALP、TBil、DBil、尿胆红素、尿胆原均出现一定程度的升高，支持胆管梗阻的诊断。对患者进行超声检查，也支持胆管梗阻的诊断。

CA19-9 也会在肝炎和肝硬化、肾功能不全、糖尿病等良性病变中升高。临床医师未获得患者肝肾器官 SLE 受累的证据。

基于所有临床证据，笔者推测，患者在住院期间由于狼疮病情持续加重，导致胆管受累，引起了胆管炎症和胆汁淤积，胆管上皮分泌的 CA19-9 不能排出，逆流入血所以出现了 CA19-9 持续快速升高的现象。之后对该病例进行了持续追踪并发现，在住院第 9 日，患者的 CA19-9 水平升高到 2 800U/ml 左右后，进入了一个相对稳定的水平，之后未曾出现继续升高情况。随着糖皮质激素联合其他免疫抑制剂治疗 SLE，疗效逐渐显现，在 1 个月后，患者的 CA19-9 水平回到了正常范围内。

【陈颖娟副主任医师专家点评】

虽然多浆膜腔积液是系统性红斑狼疮（SLE）常见的病变，但该患者为中年起病，以多浆膜腔大量积液为首发症状，无 SLE 典型的皮疹、光过敏、脱发、口腔溃疡等特征，再加上无其他肿瘤存在证据支持，这都给临床诊疗带来了一定难度。辨明多浆膜腔积液产生的原因，是临床医师在诊治这类疾病时的工作重点和难点。对于判断肿瘤标志物结果异常变化的原因是良性病变还是恶性肿瘤，由于临床医师的知识面和关注点更侧重于临床诊疗，检验工作者需要从自身专业角度对结果进行专业解读和相关知识的补充。

CA19-9 在血液中以唾液黏蛋白形式存在，可表达于胎儿胰腺、胆囊、肝脏及肠等部位和健康成年人胰腺、胆管上皮等处，也可表达于炎性细胞表面，发挥细胞黏附因子作用。因此，当自身免疫病如 SLE 发生时，患者体内免疫系统紊乱，由自身抗体引起的炎症反应侵犯各个系统，引起血清 CA19-9 随着炎性细胞增加而分泌增多。因此，自身免疫病患者常出现 CA19-9 水平升高。SLE 引起的全身炎症反应在本病例中可能对 CA19-9 升高起了一部分作用，这也提示该病例排除肿瘤后，其 CA19-9 进行性持续升高与 SLE 的活动程度相关，故应积极予以糖皮质激素等免疫抑制剂诱导缓解治疗 SLE。

追踪观察该病例，患者没有进行放化疗，而是按照 SLE 方案治疗，随着 SLE 病情缓解，多浆膜腔积液消退，后续 CA19-9 回落至正常范围内。这进一步印证了检验工作者与临床医师沟通得出的结果的正确性。在临床工作中，检验工作者可以从实验室指标本身出发，为临床提供多个诊疗思路和方向，帮助临床医师更加快速地作出临床决定，帮助患者节省不必要的检查开支。检验工作者与临床医师间的有效沟通是必要而且有益的。

（刘　倩）

参考文献

[1] 尚红，王毓三，申子瑜. 全国临床检验操作规程. 4 版. 北京：人民卫生出版社，2015：538-539.

[2] SZEKANECZ E, SZUCS G, SZEKANECZ Z, et al. Tumor-associated antigens in systemic sclerosis and systemic lupus erythematosus: associations with organ manifestations, immunolaboratory markers and disease activity indices. J Autoimmun, 2008, 31(4): 372-376.

案例 027　ABO 正反定型不符

【案例经过】

患者，李某，女，34 岁，孕 40^{+6} 周，入院待产。既往月经规律，初潮 12 岁，持续 3 天，周期 25 天，LMP 2017-10-20。量中，痛经（－）。EDC 2018-07-27。停经 20 天左右查尿妊娠试验阳性，孕早期恶心、呕吐等孕早期反应，住院治疗 1 个月好转，至孕 5 个月自行缓解，孕早期无感冒、发热等，无毒物及放射线接触史，停经 5 个月自觉胎动，活跃至今。孕期定期产检。孕期无创 DNA 示低风险，口服葡萄糖耐量试验（OGTT）空腹、服糖后 1 小时、2 小时血糖分别为 4mmol/L、7.2mmol/L、7mmol/L。孕中晚期无头痛、头晕、眼花、视物不清等不适。现孕 40^{+6} 周，否认阴道流血、流液，否认下腹痛，入院待产。

入院第二天夜间开始不规律阵痛，右侧阴道壁明显肿胀，胎头下降受阻，行产钳助产，娩出胎儿后自右侧阴道壁囊肿内排出一大小 8cm×8cm 血块，阴道内可见活跃出血，人工剥离胎盘，行产后刮宫，子宫收缩欠佳，同时予卡贝缩宫素 0.1mg，卡前列素氨丁三醇 250μg 宫颈注射，子宫收缩好转。右侧阴道血肿处出血活跃，进行心电图、血压、血氧监测，同时开放两条静脉通道，快速静脉滴注复方氯化钠扩容，留置尿管，估计出血量 1 000ml。急查血常规白细胞 20.39×10^9/L，血红蛋白 137g/L，血小板计数 256×10^9/L，中性粒细胞百分比 94.6%，凝血功能血浆纤维蛋白原定量 4.14g/L，D-二聚体定量 5 726ng/ml，血浆凝血酶原时间测定 10.2s，凝血酶时间测定 11.2s，活化部分凝血活酶时间 32s。联系输血科申请悬浮红细胞 2U，新鲜冰冻血浆 200ml。同时快速缝合阴道壁裂伤及右侧阴道壁血肿处。此时估计出血 2 000ml，阴道缝合完毕，左侧阴道壁可见缓慢渗血，阴道压迫两块纱布止血，未见明显出血。

输血科接到输血申请书及血样后，即刻进行了患者 ABO 正反定型，以及 Rh 血型的测定。ABO 血型正定型使用玻片法，ABO 血型反定型使用试管法，但是发现该患者正定型为 O 型，反定型为 A 型，正反定型不相符，Rh 血型阳性。输血申请单申请血型为 O 型，与临床医师联系确定为该患者孕中期至本院检验科进行。随即联系临床护士确定样本采集及运送过程的可靠性。由于患者情况紧急，对患者本次标本重新进行实验，并同时联系临床医师先对患者进行晶体胶体补液。重新使用试管法进行 ABO 血型正定型和反定型，以及增加抗体筛检试验，正反定型结果均无改变，抗体筛检试验阴性，将正反定型试管放入 4~6℃冰箱静置 5min，增加离心时间到 1min，反定型结果为 O 型。输血科根据正反相符血型及临床需求进行配发血。

【沟通体会】

必要的临床沟通是医技科室正确判断标本来源、确定标本结果的重要步骤。对于患者病史的了解，也是正确判断结果的辅助手段。

ABO 血型的正反定型同时测定，才能鉴定血型。一般正反定型结果不符，可能是技术问题，也有可能是红细胞和血清本身的问题，一般主要原因是疾病、亚型、不规则抗体、冷抗体，以及自身抗体干扰。本病例中，患者孕期过程没有导致血型抗体水平减弱的既往史或现病史，考虑 IgM 类抗体在 4℃ 环境中反应最强，所以为避免冷抗体的产生，在低温环境下进行短时间的加强反应。

　　每天的室内质控是临床实验室质量控制的重要步骤，是各实验室为了监测和评价本实验室工作质量，以决定常规检验报告能否发出所采取的一系列检查、控制手段。每年全国范围内定期开展的室间质量评价是通过实验室间的比对判定实验室的校准、检测能力，以及监控持续能力。实验室质量控制负责人对每日室内质量控制数据进行监督，保证实验结果是否在控，并且核实报告可否发放。

（张　芃）

案例 028　从患者投诉乙型肝炎表面抗原检测结果不准确说起

【案例经过】

　　血液透析中心患者李某，男，42 岁。10 年前因"头昏、头痛"去医院就诊，蛋白尿定性 4（＋），肾功能检查尿素（UREA）18.2mmol/L、肌酐（CREA）532μmol/L、尿酸（URIC）432μmol/L，诊断为"肾病综合征"，入我院肾脏内科。入院实验室检查：血生化结果分别为 TP 72.9g/L、ALB 43.5g/L、GLB 29.4g/L、GPT 16IU/L、GOT 12IU/L、ALP 90IU/L、CK 52IU/L、GGT 62IU/L、LDH 188IU/L、UREA 20.2mmol/L、CREA 957μmol/L、URIC 466μmol/L、GLU 4.55mmol/L、TG 9.35mmol/L、TC 5.0mmol/L、HDL-C 0.58mmol/L、LDL-C 1.03mmol/L、Na^+ 143.4mmol/L、K^+ 4.04mmol/L、Cl^- 112.5mmol/L、Ca^{2+} 2.22mmol/L、PO_4^{3-} 2.02mmol/L、Mg^{2+} 0.47mmol/L。血液传染病全套（俗称输血全套，简称输全）检查结果 HIV、HCV、梅毒螺旋体抗体、乙肝两对半等参数均为阴性。

　　因患者出现恶心、呕吐、腹部不适，病情加重，对患者实行每周 3 次血液透析，同时服用左旋氨氯地平、缬沙坦、比索洛尔控制血压等。在患者血液透析期间按照临床惯例至少每半年进行一次输全检测。该患者在血液透析期间，前 3 次的输全检测所有参数均为阴性，第 4 次输全检测时，乙肝五项结果中只有 HBsAg 为 1.150 截止指数（cut off index，COI），提示弱阳性，处于"灰区"，其余四项均为阴性。检查仪器状态良好，无任何报警信息；标本无溶血、脂血，重新离心后复查结果为 HBsAg 1.160COI，两次检测结果基本一致，审核发出报告。在发出报告大约 1 小时后，接到患者投诉电话。

电话里的患者情绪激动，怒气冲天，指责我们不负责任，检测结果不准确，另一方面怀疑是来我院血液透析时被感染了乙肝病毒，找医师理论，医患矛盾一触即发。笔者耐心详细地为患者解释结果，并及时与主管医师进行沟通。由于任何一种检测方法都存在其局限性，可能会出现假阳性或假阴性结果。所以，一方面建议患者加做 HBV DNA 检测，另一方面建议患者 2 ~ 6 周后复查 HBsAg，排除干扰因素造成的假阳性。

【沟通体会】

目前乙肝两对半检测方法主要为化学发光法和 ELISA 法，前者优点是检测灵敏度和特异度高，最低检测限为 0.05IU/ml，自动化程度高，操作简单，结果重复性好；ELISA 法试剂价格便宜但是灵敏度低（1.0 ~ 2.0IU/ml），存在操作复杂、耗时、人为影响因素多、结果重复性差等缺陷。众所周知，检测方法的灵敏度越高，其假阳性率也会增加。

HBsAg 检测"灰区"指检测时的反应颜色变化介于阴性和阳性之间，各实验室应该根据自身实际情况来制定"灰区"范围。HBsAg 检测"灰区"产生原因及处理方法：①样本处理问题。样本未直立摆放，要求样本从采血、送检、接收、离心、检测等全程都要垂直摆放；离心速度或时间不够，要求以 3 000 × g 速度离心 10 分钟，复查时最好进行二次离心，以减少或杜绝纤维丝、变性蛋白、细颗粒物等对检测结果的干扰，大量病例显示，大部分"灰区"结果经再次离心后结果会变为阴性；采血试管质量问题，部分国产采血管可能对检测有影响；开盖污染，用开盖机开盖时，有可能将强阳性样本溅出带入其他样本，最好采用大型的开盖机。②仪器保养问题。测量池电极复原不够，引起使用寿命下降；未定时做测量池清洗、未进行每周关机维护保养、未经常清洁吸样针或吸样针冲洗池流水不畅。③检测问题。定标周期过长；样本量过少；使用非原厂试剂（主要是辅助试剂）。

④患者和样本本身问题。药物治疗中的患者；隐性感染并在恢复期；HBsAg含量确实很少；多种变异株同时存在；其他抗体的干扰；保健品的干扰。⑤试剂问题。保存和运送不当；混合批次使用；试剂本身质量存在问题；定标品瓶间差和变质等。我院参考仪器和试剂说明书及实际情况，样本两次检测结果报告方式：如果复检COI均≥1.0，报告HBsAg阳性（＋）；复检COI＜1.0，报告HBsAg阴性（－）。

该患者两次HbsAg检测结果分别为1.150COI和1.160COI，报告为阳性，但随后两次HBV DNA检测结果均为阴性，再加上2周前复查均为HBsAg＜1.00COI，为阴性，并且肝功能未出现显著异常，故一致认为该患者此次HBsAg弱阳性结果为假阳性。这次假阳性结果给了我们深刻的教训和警示：当检测数据与历史数据不符合时，尤其是长期进行血液透析的患者，检测人员应该先主动与患者或临床医师沟通，而不是等着患者或临床医师来投诉，造成医患矛盾。同时，HBsAg检测结果出现假阳性或假阴性将给血液透析患者带来极大风险，如果患者的HBsAg检测结果出现假阳性，将被安排在HBsAg真阳性组进行血液透析，可能被感染；如果患者的HBsAg检测结果出现假阴性，其使用过的透析机可能造成其他患者感染的风险。因此，对于HBsAg"灰区"的检测结果，须慎重处理，除了排除以上影响因素外，还可以通过其他检测方法来验证，或定期随访。

【经典箴言】

如果遇到"灰区"检测结果，应在发出报告前，先通过其他检测方法来验证结果是否为假阳性，并主动与临床医师和患者沟通，减少患者和临床医师的投诉。

【曾素根副主任检验师点评】

在日常工作中我们常常会遇到乙肝表面抗原检测结果出现"灰区""假阳性"等现象。该案例分析对这类标本的检测结果如何处理、如何排除干扰造成的假阳性、如何及时与患者和临床医师沟通有很好的借鉴作用。

（卢兴兵　石　佳　李　勤）

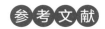

[1] 黄启强，周青，赵春平，等. HBcAb 单项或 HBcAb 与 HBeAb 二项阳性时 HBsAg 定量检测分析. 国际检验医学杂志，2015，36(1)：51-52.

[2] 白文俊，阴继红，刘玉宛. 1 082 例乙型肝炎表面抗原阳性准确性分析. 中国实用医药，2009，4(27)：142-143.

案例 029　肿瘤标志物糖类抗原 72-4 反复升高带来的困扰

【案例经过】

高某，女性，50 岁，两年前来健康体检中心检查。实验室检测结果：血细胞分析结果分别为 WBC 8.46×10^9/L，RBC 4.8×10^{12}/L，Hb 144g/L，PLT 133×10^9/L，WBC 分类计数中性粒细胞 80.6%、单核细胞 6.3%、淋巴细胞 11.9%、嗜酸性粒细胞 0.8%、嗜碱性粒细胞 0.4%。血液肿瘤标志物检测结果分别是 CA72-4 169.2U/ml，CEA 2.56ng/ml，AFP 2.67ng/ml，CA125 21.10U/ml、CA15-3 7.40U/ml、CA19-9 11.84U/ml。审核时发现肿瘤标志物 CA72-4 显著增高，对于这种检测结果，首先检查仪器是否存在报警和故障等影响因素，在排除仪器、试剂等因素后，再将标本重新离心后复查，其结果为 171.4U/ml，两次结果基本一致。

笔者立即电话联系体检中心医师，通知高某 CA72-4 检测结果，同时与体检中心医师沟通，体检中心医师建议高某去消化专科门诊就诊，查找 CA72-4 升高的原因。胃镜病理活检结果为（胃窦）黏膜慢性炎轻度；肠镜检查未见明显异常。医师建议 2 个月后复查 CA72-4，其结果为 294.8U/ml，未见降低，反而明显升高。这更加增加了高某的紧张情绪和精神压力，再次去消化科就诊，医师仔细询问高某身体状况时，高某自诉精神状态良好，常有牙痛、牙龈发炎等症状，但自行口服"甲硝唑消炎药"后症状好转。

消化科医师建议高某先去口腔科就诊，经口腔医师检查后，临床诊断为龋齿，牙周炎。对高某的龋齿进行根管治疗，对龋齿腐根进行拔除，控制牙周炎等治疗。治疗效果良好，症状逐渐消失，口腔疾病治愈，一个月后高某再次复查 CA72-4，其结果为 178.4U/ml。看到这份检测结果，虽然没有降至正常水平，但与前次 294.8U/ml 相比已经大幅度降低了。临床医师、检验人员、高某本人及家属都认为，高某血液中 CA72-4 升高可能与牙周炎有关，为找到了原因而高兴。

但在 6 个月后复查血清肿瘤标志物，其结果分别为 CA72-4 300U/ml，AFP 2.62ng/ml，CEA 2.83ng/ml，CA125 22.17U/ml，CA15-3 7.26U/ml，CA19-9 11.96U/ml。CA72-4 结果又明显增高。医师再次为高某做了胃肠镜、腹部核磁共振、妇科超声等检查，所有检查结果均显示未见明显异常。高某除了对 CA72-4 反复升高感到精神紧张以外，无任何其他不适症状。目前，医师建议高某每 6 个月做一次 CA72-4 复查，定期随访。

【沟通体会】

糖类抗原（carbohydrate antigen，CA）是肿瘤细胞相关抗原，常用的 CA 系列有 CA125、CA15-3、CA19-9、CA72-4 等。目前公认 CA125 与卵巢癌相关，CA19-9 与胰腺癌、肠癌相关，CA15-3 与乳腺癌相关，CA72-4 与胃癌相关。CA72-4 是一种由 cc49 和 B72.3 两株单抗识别的黏蛋白高分子量糖蛋白，分子量为 220 ~ 400kDa，健康人血清中含量 < 6.5U/ml。CA72-4 升高主要见于胃肠道肿瘤、卵巢肿瘤，对胃癌、卵巢黏液性囊腺瘤和非小细胞肺癌灵敏度较高，对胆道系统肿瘤、结直肠癌、胰腺癌等亦有一定的灵敏度。

高某血液中 CA72-4 水平反复明显升高，不仅让高某本人及家属陷入紧张之中，也给医师和检验人员带来困扰。有报道称一些非疾病因素如吸烟、月经周期均可影响肿瘤标志物的水平，但高某已经绝经，无吸烟史、无痛风病史、无药物使用史等；其次某些药物如痛风治疗药物等也可引起体内 CA72-4 水平明显增高。还有报道，口腔内出现炎症时，口腔中的微生物群、唾液分泌的抗微生物因子、NO_3^-、NO_2^-、EGF、5-HT、溶菌酶和离子水平等都与胃及胃黏膜的生长和修复相关，可影响胃部功能和状态，从而使 CA72-4 的分泌异常。因此，当高某牙周炎得到控制时，CA72-4 水平随之下降，所以，医师、检验人员、患者都以为找到了 CA72-4 升高的原因。后来高某牙周炎痊愈后未再发生，但其血液中 CA72-4 的水平再度明显升高的原因至今未找到，高某仍在定期随访中，引起 CA72-4 升高的真正原因也在继续追查中。

【经典箴言】

　　肿瘤标志物升高会给患者带来精神上的压力，部分肿瘤标志物特异性较差，不建议用于普通人群的肿瘤筛查。

【曾素根副主任检验师点评】

　　血清肿瘤标志物检查作为临床肿瘤相关疾病辅助诊断和治疗监测的常用指标，具有快速、方便和经济等特点。但是，由于血清肿瘤标志物受影响因素较多，其结果的特异度不高，不能单凭其检测结果升高作为肿瘤诊断的依据，应结合临床、超声、CT、病理等其他方法进行综合分析判断。国际检验领域权威组织美国临床生物化学学会（NACB）强调部分的临床肿瘤标志物不建议用于普通人群的肿瘤筛查。

（卢兴兵　石　佳　李　勤）

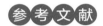

[1] 郭维，孙琪，桂牧微，等. 慢性应激损伤对消化系统相关血清肿瘤标志物的影响. 广东医学，2017，38(23): 3558-3560.

[2] 黄芸菲，牧启天，杨俊杰，等. 痛风患者血清糖类抗原 724 水平异常的调查研究. 中国卫生检验杂志，2015，25(20): 3565-3567.

[3] 刘洪，李海文，刘凤斌. 唾液成分与消化道疾病相关性研究及中医药防治思路. 中药新药与临床药理，2016，27(3): 460-464.

 造成神经元特异性烯醇化酶假性增高的原因分析及对策

案例 030

【案例经过】

　　随着生活水平的提高、人们健康意识的增强，血清肿瘤标志物检测已经成为常规体检项目之一。最近一段时间，笔者在审核肿瘤血清标志物免疫报告时发现一个奇怪现象，健康体检的人群出现单项神经元特异性烯醇化酶（NSE）结果异常增高的比例较高，这引起了笔者的注意。比如：女性健康体检者唐某，27 岁，其血清肿瘤标志物结果分别为甲胎蛋白（AFP）

3.51ng/ml，癌胚抗原（CEA）0.71ng/ml，血清 CA15-3 18.55U/ml，血清 CA19-9 6.92U/ml，细胞角质蛋白 19 片段抗原 21-1（CYFRA21-1）1.06ng/ml，神经元特异性烯醇化酶（NSE）66.66ng/ml；健康体检者马某，男，62 岁，其血清肿瘤标志物结果分别为甲胎蛋白（AFP）2.69ng/ml，癌胚抗原（CEA）1.88ng/ml，血清 CA125 7.53U/ml，血清 CA19-9 20.21U/ml，细胞角质蛋白 19 片段抗原 21-1（CYFRA21-1）0.87ng/ml，神经元特异性烯醇化酶（NSE）44.47ng/ml 等。

这些单项 NSE 结果明显增高的健康体检者都具有共同特点：单项增高的 NSE 结果与体检者年龄、性别无关，他们的生化和血细胞分析结果未见明显异常，临床资料和其他影像学结果均显示未见异常。检查仪器状态良好、试剂合格、质控均在控，排除仪器和试剂因素。在检查标本时，发现这些单项 NSE 结果明显增高的健康体检者的标本均存在不同程度的溶血现象，而同期的 NSE 结果在正常范围内的人群标本上清液清澈，未见溶血或黄疸，难道标本溶血是引起单项 NSE 结果假性增高的"元凶"？为了查找原因，笔者立即与体检中心医师和体检者进行沟通协商，建议重新采血复查，同时采取一定措施避免溶血发生，复查 NSE 结果分别为 5.32ng/ml、7.66ng/ml，均在正常参考范围内。

【沟通体会】

1. 神经元特异性烯醇化酶（NSE） 主要存在于神经内分泌细胞和这些组织来源的肿瘤组织中，临床应用广泛，可作为神经元损伤的标志物，也可作为肿瘤标志物用于神经母细胞瘤、小细胞肺癌、垂体腺瘤等疾病的诊断。由于红细胞和血小板内也有 NSE 同工酶存在，当全血标本存放时间过长或出现溶血时，其中的 NSE 同工酶便释放到细胞外，引起血清 NSE 结果假性增高。有报道，当溶血程度达到 Hb 1g/L 水平即可引起显著的血清 NSE 水平假性增高，NSE 检测结果受影响的程度与溶血程度（Hb 水平）呈线性正相关，溶血程度（Hb 水平）每增加 1g/L 可使 NSE 检测结果升高 15～35ng/ml。为此，在日常工作中，如果发现 NSE 升高，应首先检查标本是否溶血和存放时间过长，如果标本存在溶血或存放时间不当，必须备注或直接与临床医师联系，重新采血复查。

2. 导致标本溶血的主要因素包括标本采集不顺利、剧烈振荡、长时间放置、室内温度过高、孵育时间不够、反复摇晃和多次离心等，它们都是导致 NSE 假性增高的主要因素。为了减少标本溶血情况的发生，保证 NSE 结果准确，我院实验室、体检中心和中央运输组进行了多部门沟通，共同规范了标本采集、运输和前处理操作流程，重新制定标准操作规程（SOP），并不断改进完善。主要的改进措施有：①规范标本采集，尽量使采集过程流畅、切勿摇晃标本；②工人运输标本时，尽早送检，轻拿轻放，避免碰撞和振荡；③实验室前处理标本时，把包含 NSE 检测项目的标本单独挑选出来孵育 30 分钟，切勿剧烈摇晃混匀；④实验室温度应控制在正常范围；⑤避免长时间放置，争取 1 小时内上机检测，2 小时内离心检测可使结果波动在可接受范围内（＜10%）；⑥减少混匀和离心次数；⑦建议使用含分离胶的试管，对于不能及时检测的标本，把上清液分离出来 4～8℃保存，可推迟 24～48 小时进行检测。上述改进措施可减少红细胞和血清间相互干扰，减少溶血发生，严格按照 SOP 操作，为临床提供一份准确可靠的报告。

【经典箴言】

溶血标本对检测结果的干扰一定要重视。

【曾素根副主任检验师专家点评】

标本的采集、运输、离心等操作一定要严格按照 SOP 进行，减少标本溶血现象的发生。严重溶血的样本不能进行 NSE 检测，应重新采血检测。此外，血液标本采集后应尽快分离血清。合格的标本是为临床提供一份准确可靠报告的前提。

（卢兴兵　石　佳　李　勤）

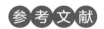

参考文献

[1] 黄妩姣，田春华，朱伟才，等. 不同采血管、标本处理过程以及存放时间对 NSE 检测结果的影响. 检验医学与临床，2016，13(15)：2090-2091.

[2] 彭岚，陈敏，陈洁，等. 影响神经元特异性烯醇化酶检测的因素分析验证. 中国卫生检验，2015，25(23)：4092-4094.

**游离前列腺特异性抗原 / 总前列腺特异性
抗原结果正常下的"隐情"**

【案例经过】

一天值夜班，检验科新来的同事交班说："今天有个体检结果很奇怪，我不敢审核！"经查看，该体检者李某，男性，48 岁，血清肿瘤标志物结果：CA72-4 6.34U/ml，AFP 3.12ng/ml，CEA 1.83ng/ml，CA125 12.17U/ml，CA19-9 14.16U/ml，总前列腺特异性抗原（TPSA）< 0.003ng/ml，游离前列腺特异性抗原（fPSA）< 0.001ng/ml，fPSA/TPSA 0.333。虽然 fPSA/TPSA 0.333 在正常范围，但是 TPSA 和 fPSA 结果都小于检测下限，fPSA/TPSA 0.333 的结果准确可信吗？一般健康男性的前列腺特异性抗原检测结果不会这么低。笔者随即检查当天质控、仪器、试剂、标本状态，均未见异常，为排除偶然误差造成的样本针加样不足，将样本重新离心复查，两次结果一致。

难道是采血错误，采集到了女性的标本？健康女性血液中的 fPSA 和 TPSA 含量有可能会这么低。于是，笔者电话联系体检中心得知，标本为男性李某本人，李某近期身体状况良好，未进行任何激烈运动，未服用任何激素类药物，体检前期也未行前列腺按摩及相关手术，其胸部 X 线和肝脏超声检查未见异常。虽然李某的 fPSA/TPSA 结果显示在正常参考范围内，但由于 TPSA < 0.003ng/ml 和 fPSA < 0.001ng/ml，其比值不可信，问题在哪里？再次与临床医师和李某沟通后，做前列腺超声检查，结果显示部分前列腺实质内结节状，斑点状高密度阴影。

【沟通体会】

1. 前列腺特异性抗原（PSA）由前列腺上皮细胞分泌产生，属激肽酶家族蛋白，存在于前列腺组织和精液中，健康人血清中含量极微。由于它具有极高的组织器官特异性，是目前诊断前列腺癌的首选标志物。通常情况下，TPSA 和 fPSA 的升高可提示前列腺病变，包括前列腺癌及前列腺良性病变如前列腺炎症、肥大、增生等。临床上一般通过 fPSA/TPSA 的比值鉴别、判断疾病的良恶性，以 fPSA/TPSA 比值 0.16 为界，比值越低，发生前列腺恶性病变的可能性越高，因此，fPSA/TPSA 可提高 PSA 灰区的特异度，减少不必要的穿刺，辅助诊断前列腺癌。

2. 通常情况下，血清 PSA 与年龄正相关，随年龄增长呈上升趋势，并且无论前列腺发生良性还是恶性病变均有可能引起 TPSA 和 fPSA 不同程度的升高。有报道提示，前列腺钙化灶结节可引起前列腺分泌 fPSA 和 TPSA 显著减少。本案例李某的 fPSA/TPSA 结果在正常参考范围内，但 TPSA 和 fPSA 检测结果非常低，几乎测量不到，前列腺超声检查也证实了存在高密度阴影（钙化灶）。还有资料显示，前列腺癌切除术后 PSA 的分泌也会减少，通常在 4 周内降至零水平，所以一般建议术后 4 周再做检查并定期复查监测。虽然李某的 fPSA/TPSA 结果是"阴性"，但由于 TPSA < 0.003ng/ml 和 fPSA < 0.001ng/ml，水平极低，显然 fPSA/TPSA 0.333 是不准确、不可靠的，其中必存在"隐情"。检验人员在工作时，一定要认真、细心，对可疑结果要持"怀疑"态度，积极与临床沟通，结合其他辅助检查综合分析判断。

【经典箴言】

我们遇到超出检测线性范围的检测结果时，一定要分析原因，该病例为前列腺钙化灶结节引起的分泌显著减少，fPSA 和 TPSA 水平极低。

【武永康主任技师专家点评】

TPSA、fPSA 及 fPSA/TPSA 是针对检出前列腺癌的特异度较高的血清肿瘤标志物，目前已经广泛运用于临床前列腺癌的诊断、治疗监测及预后判断，联合检测对前列腺癌诊断及鉴别诊断具有重要的临床价值。对于检验人员而言，在平时工作中不能仅仅关注 fPSA/TPSA 的比值是否正常，还需要仔细查看 TPSA 和 fPSA 的结果是否正常。当检测结果超出检测线性范围时，一定要查找原因，并结合临床进行分析后方能发出报告。

（曾素根　石　佳　卢兴兵）

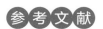

[1] 苏强，李莉，张曼. SI、TPSA 及 FPSA 检测对前列腺癌的诊断价值. 标记免疫分析与临床，2018，25(4)：445-449.

[2] 兰贵斌，谢德纯，农正祥. 血清 tPSA 浓度及各项新参数在前列腺癌早期诊断中的应用研究. 右江民族医学院学报，2018，40(1)：87-89.

案例 032 梅毒抗体检测"梅毒螺旋体抗体筛查、梅毒确诊试验、梅毒甲苯胺红不加热血清试验"结果解读

【案例经过】

一天夜班笔者接到康复科医师电话,"李某之前梅毒初筛(TP)结果为8.12S/COI(阳性),今天送检的梅毒确诊试验(TPPA)阳性、梅毒甲苯胺红不加热血清试验(TRUST)结果为1∶1(阳性),这个患者是正在感染梅毒吗?"电话那头医师继续说道:"患者自诉多年前曾感染过梅毒,当时经过全面抗梅毒治疗后完全治愈,并且李某现在没有任何梅毒相关临床症状,但是你们的检验结果都显示阳性,这个该如何向患者解释?我现在对你们的梅毒螺旋体抗体筛查(TP)、梅毒确诊试验(TPPA)和梅毒甲苯胺红不加热血清试验(TRUST)检测结果阳性表示怀疑,对三种检测结果的判读及临床意义一头雾水。"经过综合分析判断,笔者给临床的答复是:"这个结果是可以解释的,大多数梅毒患者经驱梅治疗后其特异性抗体(TPPA)可终身阳性,而梅毒非特异性抗体(TRUST)特异性较差,很容易引起生物学假阳性,并且可在体内很长时间保持低滴度而不转阴,我们俗称为'血清固定',这个患者很可能就是这种情况。"由于现在梅毒的筛查和确诊方法众多,如何判读检测结果,以及各种检查结果的可信度和它们之间的临床意义、相互联系确实让部分临床医师很迷惑。这就需要临床检验工作者发挥专业特长,对检测结果进行正确解读,为临床医师"排忧解难"。由于梅毒是一个多病程多临床表现的疾病,其诊断绝不能仅凭实验室结果,还要结合患者的感染史、临床症状等综合分析。

【沟通体会】

1. 梅毒血清学检测是实验室进行梅毒筛查、诊断和疗效监测的主要方法。由于梅毒螺旋体侵入人体后会刺激机体产生两种抗体,一种是抗密螺旋体的特异性抗体,另一种是针对血清心磷脂产生的非特异性抗体。临床常用的检测方法包括梅毒特异性抗体检测(如TPPA、CLIA、TP-ELISA、FTA-ABS)和非特异性抗体检测(如TRUST、RPR、VDRL),主要检测待测血清中的IgG和IgM混合抗体,无法区分既往和现症感染。TP采用

ELISA 双抗原夹心法检测待测血清中的梅毒螺旋体抗体；TPPA 采用梅毒螺旋体菌体成分包被于明胶颗粒上，检测待测血清中的梅毒特异性抗体，具有较高的特异性，大多数梅毒患者治愈后其梅毒抗体会保持终身阳性，与李某的既往史相符；TRUST 采用牛心肌的心脂质作为抗原，来检测血清中的梅毒非特异性抗体，即反应素，它的特异性较差，很容易引起生物学假阳性。TRUST 定性主要用于梅毒初筛，而半定量试验主要用于评价梅毒治疗疗效和再感染的判断。此外，临床有部分梅毒患者经过规范的抗梅毒治疗和一定时间的随访（一期梅毒随访 1 年，二期梅毒随访 2 年，三期梅毒随访 3 年），发现非梅毒螺旋体血清学试验维持在一定滴度（一般在 1∶8 或以下，但超过 1∶8 也不鲜见），排除再感染、神经梅毒、心血管梅毒和生物学假阳性等，可视为梅毒血清固定，俗称"血清固定"。据文献报道梅毒患者血清学固定发生率高达 34%，提示血清固定现象是临床工作中的常见现象，一直困扰临床医师。

2. 对于 TPPA 和 TRUST 两者的临床判读主要有三种情况。第一种情况是 TPPA 阳性和 TRUST 阴性，可能原因有：①患者感染梅毒早期，人体一般在感染梅毒螺旋体后 5~7 周左右才会产生非特异性抗体，比特异性抗体（TPPA）的产生晚 2 周左右。因此，感染早期 TRUST 可能因机体产生非特异性抗体的含量低无法测出而出现假阴性结果。此外，有文献报道"抗体过剩"也可导致假阴性，发生率在 0.2%~2%。②患者既往感染梅毒，现已痊愈，无传染性，需要进行随访。③由于其他疾病引起机体免疫力出现问题，影响抗体产生。④其他因素或者药物引起的阳性感染，需要结合其他检测方法确诊。第二种情况是 TPPA 和 TRUST 均阳性，表示患者正在感染梅毒，或者既往感染治愈后，TRUST 处于低滴度血清学固定。第三种情况是 TPPA 阴性而 TRUST 阳性，表明未感染梅毒，可能是其他因素造成的 TRUST 假阳性，如自身免疫病、妊娠、HIV 感染、病毒性肝炎、恶性肿瘤、老年人等都可能导致结果假阳性，建议 4 周后复查 TPPA。

3. 目前，梅毒的发病率正逐年上升，而筛查是有效预防、控制梅毒的手段。同时其抗体检测作为术前和输血前的筛查项目，意义重大。所以每个实验室应熟悉梅毒检测方法学，了解不同方法的灵敏度和特异度，制定可靠的筛查流程，对假阳性和假阴性的报告知道如何分析解读，这样才能出具对临床诊断最有价值的报告。

【经典箴言】

梅毒检测时，当几种检测方法的结果出现矛盾时，对于不同模式的结果需要检验人员结合专业知识和临床资料进行综合分析。

【曾素根副主任检验师专家点评】

梅毒是一种临床常见的慢性多阶段传染性疾病，主要通过性接触、母婴、血液传播。不同的梅毒检测方法检测原理不同，常用的检测方法包括TPPA、TP等梅毒特异性抗体检测和 TRUST 等非特异性抗体检测，主要检测待测血清中的 IgG 和 IgM 混合抗体。

（卢兴兵　石　佳　李　勤）

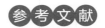

[1] 党倩丽，吴玲智，张小艳，等. 重组抗原免疫印迹法与化学免疫发光法检测梅毒假阳性对比分析. 中国皮肤性病杂志，2018，32(5)：536-540.

[2] 梁永生，龙丽芳，张益霞. 梅毒不同检测方法结果应用简析. 微量元素与健康研究，2018，35(1)：79-80.

案例 033　人类免疫缺陷病毒初筛试验阳性结果的分析判断

【案例经过】

患者卓某，女性，未婚、未孕，24 岁，因"面部红斑，皮肤光敏，双下肢无力 9 年，头昏伴反复低热 10 余天"入院。9 年前，患者无明显诱因出现全身肿胀，双下肢无力，腹部两侧及大腿内侧出现皮疹、红斑，面部红斑，皮肤光敏，伴脱发，于当地医院治疗。患者近期体重明显降低，自觉全身不适，发热，易感冒、乏力、食欲不佳，于是来我院就诊。

实验室检查：血生化结果为 TP 74.1g/L、ALB 33.6g/L、GLB 40.4g/L、GPT 16IU/L、GOT 29IU/L、ALP 70IU/L、CK 33IU/L、GGT 22IU/L、LDH 417IU/L、UREA 18.0mmol/L、CREA 242μmol/L、URIC 815μmol/L、GLU 5.59mmol/L、TG 1.61mmol/L、TC 1.62mmol/L、HDL-C 0.56mmol/L、LDL-C

0.61mmol/L。血中自身抗体免疫结果为 IgG 27.20g/L、IgE 244.00IU/ml、补体 C3 0.179 0g/L、补体 C4 0.023 0g/L、ANA（+）1 : 1 000 斑点型、抗双链 DNA 抗体（+）1 : 32、抗 RNP 抗体（++）、抗 SM 抗体（+）、抗 SSA 抗体（+）、抗心磷脂抗体（ACA）21.02RU/ml、CD3 55.00%、CD4 29.8%、CD8 22.2%、CD4/CD8 1.34、B 细胞 28.6%、NK 1.0%。传染病全套检查结果为 HIV 抗原抗体复核检测 1.380COI，丙型肝炎病毒抗体（HCV）0.053COI、梅毒螺旋体抗体 ELISA 法（TP）0.42S/COI、HBsAg 0.230COI、HBsAb 162.000IU/L、HBeAg 0.160COI、HBeAb 0.360COI、HBcAb 0.610COI。通过实验室检测，患者被确诊为系统性红斑狼疮（SLE）。

HIV 抗原抗体复核检测 1.380COI 提示 HIV 初筛弱阳性，经检查，标本无溶血脂血、血清析出佳、上清液无纤维蛋白丝，可排除标本因素，随即再次离心复查 HIV 为 1.420COI，两次复查结果一致。随即加做胶体金试剂 2 次，结果均为阴性，再加上该患者的自身抗体明显增高，故高度怀疑 HIV 初筛弱阳性结果是由于自身抗体干扰造成的假阳性。由于两种不同原理的检测方法出现 HIV 检测结果"一阴一阳"，为了证实患者是感染 HIV 还是自身抗体造成的假阳性，一方面将该标本送疾病控制中心做确诊，确诊报告为阴性（-）；另一方面与患者进行沟通，对其进行 HIV RNA 病毒载量检测补充试验，结果为扩增阴性（-）。临床最终诊断为卓某未感染 HIV，其 HIV 假阳性高度怀疑为 SLE 造成的干扰，半年后随访结果为 HIV 初筛阴性，SLE 病情经过有效治疗也得到缓解。

【沟通体会】

目前国内实验室检测 HIV 抗体多采用酶联免疫吸附试验（ELISA）进行初筛，检验科 HIV 初筛实验室采用 HIV 第四代电化学发光法诊断试剂，通过双抗体 / 双抗原夹心法同时检测待测血清中的 HIV p24 抗原或 HIV 抗体，p24 抗原通常比 HIV 抗体提前数天被检测到，可显著提高检测灵敏度，可将检测的窗口期从 10 周缩短至 14 ~ 21 天。第四代 HIV 发光法诊断试剂在 HIV 诊断的灵敏度和特异度方面都有一定提高，但同时其假阳性率也逐渐增加。

目前，造成 HIV 初筛假阳性的因素除了仪器试剂、标本不合格外，还与患者患有风湿性关节炎（RA）、系统性红斑狼疮（SLE）、恶性肿瘤、肝炎等疾病有关。孕妇、婴幼儿、老年人等特殊人群亦会有部分影响，由于这些人群的体内会产生一些嗜异性抗体、ANA、抗 dsDNA 抗体等不规则抗体，可以中和试剂的抗原成分而非与抗原特异性结合，容易造成 HIV 初筛假阳性结果。

【经典箴言】

一些特殊人群如自身免疫病、恶性肿瘤患者等，其自身免疫性抗体对 HIV 检测结果的干扰不可小视。

【曾素根副主任检验师专家点评】

本案例为一名 SLE 患者出现 HIV 初筛假阳性，可能与其自身抗体相关，由于 SLE 是一种常见的自身免疫病，患者血清中含有大量抗核抗体、抗 dsDNA 抗体等多种自身抗体。这些自身抗体主要为 IgG 和 IgM，可能会非特异性地直接吸附到固相载体上，也有可能吸附到包被抗原表面，与标记抗原或抗体发生非特异性反应，造成 HIV 初筛假阳性结果。因此，针对自身免疫病、恶性肿瘤患者的 HIV 初筛阳性结果，我们需要通过 WB 法和 HIV 核酸检测补充试验进行确诊，结合临床资料，定期随访观察，并积极与临床和患者做好详尽的报告解读和解释工作，减少临床的误诊、漏诊，也给患者减轻了沉重的心理负担，避免医疗纠纷的发生。

（石　佳　卢兴兵　李　勤）

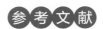

参 考 文 献

[1] 何君，吴学春，邢艳. 探讨溶血、乳糜血、自身抗体对 HIV 抗体初筛结果的影响. 东南大学学报（医学版），2016，35(1): 54-57.

[2] 简练，李雪芽，孙乐栋. HIV 初筛试验假阳性的 SLE 患者 1 例及文献复习. 中国皮肤性病学杂志，2013，27(1): 100-101.

[3] 钟海平. 类风湿因子和抗核抗体对 HIV 抗体初筛试验的干扰分析. 中国冶金工业医学杂志，2016，33(6): 696-697.

案例 034　慎重对待老年人的梅毒阳性报告

【案例经过】

男性患者王某，77 岁，糖尿病 20 余年，目前早晚餐前皮下注射重组人胰岛素 28U 控制血糖，平素血糖控制尚可；高血压 10 个月，目前每天 1 次口服吲达帕胺 2.5mg 抗高血压治疗，自诉血压控制尚可，否认结核史、过敏史、手术史，无不良生活史。因"咳嗽、咳痰、右侧胸部疼痛 3 个月余"，10 余天前患者上述症状加重，门诊行胸部 CT 检查，局部可见 3.3cm× 3.2cm 结节；右肺上叶尖可见直径 3.5cm 分叶状团影，入院治疗。肺部穿刺组织病理活检诊断为肺腺癌。

术前实验室检查：输血前全套，HIV 抗原抗体复核检测 0.316COI，丙型肝炎病毒抗体（HCV）0.026COI、梅毒螺旋体抗体 ELISA 法（TP）2.13S/COI、HBsAg 141.150COI、HBsAb < 2.000IU/L、HBeAg 0.160COI、HBeAb 0.430COI、HBcAb 0.270COI。生化常规结果为 TP 82.9g/L、ALB 43.5g/L、GLB 39.4g/L、GPT 25IU/L、GOT 23IU/L、ALP 76IU/L、CK 77IU/L、GGT 27IU/L、LDH 162IU/L、UREA 5.0mmol/L、CREA 54μmol/L、URIC 244μmol/L、GLU 4.35mmol/L、TG 0.82mmol/L、TC 4.61mmol/L、HDL-C 1.47mmol/L、LDL-C 2.97mmol/L、Na^+ 141.7mmol/L、K^+ 3.89mmol/L、Cl^- 102.5mmol/L、Ca^{2+} 2.13mmol/L、PO_4^{3-} 1.37mmol/L、Mg^{2+} 0.87mmol/L。梅毒初筛试验阳性（离心后复查结果一致），乙型肝炎标志物"小三阳"，丙型肝炎抗体和 HIV 抗原抗体检测结果为阴性。梅毒确诊试验（TPPA）和梅毒甲苯胺红不加热血清试验（TRUST）结果均为阴性（−）。

【沟通体会】

1. 梅毒是由梅毒螺旋体所引起的危害人体健康的一种性传播疾病，可侵犯全身多个脏器，造成器官组织结构和功能改变。梅毒螺旋体抗体检测主要运用在输血和手术前的筛查，是进行梅毒筛查、诊断和疗效监测的主要手段。梅毒螺旋体侵入人体后会刺激机体产生抗密螺旋体的特异性抗体和抗心磷脂的非特异性抗体，TP（双抗原夹心法，ELISA）临床常用于一般人群的梅毒初筛检查，主要检测梅毒螺旋体的 47kDa、45kDa、17kDa

和 15kDa 外膜脂蛋白，容易受到干扰而产生假阳性；梅毒特异性抗体检测（TPPA）将纯化的梅毒螺旋体菌体成分包被在明胶颗粒上，检测血清中的梅毒特异性抗体，具有较高的特异度；TRUST 法采用牛心磷脂作为抗原检测血清中的梅毒非特异性抗体，其特异度低，主要用于梅毒初筛、疗效评价和再感染的判断。

2. 有报道，造成 TP 假阳性结果的因素除了恶性肿瘤、糖尿病外，还包括类风湿关节炎、系统性红斑狼疮等自身免疫病，主要原因是这些疾病患者体内更容易产生嗜异性抗体、IgG、IgM 和其他蛋白类物质等，在 TP-ELISA 反应时出现一定的吸附现象而造成假阳性结果。本案例中患者无既往病史和不良生活接触史，再加上患者年龄较大，虽然梅毒初筛结果为阳性，但其值较低（2.13S/COI），同时 TPPA 和 TRUST 结果均为阴性，通过结合临床综合分析，最后考虑为假阳性。在与临床和患者进行沟通后，建议 2~4 周后复查，复查结果均为阴性。

3. 由于梅毒检测方法的局限性，容易受多种自身和外界因素的干扰造成假阳性结果，因此在审核报告时一定要结合患者的既往病史和生活接触史进行综合分析，同时补做 TPPA、TRUST 等试验。如果高度怀疑梅毒阳性结果是由于恶性肿瘤、糖尿病和年龄大等因素造成的假阳性，建议定期随访观察，避免临床误诊和医疗纠纷的发生。

【经典箴言】

检测梅毒相关项目时，应小心自身抗体造成的假阳性。

【曾素根副主任检验师点评】

由于梅毒检测方法的局限性，容易受多种自身和外界因素的干扰造成假阳性结果，因此在审核报告时一定要结合患者的既往病史和生活接触史，结合初筛试验、确认试验和患者临床、流行病学资料综合来分析，同时补做 TPPA、TRUST 等试验。

（李 勤 石 佳 卢兴兵）

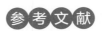

[1] MALM K, ANDERSSON S, FREDLUND H, et al. Analytical evaluation of nine serological assays for diagnosis of syphilis. J Eur Acad Dermatol Vnereol, 2015, 29(12):

2369-2376.

[2] 党倩丽，吴玲智，张小艳，等. 重组抗原免疫印迹法与化学免疫发光法检测梅毒假阳性对比分析. 中国皮肤性病杂志，2018，32(5)：536-540.

[3] 王卫亮，陈燕，黄远佐，等. 梅毒血清固定患者外周血 IL-17，IL-10 表达及意义. 皮肤病与性病，2018，40(3)：337-339.

案例 035　请谨慎对待人类免疫缺陷病毒确诊试验的"不确定性"

【案例经过】

患者张某，男，30 岁，因不慎从高空坠落，背部着地，当即感觉腰背部疼痛，并感腰腹部以下感觉障碍，不能活动，无意识丧失，无头痛、恶心、呕吐症状，无二便失禁。CT 显示：颈 5 椎体棘突、双板、关节突骨折，胸 4 椎体爆裂性骨折，胸 5~9 椎体压缩性骨折，肝脾挫伤。入院进行肝脾修补术，待病情稳定后给予经后路胸 4 椎切开复位植骨融合内固定术。

术前实验室检查，传染病全套检查结果为 HIV 抗原抗体复核检测 3.420COI、丙型肝炎病毒（HCV）抗体 0.041COI、梅毒螺旋体抗体 ELISA 法（TP）0.38S/COI、HBsAg 0.450COI、HBsAb 362.000IU/L、HBeAg 0.240COI、HBeAb 0.530COI、HBcAb 0.480COI。血生化结果为 TP 72.7g/L、ALB 37.2g/L、GLB 33.5g/L、GPT 17IU/L、GOT 26IU/L、ALP 57IU/L、CK 84IU/L、GGT 16IU/L、LDH 183IU/L、UREA 3.7mmol/L、CREA 69.0μmol/L、URIC 212.0μmol/L、GLU 4.58mmol/L、TG 0.58mmol/L、TC 4.4mmol/L、HDL-C 1.62mmol/L、LDL-C 2.70mmol/L。

该患者 HIV 抗原抗体复合检测（化学发光法）3.420COI，初筛结果阳性，随即加做胶体金试剂 2 次结果均为阴性。与临床医师沟通，建议送疾病预防控制中心做 HIV 确诊试验，报告回复为 HIV 抗体不确定（±）。临床主管医师面对"HIV 抗体不确定"的确诊结果感到很困惑，不知道患者到底有没有感染 HIV 病毒，以及如何给患者解释报告结果。此时，建议临床医师结合患者临床资料、流行病学和实验室检查结果进行综合分析，判断患者感染 HIV 的可能性，并对患者进行随访观察。2 周后对该患者复查

HIV 抗原抗体复合检测（化学发光法）4.860COI，为阳性，其 HIV 确诊试验阳性（＋），并且补充 HIV RNA 病毒载量检测，其结果为 HIV RNA 病毒载量 6.37×10^5 拷贝 /ml 扩增，为阳性（＋），最后张某诊断为 HIV 感染。

【沟通体会】

1. 目前用于 HIV 筛查的方法很多，根据检查原理不同分为化学发光法、酶联免疫吸附法、凝集法和免疫层析法等。自 1985 年第一代 ELISA 试剂问世以来，随着生物医学技术的飞速发展，已经发展到具有良好灵敏度和特异度的第四代试剂。第四代试剂在第三代试剂检测 HIV IgG 和 IgM 的基础上，增加了对 HIV p24 抗原的检测，p24 抗原在感染早期即伴随 HIV RNA 出现，早于 HIV 抗体的产生，可显著提高 HIV 诊断的灵敏度。对于两种 HIV 筛查试验阳性或者"一阴一阳"的标本，在排除标本自身干扰、仪器试剂状态、操作不当等因素外，应送 HIV 确诊试验。

2. HIV 确诊试验：主要是通过免疫印迹（WB）法检测送检血清中有无 HIV 抗体。确诊试验结果主要有三种模式：确诊试验阳性，提示 HIV 抗体阳性（＋）；确诊试验阴性，报告 HIV 抗体阴性（－）；确诊试验结果不确定，报告 HIV 抗体不确定（±）。本案例患者的确诊试验结果为不确定（±），笔者及时与临床医师和患者进行沟通，并建议 2 周后复查，其初筛和确诊结果均为阳性（＋），确定为 HIV 感染，表明张某前期 HIV 确诊不确定性结果是由于感染早期所致，避免了对该患者的漏诊。

3. HIV 抗体不确定是指 WB 法检测出 HIV 抗体特异性条带，但不满足阳性判定标准。HIV 抗体不确定并不代表 HIV 抗体检测就是阴性，更不代表患者就没有感染 HIV。按照我国《艾滋病和艾滋病病毒感染诊断》，对 HIV 检测结果为不确定（±）者必须进行随访，通常为每 3 个月 1 次，至少连续 2 次，共 6 个月。如随访过程中出现特异性 HIV 抗体反应条带如 gp160 或 gp120，符合 HIV 抗体阳性判定标准，则报告 HIV-1 抗体阳性；如随访 6 个月后带型消失或没有变化，应该结合患者临床资料、流行病学等信息，报告 HIV 抗体阴性。

4. 作为医务工作者，要正确理解抗体不确定的含义，及时与患者沟通，提高患者对于 HIV 确诊不确定结果的重视。出现 HIV 抗体不确定的原因主要有：① HIV-1 急性感染后，抗体刚出现，仅显示 gp160 或 gp120，或 p24、p31、p55 条带，此时初筛结果往往已显示阳性反应；②非特异反应，如在高丙种球蛋白血症，某些病毒性疾病和寄生虫感染，自身免疫病等情况下可出现该现象；③极少数晚期艾滋病患者；④与 HIV 裂解物中的宿主细胞成分发生交叉反应；⑤样本交叉污染。当出现 HIV 抗体不确定结果时，尚不能判定是否是由于急性感染抗体未完全产生还是由于自身抗体或者标本因素造成的假阳性结果。

【经典箴言】

HIV 确诊试验结果为不确定时，患者可能处于 HIV 感染的窗口期，一定要随访患者，定期复查，以免漏诊。

【曾素根副主任检验师专家点评】

艾滋病（AIDS）是由人类免疫缺陷病毒（HIV）引起的一种传染病，我国 HIV 感染人数有蔓延和增加的趋势，临床对 HIV/AIDS 的诊断原则是以实验室检测为依据，结合临床表现，参考流行病学资料综合进行判断。随着第四代检测试剂的应用，其检测灵敏度和特异度也有较大提升，缩短了窗口期。对于初筛阳性患者，需要进行 HIV 确诊试验（包括免疫印迹试验、条带/线性免疫试验、免疫层析试验、免疫渗滤试验及特定条件下的替代试验，核酸试验包括核酸定性试验和核酸定量试验），有阳性、阴性和不确定三种结果。国家卫生健康委的艾滋病行标规定对于确证试验结果为不确定的，报告 HIV 抗体不确定，并建议 2~4 周后随访或尽快做 HIV 核酸检测。由于 HIV 确诊的免疫印迹试验（WB）方法的缺点和客观存在的现实问题，不确定结果一直困扰着实验室和临床的诊断，也给检查者带来极大的心理负担，可继续逐步引入 HIV 核酸载量检查作为补充。

（卢兴兵　石　佳　李　勤）

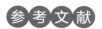

参 考 文 献

[1] 楚承霞，赵山平，刘芳芳. HIV 抗体不确定性标本 158 例的结果及随访转归观察. 检验医学与临床，2013，10(6)：659-660.

[2] 殷方兰，钟培松，张永，等. HIV 抗体不确定结果影响因素的分析及对策. 中国皮肤性病学杂志，2015，29(9)：978-980.

案例
036 **铁蛋白异常升高的原因分析**

【案例经过】

女性患者赵某，54岁，1年前被诊断为慢性肾脏病（CKD）5期，现入肾内科进一步治疗。入院查体：体温37.6℃，脉搏102次/min，血压185/92mmHg，神志清，皮肤、巩膜无黄染，全身浅表淋巴结未扪及肿大，双肺呼吸音清，未闻及干湿啰音，肝、脾肋下均未触及。

实验室检查：血液细胞分析，红细胞计数 3.69×10^{12}/L、血红蛋白119g/L、血细胞比容0.37、白细胞计数 5.6×10^9/L、中性粒细胞百分比（NEUT）72.5%、淋巴细胞百分比（LYMPH）19.1%、单核细胞百分比（MONO）7.9%、嗜酸性粒细胞百分比（EO）0.1%、嗜碱性粒细胞百分比（BASO）0.4%。血生化常规结果为 TP 78.7g/L、ALB 46.5g/L、GLB 32.2g/L、GPT 27IU/L、GOT 19IU/L、ALP 62IU/L、CK 76IU/L、GGT 24IU/L、LDH 124IU/L、UREA 4.31mmol/L、CREA 43.0μmol/L、URIC 579μmol/L、GLU 7.28mmol/L、TG 1.62mmol/L、TC 4.56mmol/L、HDL-C 1.22mmol/L、LDL-C 1.93mmol/L。

入院一周后，血铁蛋白为>2 000ng/ml，与一周前铁蛋白结果差异非常大，引起了审核者的注意，检查标本无凝集不佳，无溶血，无脂血，离心稀释复查结果高达4 650ng/ml。笔者联系临床医师，详细询问了最近一周患者的药物服用情况和病史。主管医师告知，患者并未服用铁剂治疗，也未发现相关肿瘤和血液疾病。那到底是什么原因引起的铁蛋白升高呢？带着疑惑，笔者咨询了检验科一位经验丰富的老师，根据上述信息，高度怀疑感染引起的铁蛋白急剧升高。随即再次与临床沟通，建议再送检血常规和炎性指标，同时送检痰、尿培养，临床医师也表示同意送检并监测患者体温和病情变化。其结果分别为：白细胞计数 10.6×10^9/L，中性分叶核粒细胞百分比92.5%，炎性指标降钙素原0.8ng/ml，C反应蛋白10.2mg/L，白细胞介素6（IL-6）54.3pg/ml，尿培养为大肠埃希菌（菌量> 10^5CFU/ml），验证了之前的猜测，也佐证了铁蛋白急剧升高是由于泌尿道感染引起的。正是检验科及早与临床医师沟通和协作，及时进行了抗感染治疗，患者的体温下降，病情逐渐好转，血常规和铁蛋白结果也逐渐恢复至正常水平。

【沟通体会】

铁蛋白是人体重要的铁贮存蛋白，血清铁蛋白水平可反映铁的贮备情况及机体营养状态，除了与贫血、肿瘤、铁剂治疗等相关外，铁蛋白还与炎症感染具有密切联系。在机体铁缺乏早期，尚无明显贫血体征改变时，体内铁蛋白就开始减少，临床通过检测铁蛋白含量来判断机体是否缺铁，该项目也是目前诊断隐性贫血最早、最准确的指标之一。此外，铁蛋白还与多种疾病相关，其中铁蛋白降低的主要原因有：缺铁性贫血、营养不良、维生素 C 缺乏、部分自身免疫病（系统性红斑狼疮、干燥综合征）等。铁蛋白升高的主要原因有：炎症、感染、肿瘤（如肝癌、肺癌、胰腺癌、白血病、多发性骨髓瘤）、遗传性铁粒幼细胞贫血、不恰当的铁剂治疗、溶血性贫血、过多输血、脂肪肝等。铁蛋白作为一项非特异性指标，与许多疾病相关，因此在解释其异常结果时一定要结合临床，避免固定思维，认真分析原因。

铁蛋白也作为监测肾衰竭透析患者体内铁储存与丢失情况的指标，为临床是否补充铁剂提供动态依据。正常情况下，规律透析会导致患者体内铁蛋白的不同程度丢失，是造成贫血的原因之一，使肾性贫血（促红细胞生成素减少导致的贫血）雪上加霜。临床医师会根据铁蛋白结果，来决定患者是否需要补充铁剂。虽然，铁剂补充过量会引起铁蛋白的升高，但出现铁蛋白＞2 000ng/ml 的情况少见。因此，肾内科患者出现铁蛋白突然显著升高，与历史结果差异巨大时，要及时与临床医师沟通，在排除肿瘤、贫血和过量补铁剂等因素外，铁蛋白也作为机体感染时的一种急性时相反应蛋白，可在急性感染患者中明显升高，提示患者可能存在细菌性感染。如果同时与炎性指标（PCT、IL-6、CRP）、微生物培养等结合分析，可尽早采取防治措施，使感染得到有效控制。

【经典箴言】

铁蛋白升高的原因很多，除恶性肿瘤、脂肪肝、肾衰竭等疾病外，还与感染等有关。

【武永康主任技师专家点评】

血清铁蛋白是人体含铁最丰富的蛋白复合物，也是铁的主要保存形式，为人体合成血红蛋白提供原料铁。铁蛋白检测常常与缺铁性贫血、肿瘤发生，以及肝肾疾病具有重要关系。有学者指出，大多数尿毒症患者血清铁蛋白都存在偏高趋势，尿毒症引起的贫血大多不是缺铁所致，而是肾受损时促红细胞生成素含量大大降低，从而影响造血功能及造成铁利用障碍。本案例中的铁蛋白结果高于检测上限，需要结合考虑患者病情因素，也要考虑到发生感染的可能。

（曾素根　石　佳　卢兴兵）

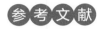

[1] 程玉萍. 血清铁蛋白检测在临床应用的研究进展. 山西医药杂志，2013，42(6)：639-640.

[2] 王燕. 血清铁蛋白、降钙素原和 C 反应蛋白在感染性疾病诊断中的临床意义. 中国医师杂志，2018，20(5)：661-663.

案例 037 降钙素原在感染中的动态监测价值

【案例经过】

患者李某，男性，75 岁，因"肾功能不全 3 年，血液透析 1 个月"入院，3 年前患者因头痛乏力在本地医院检查发现血压升高，最高达 200/120mmHg，血肌酐 370μmol/L，给予降压、保肾治疗，一个月前再次头昏伴呕吐加重，遂就诊于我院肾内科门诊，血肌酐 1 400μmol/L，诊断为尿毒症、肾性贫血、肾性高血压，行股静脉置管血液透析每周 3 次，目前建立长期透析而入住我院肾内科。在规律透析中突发寒战高热，最高体温至 38.5℃，医师遂急查血常规和降钙素原（PCT）项目，同时采取物理降温等相关处理措施。检查结果为 RBC 3.05×10^{12}/L、Hb 100g/L、WBC 1.80×10^{9}/L、NEU% 92.2%、PLT 78×10^{9}/L、PCT ＞ 100ng/ml。笔者立即通知临床，鉴于 PCT ＞ 100ng/ml，高度怀疑该患者发生脓毒血症，且革兰氏阴性菌感染的可能性较大，建议临床立即送检血培养，同时密切监测 PCT 和血常规的变化。临床医师先给予经验性抗生素治疗，患者的体温逐渐下降，但仍反复发热。后续微生物室反馈结果为血培养阳性（＋），阴沟肠杆菌，证实了此前的猜测，及时采取了治疗措施。临床根据微生物病原学结果，采取针对性抗菌治疗 7 天后，患者症状逐渐好转，体温呈下降趋于正常，PCT 监测结果也出现转折并迅速下降（表 37-1）。

表 37-1　PCT 连续监测变化情况

项目	第一次	第二次	第三次	第四次	第五次	第六次
PCT/（ng·ml^{-1}）	> 100	92	51.2	9.42	1.19	0.30

【沟通体会】

PCT（降钙素原）是一种在机体严重感染特别是细菌感染时，释放至患者循环系统的可溶性蛋白，作为一种新的炎症指标，已被公认为目前最灵敏的脓毒血症诊断指标之一。在感染早期，患者未出现明显的临床感染表现。有资料显示，PCT 一般在脓毒血症发作后 2~4 小时就开始升高，12~24 小时达到峰值，随着感染的发展，PCT 会出现急剧上升，早于微生物培养阳性，PCT 联合 IL-6、CRP、WBC 等指标可以更早提示机体炎症感染情况。此外，PCT 水平还可以鉴别细菌性与非细菌性感染，当发生病毒或寄生虫、支原体等感染时，PCT 只轻度升高。并且革兰氏阴性菌引起脓毒血症时 PCT 水平高于革兰氏阳性菌感染。同时，PCT 随着感染加重而急剧升高，而及时治疗、控制有效后会快速下降，因此可以实时监测机体感染状态的发展和治疗情况。PCT 检测在感染前期的诊断、鉴别感染类型、感染程度，以及指导治疗方案等方面有很高的临床应用价值。

在实际工作中，常会遇到类似案例。当患者出现不明原因的反复发热时，虽然没有发现明显的感染灶，但 PCT 会在感染早期出现持续性升高，提示患者可能存在比较隐匿的感染，此时若使用抗生素治疗有效，炎症会很快被控制，PCT 也随之迅速持续下降，患者体温也降至正常水平。如果在使用抗生素期间 PCT 不降低或者轻度下降，说明需要调整用药方案或预后不良。临床还可以实时监测 PCT 水平，结合微生物培养和影像学结果来指导抗生素用药，适时调整抗生素的使用，有助于降低细菌耐药。因此，临床在高度怀疑患者发生感染时，在经验性使用抗生素的同时，建议检测血清 PCT，可早于影像学、血常规检测，以及微生物培养等检测手段，提示机体炎症感染情况和指导治疗。

【经典箴言】

PCT 检测指标的动态观察，对隐匿性感染诊断和治疗有重要意义。

【曾素根副主任检验师专家点评】

在临床工作中,我们常会遇到患者虽然没有发现明显的感染灶,但是出现不明原因的反复发热。实验室检测患者血清中的 PCT 出现升高,提示患者可能存在比较隐匿的感染,此时如果使用抗生素治疗有效,PCT 也随之迅速持续下降,炎症会很快被控制,患者体温也降至正常水平,反之亦然。在不明原因的发热或感染时,对患者血清 PCT 水平的动态观察是判断治疗是否有效的一个重要手段。

（石 佳 卢兴兵 曾素根）

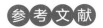

参考文献

[1] 宇世飞,李芳秋. 降钙素原的临床应用进展. 医学研究生学报,2016(2): 206-209.

[2] 高建清,黄小敬,袁健东,等. C- 反应蛋白与降钙素原对骨折患者术后感染的诊断价值. 中华医院感染学杂志,2015(10): 2174-2175.

[3] 李子博,刘伟谦,付祖姣,等. 降钙素原与 C 反应蛋白检测在细菌性感染中的临床应用. 中国现代医学杂志,2014,24(25): 80-83.

案例 038 人类免疫缺陷病毒确诊试验阴性代表"未感染人类免疫缺陷病毒"吗?

【案例经过】

患者王某,男,39 岁,因"外伤后双下肢活动受限 10 天"入院。10 天前,张某驾驶长途汽车时不慎翻车,当时即感双下肢疼痛、活动受限,无昏迷、头昏、头痛、恶心、呕吐、胸痛、腹痛、大小便失禁等。以"左胫骨平台骨折"收入骨科住院治疗,有婚外危险性接触史。X 线检查提示左侧胫骨平台骨折;左侧髋臼骨折;右侧腓骨近段骨折,右侧髌骨骨折,骶骨骨折。予以对症消炎、镇痛等治疗后疼痛缓解。计划 2 日后行全麻下左胫骨平台骨折切开复位钢板螺钉内固定术。

术前实验室检查,传染病全套检查结果为 HIV 抗原抗体复核检测 4.760COI(高速离心复查为 4.680COI),丙型肝炎病毒（HCV）抗体 0.030COI、梅毒螺旋体抗体 ELISA 法（TP）0.12S/COI、HBsAg 0.360COI、HBsAb 468.000IU/L、

HBeAg 0.280COI、HBeAb 1.640COI、HBcAb 1.390COI。血生化常规结果为 TP 71.7g/L、ALB 42.5g/L、GLB 29.2g/L、GPT 27IU/L、GOT 19IU/L、ALP 62IU/L、CK 76IU/L、GGT 24IU/L、LDH 124IU/L、UREA 4.31mmol/L、CREA 43.0μmol/L、URIC 261μmol/L、GLU 5.01mmol/L、TG 1.62mmol/L、TC 4.56mmol/L、HDL-C 1.22mmol/L、LDL-C 1.93mmol/L。

　　输血前全套示：HIV 抗原抗体复合检测（化学发光法）4.760COI，HIV 初筛结果阳性，随即加做胶体金试剂 2 次结果阴性，两种不同方法原理的 HIV 检查结果"一阴一阳"，遂积极与临床医师沟通，送检疾病预防控制中心做 HIV 确诊试验（WB），报告为 HIV 抗体阴性（－）。由于王某告知 2 周前有过婚外危险性接触史，决定补做 HIV RNA 核酸检测，好让自己"安心"，但其 HIV RNA 病毒载量结果为 3.64×10^5 拷贝 /ml，扩增阳性（＋）。医师和王某看到这"矛盾"结果，心里忐忑不安，不知道是否感染了 HIV，心理压力很大，希望检验科给予一个合理的解释。笔者及时与医师联系沟通，建议王某随访。1 个月后复查 HIV 抗原抗体复合检测（化学发光法）7.48COI，HIV 确诊结果为 HIV 抗体阳性（＋），并且 HIV RNA 病毒载量结果为 7.18×10^5 拷贝 /ml，扩增阳性（＋），最后判断王某为 HIV 感染者。

【沟通体会】

　　1. 本案例中王某处于 HIV 感染窗口期，HIV 抗体还未产生或者抗体很弱，而 HIV p24 抗原已经伴随 HIV RNA 出现。HIV 初筛阳性是由于第四代 HIV 检测试剂检测到血清中 HIV p24 抗原所致，而不是 HIV 抗体，同时 WB 为阴性，HIV 核酸检测阳性。4 周后复查，HIV 病毒在体内复制发展，体内已产生大量 HIV 抗体和病毒，最后复查为 HIV 初筛 7.48COI，WB 为 HIV 抗体阳性（＋），且 HIV RNA 病毒载量为 6.78×10^5 拷贝 /ml，扩增阳性（＋），结合患者临床资料、不安全性生活史和实验室检查结果综合分析，最终判断王某为 HIV 感染者。

　　2. 现在 HIV 感染初筛的第四代检测技术在第三代试剂检测待测血清中 HIV IgG 和 IgM 的基础上，增加了 p24 抗原的检测，由于 p24 抗原在感染早期即伴随 HIV RNA 出现，早于 HIV 抗体的产生，能够缩短 HIV 检测窗口期至 2~3 周，可大幅度提高 HIV 诊断的灵敏度和特异度，能显著提高 HIV 窗口期检出率，降低窗口期漏检率。

　　3. 临床对 HIV/AIDS 的诊断原则是以实验室检测为依据，结合临床表现和参考流行病学资料综合进行判断。由于 HIV 病毒感染发展的特殊性和窗口期存在,对 WB 阴性的初筛阳性结果,在报告"HIV 确诊试验阴性"的同时,还应按规定做好检测后期的咨询和随访,对近期有不安全性行为、共同注射器吸毒或者临床疑似感染者,建议患者 1 个月后再做 HIV 抗体检测(WB),必要时可补充 HIV RNA 核酸检测,可以防止 HIV 抗原阳性早期或者晚期感染样本的漏检。检验人员必须按照《全国艾滋病检测技术规范》进行相关检测,并且正确深入理解 HIV 初筛阳性处理流程,以及对不同确诊试验结果的正确解读,及时积极地与临床医师和患者沟通,做好报告解读。共同努力提高 HIV 感染窗口期的检出率,保证检验结果的准确和时效性,减少临床误诊和漏诊,避免发生不必要的医疗纠纷。

【经典箴言】

如果患者存在 HIV 高危暴露,但 HIV 检测是阴性,应考虑患者是否处于窗口期,并需要随访定期复查,以免漏诊。

【武永康主任技师专家点评】

窗口期是指从 HIV 感染人体到感染者血清中的 HIV 抗体、抗原或核酸等感染标志物能被检测出之前的时期。窗口期内的患者血液已有感染性。现有诊断技术检测 HIV 抗体、抗原和核酸的窗口期分别为感染后的 3 周、2 周和 1 周左右。如果患者存在高危的 HIV 感染机会,如吸毒、同性性行为、与 HIV 阳性异性发生过性行为等,在 HIV 抗原和抗体检测结果出现阴性时,也应随访或做 HIV RNA 核酸检测,以防止窗口期的患者漏诊。

(曾素根 石 佳 卢兴兵)

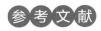

参考文献

[1] 中华人民共和国国家卫生健康委员会. 艾滋病和艾滋病病毒感染诊断:WS 293—2019. 北京:中华人民共和国国家卫生健康委员会,2019.

[2] 张龙穆,冯秋霞,杨忠思,等. 核酸检测对 HIV 筛查的影响. 临床输血与检验,2015,17(3):249-251.

[3] 张亚兰,卫晓丽,郑海潮,等. 使用四代 HIV 抗原抗体试剂筛查联合蛋白印迹或核酸补充实验的检测策略临床评价. 中国艾滋病性病,2018,24(3):286-288.

案例 039　肿瘤项目建立"危急值"制度的必要性

【案例经过】

　　作为一家大型三甲医院，检验科除了常规门诊和住院部的标本外，还要承担大量的健康体检标本。虽然体检标本结果大多正常，但我们还是针对体检人群的常规肿瘤标志物项目设置了危急值报告制度：甲胎蛋白（AFP）> 24ng/ml，癌胚抗原（CEA）> 34ng/ml，糖类抗原 15-3（CA15-3）> 100U/L，糖类抗原 19-9（CA19-9）> 100U/L，总前列腺特异性抗原（TPSA）> 30ng/ml。最初笔者对这个危急值制度不理解，因为肿瘤标志物并不属于危及患者生命的实验室指标，并没有太大的临床意义，反而增加工作量。但是，在这个危急值报告制度运行 2 年后，彻底改变了笔者的看法，在实际工作中，通过这个危急值报告制度，的确提前"发现"了不少隐匿的肿瘤，通过"危急值"的"提前预警"，联合影像学或病理学等检查证实为恶性肿瘤，为肿瘤的早期发现、诊断和及时治疗提供了重要线索。

　　案例一：谢某，男性，75 岁，体检发现其 CA19-9 > 1 000U/L，CA125 1 225U/L，检验科及时告知体检中心，此人属于高风险患者，建议做进一步检查，最终影像学等检查证实该患者为肾上腺癌伴肝转移。

　　案例二：王某，男性，45 岁，体检发现其 AFP > 1 210ng/ml，遂告知体检中心建议患者做进一步检查，最终影像学及病理学检查证实为肝癌。

　　案例三：李某，女性，34 岁，体检发现其 CEA 653.1ng/ml，建议做进一步检查，最终诊断为肺癌转移。

　　案例四：何某，女性，36 岁，来我院体检后发现 CA19-9 > 1 000U/L，CEA 433.5ng/ml，立刻告知体检中心，患者接受各项检查后被确诊为肺癌伴骨转移，及时接受治疗。

【沟通体会】

　　1. 肿瘤标志物（tumor marker，TM）是指存在于血液、体液和组织中可检测到的和肿瘤的发生、发展有关的物质。其存在或量变可提示肿瘤，为肿瘤的诊断、分类、预后和复发判断，指导临床治疗起到辅助的作用。

TM 通常包括蛋白质（胚胎蛋白、糖蛋白、上皮黏蛋白等）、激素、酶、糖决定簇、病毒和肿瘤相关基因及其结构改变等。由于肿瘤标志物多不具有特异性，不能就单项指标诊断肿瘤，但有早期"预警""提示"的作用，通常联合影像和病理学报告以提高对肿瘤疾病的诊断，重点用于肿瘤的疗效评估和复发监测。

2. 一般来说，肿瘤标志物的确不属于危急值的报告范畴。但我院针对体检中心设置的肿瘤标志物"危急值"制度，虽然增加了工作量，但为做到早发现、早治疗，这一切都是值得的，也是非常必要的。由于人们生活环境和生活习惯的改变，恶性肿瘤的发病年龄越来越年轻化，我院根据长期的流行病学结果，针对体检者制定了常见肿瘤标志物的危急值报告制度。这项制度是对危急值的补充，把异常的检验报告及时反馈给临床，可以优化恶性肿瘤的诊断和治疗过程，提高患者生活质量和改善预后。加强与临床的沟通，将重要的异常检验结果报告给临床，给临床提供及时的医疗信息，为患者提供更优质的服务。

【经典箴言】

建立体检人群部分有辅助诊断价值的肿瘤标志物危急值报告制度，可以引起体检医师及体检者本人对检测结果的高度重视，尽快就医。

【曾素根副主任检验师点评】

危急值是指提示患者可能处在有生命危险的状态的检验结果，临床医师需要及时知晓该检验结果并迅速给予患者必要的干预措施或治疗，及时挽救患者生命，否则就有可能出现严重后果，失去最佳抢救治疗时机。在国际上，ISO 15189 *Medical laboratories-Requirements for quality and competenc* 和美国病理学会（CAP）等管理体系都有危急值相关内容要求。"危急值制度"不仅是《医疗事故处理条例》的重要组成部分，还是临床实验室认可的主要条件。把一些具有辅助诊断价值的肿瘤标志物作为体检人群的"危急值"还是有必要的，可以引起体检医师及体检者本人对检测结果的高度重视，积极到医院进行诊治，大大提高生存率。

（卢兴兵 石 佳 李 勤）

参考文献

[1] 侯玉丽，姜菲菲，王颖，等. AFP 在早期肝癌诊断中的临床价值研究. 中国现代医学杂志，2018，28(5)：92-96.

[2] 卢兴兵，石佳，李勤，等. 血清肿瘤标志物在诊断转移性肺癌中的临床价值. 检验医学与临床，2018，15(2)：179-182.

案例 040 真假 "M2"

【案例经过】

笔者接到感染科医师咨询电话，询问一患者自身抗体项目的检测情况。具体经过如下：患者，女，55 岁，因肝功能受损至我院感染科就诊，医师嘱其在门诊采血检查生化全套、自身抗体、自身免疫性肝病谱。次日复诊，报告显示抗线粒体抗体谱（AMA）中的 M2 型阳性，而抗核抗体谱（ANA）及自身免疫性肝病谱（ALD）中 AMA M2 膜条均显示阴性，医师认为结果矛盾，于是打电话咨询。笔者了解情况后，拿出原始膜条和结果进行比对，比对无误。除此之外，笔者还发现该患者 ALD 中 Anti-M2-3E 阳性。

笔者工作的实验室对抗线粒体抗体的检测方法为斑点法和印迹法。其中单独的抗线粒体抗体谱检测采用的是斑点法，其 M2 型检测膜条包被的抗原位点包括丙酮酸脱氢酶复合物的 E2、蛋白 X、E1 α 亚单位和 E1 β 亚单位，以及支链 α- 酮酸脱氢酶复合物支链的 E2 和 α- 酮戊二酸脱氢酶复合物的 E2。而 ANA 及 ALD 中 AMA M2 的检测采用的是印迹法，其膜条上包被的抗原位点单一，只含有丙酮酸脱氢酶复合物 E2 亚基。由此，当患者血清（血浆）中含有除抗丙酮酸脱氢酶复合物 E2 亚基抗体以外的 M2 型抗体时会出现斑点法阳性而印迹法阴性的情况。另外，由于 ALD 中 M2-3E（BPO）膜条所包被的抗原位点包括支链 α- 酮酸脱氢酶、丙酮酸脱氢酶和 α- 酮戊二酸脱氢酶，上文提到的患者 M2-3E（BPO）膜条阳性更是 M2 结果不一致这一"矛盾"现象的佐证。

电话中，笔者将以上原理告知医师并建议门诊医师按 M2 阳性处理。在 LIS 报告中，笔者还发现该患者生化报告中碱性磷酸酶（ALP）为 259.8U/L

（参考范围为 47~185U/L），两者结合高度怀疑为原发性胆汁性胆管炎（PBC），提示临床诊断。经解释后，医师表示理解并感谢。

【沟通体会】

本案例中，两种方法学的基本原理虽然都是抗原 - 抗体反应，但所检测的 M2 型抗线粒体抗体所对应的抗原位点种类不尽相同。斑点法检测的是如上 6 种 M2 抗原位点相应的抗体，而 AMA M2 膜条印迹法检测的只是抗丙酮酸脱氢酶复合物 E2 亚基抗体这一种。另外，M2-3E（BPO）膜条包被了除丙酮酸脱氢酶复合物 E2 亚基抗原位点外的 3 种抗原位点。可以发现，斑点法所包被的抗原位点类型包括了印迹法包被的所有抗原位点类型，因此，当斑点法阳性时，印迹法出现阴性结果也就不难解释。

针对本案例，笔者有如下心得。作为检验人员，熟悉各项目的检测意义是基本功，随着医疗技术的发展，检验项目及各方法学的不断更新，检验技术人员也得不断学习，更新自身的知识库，跟上时代的潮流。当遇到一些类似本案例中"自相矛盾"的结果，审核时要在报告中进行适当备注。对于一些特殊项目或新开项目，不能简单通知了事，检验人员有义务与临床医师深入沟通，可以定期组织检验临床沟通会，将检验项目的方法学、检测影响因素、项目临床意义等进行告知。

（翟俊斌　宁明哲）

案例
041
丙型肝炎检测的困惑

【案例经过】

患者，男性，66 岁，因消化道出血至急诊内科进行检查。医师嘱进行传染病十项检测（包括乙肝两对半、HCV 抗体、梅毒特异性抗体、HIV 抗体）。两小时后，笔者发现其丙型肝炎病毒抗体定量检测结果为 3.5（参考值 0~1），属于弱阳性，遂用金标法对其进行复查，结果显示为阴性。次日，用丙型肝炎病毒抗体 ELISA 法再次复检，结果为阴性。此患者的同一管血清标本，两次检查丙型肝炎病毒抗体，一种结果为弱阳性，两种结果为阴性！笔者马上查阅三种方法的检测原理，发现丙型肝炎病毒抗体定量检测采用的是化学发光法，并且利用了磁捕获及生物素和亲和素的信号放大作用，具有灵敏度高的特点，但是超高的灵敏度容易造成假阳性。而丙型肝炎病毒抗体定性采用的是 ELISA 法，其使用的酶标抗体为广谱抗人 IgG 抗体，对吸附在固相上的抗体无筛选作用，这就降低了检测的特异度。金标法特异度高而灵敏度差，其结果的阳性预期值高而阴性预期值低。而丙型肝炎病毒 RNA 可以反映丙型肝炎病毒的复制和传染性，在感染丙型肝炎 7~14 天后血清中即可检测出丙型肝炎病毒 RNA，通过 RT-PCR 进行扩增的技术具有高灵敏度和特异度的特点。所以笔者打电话给急诊内科，告诉医师患者的情况，并分析化学发光法和 ELISA 法检测丙型肝炎病毒抗体是丙型肝炎病毒的筛选方法，建议检测 HCV RNA 确诊。解释后，医师表示理解，根据建议制定检测方案。

【沟通体会】

丙型肝炎病毒抗体的检测是用于临床丙型肝炎病毒感染筛查的主要方法。化学发光法和 ELISA 法检测丙型肝炎病毒抗体是丙型肝炎的主要筛查方法，其检测的灵敏度较高，但是特异度较差。HCV 金标法检测特异度高而灵敏度差。丙型肝炎病毒 RNA 检测是丙型肝炎检测的金标准，采用的主要方法为 RT-PCR 技术，具有灵敏度及特异度高等特点。因此，当化学发光法和 ELISA 法检测丙型肝炎病毒抗体结果不一致时，建议采用 RT-PCR 技术检测丙型肝炎病毒 RNA 进行确诊。

确诊丙型肝炎需检测 HCV RNA。

（夏艳艳　宁明哲）

案例 042　梅毒阴性还是阳性

【案例经过】

我院实验室检出一份梅毒特异性抗体（ELISA 法）阴性，梅毒快速血浆反应素滴度（RPR）阳性，滴度为 1:2 的标本，两种方法结果不一致。因为 RPR 存在假阳性，一些类风湿因子高的患者、抗心磷脂抗体高的患者，以及一些老年人等都会存在这种情况。于是笔者积极与临床进行沟通，了解到该患者就诊于泌尿外科，男性，47 岁，临床诊断阴茎头包皮炎。根据该患者临床症状，医师高度怀疑该患者梅毒感染。另外笔者又考虑到 ELISA 检测方法存在前带现象（由于血清抗体水平过高，抗原抗体比例不合适，出现假阴性或弱阳性结果）。为排除这种情况，次日用 ELISA 法复查梅毒特异性抗体，并按 1∶1、1∶10、1∶100、1∶1 000 稀释进行试验，结果均为阴性；再用梅毒螺旋体颗粒凝集试验（TPPA）进行复查，结果为可疑（即颗粒沉积孔底，中央形成一小点）。使用化学发光仪进行梅毒特异性抗体定量检测，结果为 0.89（参考范围 0~1），属于"灰区"。经分析，该患者可能属于梅毒抗体浓度过高，导致 ELISA 法检测为阴性；亦可能是其处于感染初期，体内梅毒抗体浓度过低，导致 ELISA 法检测为阴性，并且另外两种方法检测结果也为弱阳性。故再次电话与临床医师进行沟通，告知其实验室结果，便于临床治疗。

【沟通体会】

针对此案例，笔者有如下心得。

首先要熟悉两个概念，一是窗口期，二是前带现象。感染梅毒螺旋体之后，机体免疫应答需要一定过程，抗类脂质的抗体浓度尚处于实验方法的检测限之下，称为窗口期。由于血清抗体水平过高、抗原抗体比例不合适可导致假阴性或弱阳性结果，将此血清稀释后再做血清学实验，出现阳性结果，称为前带现象。梅毒抗体检测（ELISA 法或化学发光法）、TPPA 法均为梅毒特异性抗体检测方法，而 RPR 是梅毒非特异性抗体检测方法。如出现梅毒特异性抗体阴性而 RPR 结果阳性这种情况时，需要用其他方法进行复查，避免前带现象造成的假阴性。另外出现梅毒特异性抗体阳性时，需要用 TPPA 进行复查。通过这些方法联合检测，可避免梅毒特异性抗体的漏检和假阳性，从而更好地服务临床，为临床诊断与治疗提供依据。

检测梅毒需特异性抗体、非特异性抗体检测。

（朱益佳　宁明哲）

案例 043　极速升高的血红蛋白

【案例经过】

2018 年 5 月 5 日，笔者晚上急诊夜班，审核发布病房送来的急诊血常规报告时，看到一个患者名字很熟悉，原来笔者上午在血库值班，给该患者配过 2U 的悬浮少白红细胞，可是今天晚上该患者的血常规报告结果都正常，红细胞 4.6×10^{12}/L、血红蛋白 124g/L，这样的结果患者为什么上午要输血呢？也不符合输血指征，再看临床诊断是消化道出血，查询患者病历，查询到前一天和今天的结果详见表 43-1 和表 43-2。

表 43-1　血常规检验（5 月 4 日）

项目名称	结果	参考值
WBC	11.9×10^9/L	（$3.5 \sim 9.5$）$\times 10^9$/L
RBC	3.1×10^{12}/L	（$4.3 \sim 5.8$）$\times 10^{12}$/L
HGB	75g/L	$130 \sim 175$g/L
HCT	0.27	$0.4 \sim 0.50$
PLT	154×10^9/L	（$125 \sim 350$）$\times 10^9$/L

表 43-2　血常规检验（5 月 5 日晚）

项目名称	结果	参考值
WBC	8.9×10^9/L	（$3.5 \sim 9.5$）$\times 10^9$/L
RBC	4.6×10^{12}/L	（$4.3 \sim 5.8$）$\times 10^{12}$/L
HGB	124g/L	$130 \sim 175$g/L
HCT	0.4	$0.4 \sim 0.50$
PLT	254×10^9/L	（$125 \sim 350$）$\times 10^9$/L

患者男性，70 岁，因消化道出血住院，昨天的结果符合临床诊断，今天的血红蛋白突然正常，虽然患者输了 2U 悬浮少白红细胞，也不至于增长这么快，是治疗好转，还是血液浓缩？是今天的结果有误差，还是昨天的结果有误差？

【沟通体会】

查看检测仪器质控这两天都在控，不放心又把标本换另一台仪器重复检测，结果基本相同，说明仪器没有问题。又把昨天的标本找出来，用今天使用的仪器重复检测，结果和昨天基本一致。随后电话联系值班护士，询问患者情况。护士答复是病情稳定，护士确认该患者今天上午输注 2U 悬浮少白红细胞，出于对结果的怀疑，请求护士再次采血复查。半小时后收到重新采集的血样，上机重复检测，血红蛋白依然是 124g/L，难道患者神速好转？正在满头疑惑的时候，急诊患者增多，积压了很多标本，笔者只能和护士沟通该患者血常规报告暂缓发送，赶紧处理积压的标本。

等到晚上 10 点多，急诊患者人数减少，有点空余时间，再次分析这份检查报告。难道护士搞错了采血的患者？但已要求重新采血，不应该啊。随后再一次电话联系值班护士，护士确认说没有搞错。难道患者真的是这个结果，笔者还是有点怀疑。随后拿着昨天和今天的血常规，敲开了血库值班人员的门，用玻片法检测两个样本的血型。两管血，同一个人，却有两个血型，昨天的是 A 型，今天的是 O 型，显然昨天和今天不是同一个人，终于找到了原因。

赶紧再次电话联系值班护士确认，护士依然坚持采血是正确的，笔者把同一个人却是两个血型的情况告诉她，她才重新找原因。原来是下午患者调换了病床，晚上护士接班一直比较忙，她们科室打印条码的机器又出了故障，她让实习护士去先采血，后补的条形码。实习护士只核对了床位，没有核对姓名和住院号码。随后病房又重采集该患者的血样，复查结果血红蛋白 83g/L，符合临床诊断。

有时候只有自己亲自去临床，才能找到原因。因为血型的不同，笔者最终找到了原因。

（冉宝才　陈　亮　韩志君）

案例 044　显微镜下大文章

【案例经过】

随着检验分析技术的不断进步，实验室和临床检验仪器从过去的半自动化分析已逐步普及全自动分析，工作模式从过去单台仪器的自动工作发展到目前流水线作业的全实验室自动化，降低了成本，减少了人工，提高了工作效率。

一些新型的全自动血细胞分析仪搭载了检测体液的工作模式，据了解，不少医院由于人员紧张，为了提高工作效率，直接选择体液模式进行胸腔积液和腹水的细胞计数和分类。然而由于方法的限制，机器并不能替代显微镜，体液模式可能会出现分类不准，一些特殊细胞不能识别计数，出现漏诊和误诊的情况。笔者上个月遇到的一个病例如下：患者男性，68 岁，胸腔积液标本。自述胸痛、胸闷一周，以胸腔积液原因待查入院。胸腔积液常规检查，外观淡黄微混浊，李凡他试验阳性，比重 1.020，蛋白 45g/L，白细胞 200×10^6/L，分类：多核 10%、单核 90%。

若是这样的结果报给临床，恐怕临床也就按普通的胸腔积液处理了。

【沟通体会】

把胸腔积液离心取沉渣，推片刘氏染色后结果如图 44-1。

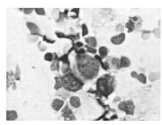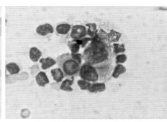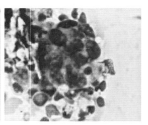

图 44-1　涂片染色镜检

低倍镜下观察全片可见聚集成堆或散在的异常细胞，高倍镜下，该类细胞胞体偏大，细胞质少，细胞质呈云雾状，灰蓝色，细胞核偏大，疏松，核质比增高，核仁明显。考虑中低分化腺癌细胞。提示临床做病理确诊。

两天后病理回报结果，提示中分化腺癌。

本病例中仪器检测的结果白细胞计数只有 $200 \times 10^6/L$，而仪器检测体液的工作模式不能检测出异质细胞。若是只按仪器法报结果，会漏诊和误诊患者。

自动化有有利的一面，同时带来的负面影响也逐渐显露。常规的细胞计数和分类，可采用仪器和显微镜计数，前者操作简单、快速、重复性好。后者是金标准，但是操作烦琐，费时费力，对人员要求较高。由于自动化仪器的普及，越来越多的检验人员动手能力下降，镜下功夫薄弱。仪器普及的今天，镜下功夫切不能丢，科室应着重培训和考核。所以应主张对胸腔积液、腹水、脑脊液等标本进行仪器检测的同时，也要加强人工镜检。

【胡志德副主任技师专家点评】

胸腔积液可以分为良性胸腔积液和恶性胸腔积液。在所有的恶性胸腔积液中，肺腺癌引发的胸腔积液约占 80%。胸腔积液细胞学检查诊断恶性胸腔积液的灵敏度为 30%～50%。加强胸腔积液细胞学检查，可以使约 20%～40% 的恶性胸腔积液得到及时确诊，从而避免了胸腔镜、胸膜穿刺等有创检查。在本案例中，笔者主动对胸腔积液进行细胞学检查，及时发现了肺腺癌，这种工作态度和工作方式值得学习。

（冉宝才　王恺隽）

案例 045　可疑的纤维蛋白原

【案例经过】

我院有两套不同系统的凝血检测设备，分别是法国和美国的厂商生产，两套设备检测原理不同，各有优缺点，美国的仪器使用免疫比浊法检测系统进行多项指标检测，速度快，符合率高，可开展的项目比较全；缺点是受黄疸、乳糜、溶血、混浊等光学干扰物的干扰。

急诊用的是法国的自动凝血分析仪，其采用磁珠凝固法检测多项指标，由于凝固法的凝固过程检测的是机械运动变化而不是光学变化，因此不受黄疸、乳糜、溶血、混浊等光学干扰物的干扰。两套设备极大地满足了临床疾病诊断和疗效观察的需要。

某日上午审核凝血报告，发现有名患者两次检查的纤维蛋白原（FIB）差别很大，两次结果如表 45-1、表 45-2。

表 45-1　急诊全自动凝血分析仪检测结果

项目	结果	单位	参考区间
PT	19.9	s	11～15
INR	1.7		0.75～1.25
APTT	52.1	s	25～44
TT	26.7	s	14～21
FIB	＞ max	g/L	2～4

表 45-2　临检室全自动凝血分析仪检测结果

项目	结果	单位	参考区间
PT	17.6	s	11～15
INR	1.62		0.75～1.25
APTT	49.1	s	25～44
TT	27.7	s	14～21
FIB	0.34	g/L	2～4

单从结果分析，昨天的结果，FIB ＞ max，TT 却是延长的，有点不相符合，随后电话联系昨天夜班的同事，同事说，昨天做了两遍仪器都报 FIB ＞ max，而且还让护士重新采血复查，结果也是 FIB ＞ max。昨天是 FIB 大于检测上限，今天却只有 0.34g/L。查看患者病史，患者，58 岁，男性，因消化道出血收入院。可见 FIB ＞ max 显然与临床不符合。那问题出在哪了呢？

【沟通体会】

笔者查看两台仪器检测的原始结果和反应曲线，原因跃然纸上。

两台设备检测 FIB 的原理有所不同，急诊的设备采用 clauss 法，是通过加入凝血酶，使标本发生凝固，凝固的时间越短，纤维蛋白原含量越高。

而临检室的设备检测纤维蛋白原同时应用 clauss 法和衍生法。衍生法是在 PT 的反应完成后，根据生成的凝块大小来推算纤维蛋白原的含量。凝块越大，吸光度差值越大，可通过不同浓度的纤维蛋白原含量对应不同的吸光度制定标准曲线，根据检测标本的吸光度差值通过标准曲线，换算出纤维蛋白原的含量。

临检室的设备检测纤维蛋白原使用的 clauss 法是根据检测标本凝固前后吸光度的变化判读是否凝固。当 clauss 法检测失败时，仪器会自动调整为衍生法计算纤维蛋白原的含量。这次测试 FIB 为 0.34g/L，就是根据 PT 衍生法测出来的。就本患者而言，昨天晚上其实是因为 FIB 含量低于检测下限，使检测时间超出仪器检测范围。急诊的自动凝血分析仪采用磁珠凝固法检测 FIB，即根据磁珠运动判断凝固的时间，通过曲线计算出 FIB 的量。这个曲线是反曲线，磁珠凝固的时间越长，FIB 的量应该是越少。但这个患者 FIB 含量较少，检测时间超出线性范围，所以报警 FIB > max。由于夜班同事为新入职职工，对仪器的检测原理不太了解，以为就是纤维蛋白原含量大于检测上限，发生了以上错误。

作为一名检验人员不光要有过硬的医学基本知识，而且还要对仪器设备有所了解，掌握仪器检测原理，知其然也知其所以然。每份极端异常的检验报告待发出时，检验人员都要了解患者病史，离开患者病史谈论检验结果，都是空中楼阁。

（冉宝才　陈　亮）

案例 046　结果不一致，谁"错"了？

【案例经过】

笔者接到儿科医师投诉电话，带有不善的质疑语气："你们检验科免疫室的肺炎支原体抗体检测结果到底准不准确？同一位患儿同一次采血得到一阴一阳两个报告，我到底该相信哪份检测结果？"接到这位临床医师的投诉后，笔者耐心细致地询问了相关的具体信息与内容。原来该医师主管的一位患儿，因反复咳嗽一个月余入院，同日采集血样进行了呼吸道病原体抗体联合检查、肺炎支原体抗体检查等。报告结果为：呼吸道病原体抗体联合检查全阴性；肺炎支原体抗体检查阳性（1∶320）。但是，呼吸道病原体抗体联合检查是包含有肺炎支原体抗体这一项的，既然都同为肺炎支原体抗体检查，为何出现两者结果不一致？是检验科的检验质量出现了问题吗？

【沟通体会】

　　每次接到临床的咨询或投诉都必须认真对待。本着对临床、对患者认真负责的态度，笔者首先排除了标本性状的影响因素，然后对两份标本进行了重新检测，结果显示：呼吸道病原体抗体联合检查全阴性；肺炎支原体抗体检查阳性。前后两次检查结果完全一致。在查阅了两种检测试剂的说明书及一些相关的文献资料后，及时与临床医师进行了沟通。

　　包含肺炎支原体抗体项目的呼吸道病原体抗体联合检查的检测原理是间接免疫荧光法，是通过将肺炎支原体抗原固定在细胞中，而包被在检测孔内，检测的是肺炎支原体 IgM 抗体。人体感染肺炎支原体后，首先出现 IgM 类抗体，IgM 类抗体一般在感染 1 周后出现，2 ~ 4 周内达高峰，后逐渐下降。患儿入院前已反复咳嗽一个月余，若为肺炎支原体感染，其 IgM 水平已进入下降期，当 IgM 水平低于间接免疫荧光法检测灵敏度时不易被检出。

　　本实验室单独的肺炎支原体抗体检查项目的检测原理是被动凝集法，使用表面吸附了肺炎支原体抗原的明胶颗粒制成的致敏粒子与血清中存在的肺炎支原体抗体产生凝集反应，其检测的是肺炎支原体总抗体，包括 IgM 类和 IgG 类抗体。IgG 类抗体在感染后 20 天左右开始出现，一个月后达高峰，在体内可维持 1 ~ 2 年，在肺炎支原体持续感染者或既往感染者体内均易检出。因此，该患儿若为肺炎支原体感染，在较长的一段时间内，检测肺炎支原体总抗体均会得出阳性结果。

　　本案例中，两项貌似相同的检查项目的检测结果不一致，是不同试剂类型检测的 Ig 亚类不同所致，并非检验结果的质量出现了问题。根据患儿病程较长的特点，笔者建议临床医师以肺炎支原体总抗体结果为参考指标，结合临床症状体征及其他检查结果进行进一步诊疗。对于检验科，应加强与信息管理部门沟通，完善检验项目名称，以便临床医师理解。

【王健副主任技师专家点评】

　　免疫检测技术发展迅速，在临床工作中常会碰到同一检测项目使用不同的检测试剂及检测方法，而检测结果往往也不尽相同。检验者若能及时做好与临床医师及患者的沟通交流，就能减少不必要的误解，减轻医患矛盾。这需要检验工作者不断学习，加强对不同方法学的熟悉和理解。

　　对于免疫学检验来说，同一检测项目，不同实验方法的检测结果往往不适宜直接比较，其主要原因有以下三点：①不同检测试剂，其抗原（抗体）来源不同；②不同检测方法，其抗原决定簇或抗原表位的展现形式不同；③不同检测原理，其实验反应体系不同。以上原因都可以导致不同实验方法的灵敏度与特异度的差异。对于定量检测项目，溯源至相同的国际单位时可以进行一定程度的比较。而对于定性检测项目，不同的方法学之间不宜进行直接比对或替代。

（李　晞　王　健）

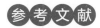

参　考　文　献

SHOENFELD Y, MERONI P L, GERSHWIN M. Autoantibodies. 3rd ed. Cambridge, Massachusetts: Elsevier Science and Technology, 2013: 185-193.

案例 047　"风云突变"的乙肝五项

【案例经过】

　　2018 年 10 月 30 日（周二），临床检验工作在紧锣密鼓地进行着。忙了一上午，乙肝五项的检测结果也陆续出来了，然而笔者在审核报告时，却发现了一个与历史记录严重不符的结果，且前后时间相隔不久。患者林某，男，11 岁，干细胞移植科，临床诊断为地中海贫血。该患者近几次的乙肝五项结果如表 47-1。

表 47-1　林某的乙肝五项结果

项目	单位	2018-10-30 结果	2018-09-30 结果
乙型肝炎表面抗原	IU/ml	＞ 250	0.00
乙型肝炎表面抗体	mIU/ml	0.00	＞ 960
乙型肝炎 e 抗原	PEIU/ml	0.06	0.00
乙型肝炎 e 抗体	PEIU/ml	0.08	0.08
乙型肝炎核心抗体	PEIU/ml	4.12	0.35

"一个月前乙肝表面抗体还那么高，现在就感染上乙肝病毒了吗？"笔者心里嘀咕着，根据临床经验判断，这种情况可能性不大。患者诊断是地中海贫血，有没有可能是输血影响呢？而常见的血制品输注造成前后结果不一致的情况多见于既往乙型肝炎表面抗原阳性，输血后乙型肝炎表面抗原消失继而出现乙型肝炎表面抗体，而该患者的情况恰好相反，笔者还是初次遇见。如果是输血引起的乙型肝炎病毒感染，那就是大事情了。当然还有可能就是，该份标本张冠李戴，或前后受检者不是同一人。

【沟通体会】

带着种种疑问，笔者决定还是先排除检验方面的因素，查看了患者的标本，血清状态良好，无溶血、脂血、黄疸。将该标本重新上机复查乙型肝炎表面抗原，还是高于检测上限（＞ 250IU/ml）。从本院 HIS 系统获取了一些临床信息，该患者是重型 β 地中海贫血患者，入院行干细胞移植术。9 月 28 日入院例行输血前检查，10 月 28 日进行了骨髓采集物的输入，供者是患者姐姐。笔者初步怀疑该患者的术后乙肝五项结果有可能受到移植物的影响，可患者的病历资料并无记录供者的乙型肝炎检查结果。为此，笔者觉得有必要与该患者的主管医师了解情况。经与主管医师沟通患者诊疗情况和询问供者是否存在乙型肝炎病毒感染，最后了解到供者 HLA 配型与患者是全相合，但乙肝五项检查为"大三阳"，HBV DNA 结果为 5.0×10^2 拷贝 /ml。患者在移植前已予乙肝免疫球蛋白预防，并在移植后进行了抗病毒的预防用药。至此，终于明白这"风云突变"的乙型肝炎表面抗原由何而来。于是笔者告知临床医师该患者移植后检测的乙肝五项结果，并建议 3 ~ 4 周后再采血复查患者乙肝五项情况。一个多月后，患者到血液科门诊再次复查乙肝五项，结果显示乙型肝炎表面抗原（0.0IU/ml），乙型肝炎表面抗体

（38.96mIU/ml）。

乙肝五项结果与历史记录不符的情况不少见，根据笔者的临床经验，以及与患者和临床沟通，总结出以下情况。

1. 历史记录乙肝表面抗原阴性，现出现阳性，时间间隔较长，有可能是近期感染了乙型肝炎病毒。要除外历史记录与现检测结果并非来自同一患者。笔者遇到过同一就诊卡三次截然不同的结果，经了解是来源于三位不同就诊者采血的检测结果。

2. 已确诊为慢性乙型肝炎的患者，进行规范化治疗，并定期监测，其乙肝表面抗原会有不断降低的现象，甚至转为阴性。

3. 乙型肝炎病毒急性感染治疗后短期内表面抗原转为阴性。

4. 输注血制品如血浆、免疫球蛋白等，导致前后结果不一致，常见既往结果显示乙肝表面抗原阳性，现结果显示乙肝表面抗原阴性，且乙肝表面抗体强阳性，但此情况多为一过性，输入性抗体的干扰封闭作用会逐渐减弱，而乙肝表面抗原会在约半个月到 1 个月内恢复至原水平。

5. （肝脏或骨髓）移植前后不一致，常见情况同 4，本次案例情况甚为少见。

【王健副主任技师专家点评】

不管是哪一种情况，只要出现与历史记录或临床表现不符的情况，作为检验工作人员都应该主动去寻找原因，必要时与患者或临床医师进行有效沟通，以确保检验报告的准确性。而在不干扰临床工作的前提下，赋予检验医师查看临床病历资料的权限对辅助提高检验工作质量非常有帮助。当检验结果异常或与历史记录不符时，检验人员可以通过 HIS 系统查看患者病历资料，了解患者的一些基本情况和诊疗情况，有助于检验医师发现问题和解决问题，也利于检验人员增长临床知识，丰富临床案例经验，提高与临床医师沟通的能力和效率。

（黄霞梅　王　健）

案例 048　一个"M 蛋白"引发的思考

【案例经过】

　　血清蛋白电泳对肝、肾疾病和多发性骨髓瘤（multiple myeloma，MM）的诊疗有着很重要的意义，是血液科、肾内科和感染科常开的项目。一天，笔者在审核结果时发现一名呼吸内科的患者血清蛋白电泳图中 γ 区出现一 M 蛋白峰。查看检验 LIS 系统，该患者有贫血表现，红细胞 2.48×10^{12}/L，血红蛋白 75.4g/L，肝功能检查中总蛋白升高（89.1g/L），球蛋白升高（59.5g/L），肾功能正常。笔者心里咯噔了一下，这患者该不会是 MM 误诊进了呼吸科了吧。于是满怀好奇地打开了医院 HIS 系统查看该患者的病历。患者刘某，男，60 岁，"反复发热、盗汗、咳嗽 9 个月余"，胸部 CT 提示"两肺炎症；两侧胸腔少量积液"，门诊拟"肺部感染？"收入呼吸一病区。既往因"突发腰痛"就诊于骨科，诊断为"胸腰椎压缩性骨折伴骨裂"并进行了胸腰椎体成形术治疗。一看到这些信息，"老年男性，贫血，骨痛，有感染现象，且出现 M 蛋白"，笔者觉得这名患者患 MM 的可能性很大。"医生有没有往这方面考虑呢？""应该是有这意识吧，要不怎么会开血清蛋白电泳检查呢？""是不是备注有 M 蛋白就好了，打电话去跟医生说会不会太多余了呢？我一个小检验员，医生会相信我吗？"思来想去，笔者还是决定打个电话跟主管医师沟通此事。以下是笔者与医师的对话：

　　"医生您好，我是检验科的，想跟您了解 10 床患者刘某的诊疗情况。"

　　"这个患者现在是肺部感染查因，贫血查因。入院前在下级医院进行多次抗炎治疗好转后反复，目前正进行抗炎治疗。"

　　"嗯，患者的血清蛋白电泳检查发现有 M 蛋白，且有贫血、感染的症状，查看病历既往还有骨折，多发性骨髓瘤的可能性大。"

　　"真是这样呀？我原来也没想过给他做血清蛋白电泳的，是一次偶然的机会参加了个学术会，了解到部分骨髓瘤患者会以感染的症状就诊，可以做血清蛋白电泳进行初步筛查。我看到这个患者的症状也比较符合骨髓瘤，就试着给他做了，没想到还真是。谢谢你啦！"

　　"不客气，建议给他加做血清和尿免疫固定电泳检查以便明确疾病。其实我们也希望能跟你们临床多沟通，为患者提供更好的诊疗服务。"

挂完电话，心里舒坦了很多。原来与临床沟通也没有笔者想象中那样困难。后来笔者也追踪了这个病例，发现血清免疫固定电泳是 IgG+κ 型，尿免疫固定电泳是 κ 型。请血液科会诊后患者转入了血液科进一步检查和治疗，最后明确诊断为 MM。

【沟通体会】

笔者不禁感慨，如果这名患者能在发现"腰骨痛"时查一个血清蛋白电泳，我们检验人员与临床医师做好沟通工作，就能更早发现和明确诊断，进而更早地进行治疗，患者就可以避免不必要的医疗浪费，而且生存质量和生存率也会有很大的提升。

多发性骨髓瘤（multiple myeloma，MM）是一种克隆性浆细胞异常增殖的恶性疾病，常见的症状为"CRAB"：高钙血症（calcium elevation，C），肾功能损害（renal insufficiency，R），贫血（anemia，A），骨病（bone disease，B）。由于骨髓中克隆性浆细胞异常增生，分泌无功能性的单克隆免疫球蛋白，而正常的免疫球蛋白生成遭到抑制，免疫功能低下，容易引发感染，出现感染的症状。部分患者还会出现高黏滞综合征和神经系统症状。由于 MM 的症状缺乏特异性，初诊可出现在不同科室如血液科、感染科、消化内科、呼吸科、肾病科、风湿免疫科、骨科、心内科和神经内科等。如果初诊在血液科就比较容易被发现，而其他科室医师缺乏对 MM 的认识因此不易被发现，导致 MM 的误诊率高达 55.13%，主要原因是医师经验不足，缺乏对该病的认识和未选择特异性检查项目，如血清蛋白电泳、免疫固定电泳和骨髓细胞形态学检查等。当患者辗转多个科室后到血液科明确诊断时，病程已拖到中晚期，治疗效果差，生存质量也不高。现在很多医院开始尝试多学科协作诊疗（multi-disciplinary treatment，MDT），采取MDT 模式以加强对 MM 的筛查。血清蛋白电泳是进行 M 蛋白筛查的最佳方法。上海复旦大学附属中山医院对 22 193 例住院和门诊患者用血清蛋白电泳进行筛查，发现 354 例疑似浆细胞增生性疾病（1.6%），其中 206 例免疫固定电泳阳性（0.92%）。可见采用血清蛋白电泳进行浆细胞疾病筛查的重要性，可以大大地提高 MM 的诊断效率。而我们检验科需要做的就是多与临床沟通，并参与到临床 MDT 中，为患者提供更优化的诊疗服务。

【王健副主任技师专家点评】

  随着现代实验室的发展和检验新技术的进展，检验与临床沟通的重要意义已毋庸置疑。但实际工作中，检验科与临床科室的沟通大部分仍停留在危急值报告、标本质量等一些浅表层面。这与多方面因素有关，其一是检验工作者的临床知识、临床经验储备参差不齐，医学检验技术专业的特殊定位要求检验工作者不仅"会检验"，还要"懂临床"，才能在每日工作的大量报告数据中发现问题并提出合理的临床建议；其二是检验人员的工作"惰性"，把检验工作"做完"还是"做好"是我们始终需要思考的问题，如果每日仅是完成检验流程，发出数据结果，那么进一步与临床沟通无疑是额外负担，如何摒弃这种惰性思维，加强与临床沟通，是"做好"检验质量的重要环节。此外，人际交流、沟通方式及谈话技巧等也是影响临床沟通效果的因素。

（黄霞梅 王 健）

参考文献

[1] 中国医师协会血液医师分会，中华医学会血液学分会，中国医师协会多发性骨髓瘤专业委员会. 中国多发性骨髓瘤诊治指南（2017 年修订）. 中华内科杂志，2017，56(11)：866-870.

[2] 曾敏，羊裔明. 误诊疾病数据库 2004—2013 年单病种误诊文献研究：多发性骨髓瘤. 临床误诊误治，2017，30(1)：31-35.

[3] 邵文琦，汪洋，吴炯，等. 毛细管电泳对单克隆球蛋白血症的筛选及分析. 中华检验医学杂志，2013，36(12)：1150-1153.

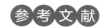

案例 049　青少年肾动脉纤维肌发育不良 1 例

【案例经过】

  患者男，11 岁，因发现高血压 5 年入住内分泌科，临床诊断：高血压原因待查。患者 5 年前体检时发现血压偏高，未重视。1 年前入学体检发现血压仍偏高，遂至当地医院就诊，查腹部超声正常，建议至上级医院进一步就诊，查血常规、尿常规、红细胞沉降率、肝功能、心肌酶谱和免疫球蛋白均正常；抗心磷脂抗体、ANA、ENA、ANCA 均未见异常；血浆肾素活性 5.02ng/（ml·h），血管紧张素 Ⅱ 198.8pg/ml；心脏超声检查提示左心室壁稍肥厚，左心收缩功能正常范围；心脏核磁共振检查提示左心室舒张末期容积（LVEDV）正常上限，MASS 略高于正常值，左心室收缩功能好。现为进一步查明病因，收入我院内分泌科。

入院完善相关检查：血常规、尿常规、尿 UA/CR、大便常规、凝血常规、肝肾功能、电解质、糖化血红蛋白、甲状旁腺激素、降钙素、肿瘤指标（CA15-3、AFP、CEA、CA19-9）未见明显异常。甲状腺功能示 TSH6.43μIU/ml，余项正常；心肌酶谱示 CK-MB 29.3U/L，ADA 24.8U/L，ALP 352.0U/L；血脂示 TG 3.65mmol/L。心电图示窦性心律，左心室高电压。24 小时动态血压示血压昼夜节律存在，血压值轻度升高（平均收缩压 133mmHg，舒张压 82mmHg，最高收缩压 169mmHg，最高舒张压 107mmHg）。肾脏 + 肾血管 MRI 示肾脏、肾血管未见明显异常。心脏超声示心内结构未见明显异常；颈动脉超声、下肢动脉超声示血流通畅。三次查 24 小时尿电解质及同步血钾均正常。肾动脉 + 腹主动脉 CTA 未见明显异常。肾上腺 CT：左侧肾上腺内侧支稍增粗。卧位醛固酮 170.06pg/ml，血浆肾素 11.79pg/ml，PRA 1.78ng/（ml·h），AT-Ⅰ 2.69ng/ml，AT-Ⅱ 111.17pg/ml；立位醛固酮 253.15pg/ml，血浆肾素 59.92pg/ml，PRA 1.34ng/（ml·h），AT-Ⅰ 14.42ng/ml，AT-Ⅱ 358.12pg/ml，提示卧位醛固酮、肾素、AT-Ⅱ 及立位肾素、AT-Ⅱ 升高。考虑"肾血管性高血压"可能性大，血管造影为诊断的金标准。肾动脉造影术：右侧肾动脉前支二级分支血管可见节段性狭窄，管壁僵硬，符合肾动脉纤维肌发育不良诊断，余肾脏动脉血管未见明显异常。

【沟通体会】

患者为青少年男性，血压偏高 5 年，考虑为"继发性高血压"，继发性高血压占高血压人群的 10% 左右，随着诊断技术的不断提高，比例逐渐上升。继发性高血压常见原因包括：①肾性高血压，包括肾实质病变、肾血管病变、肾肿瘤；②内分泌性高血压，包括原发性醛固酮增多症、皮质醇增多症，嗜铬细胞瘤，甲状腺和甲状旁腺疾病；③心血管疾病，包括主动脉瓣关闭不全，主动脉缩窄，多发性大动脉炎，动静脉瘘；④其他，如睡眠呼吸暂停综合征、药物、颅内疾病、妊娠高血压综合征等。患者入院后查血钾、尿钾正常，醛固酮 / 肾素活性不高，皮质类固醇、促肾上腺皮质激素（ACTH）、血尿儿茶酚胺无增多，双肾上腺 CT 未见特征性改变，故原发性醛固酮增多症、嗜铬细胞瘤、皮质醇增多症可基本排除。尿常规、肾功能正常，不考虑肾实质性高血压。

行卧立位试验发现患者醛固酮稍高，肾素、血管紧张素 II 偏高，提示患者为高肾素型高血压，考虑肾血管性高血压可能性大，肾血管性高血压的诊断思路包括：①血浆肾素 - 血管紧张素系统检查及肾素激发试验提示高肾素活性，可作为提示诊断线索，本案例为高肾素活性；②卡托普利试验；③肾脏超声提示一侧肾脏纵轴显著小于对侧，直径差 1.5cm 以上，或单侧肾；④彩色多普勒超声肾血流显像，可测量肾动脉血流速度、阻力指数及脉冲指数，是了解有无肾动脉狭窄的一项筛选试验；⑤肾脏发射计算机断层显像（ECT）及卡托普利动态显像提示患侧肾脏 ECT 多有同位素显像曲线平坦，清除延缓等表现，使用 ACEI 后这一特征更趋明显，多提示存在肾动脉狭窄；⑥肾动脉 CT 血管造影（CTA）、肾动脉磁共振成像血管造影（MRA）、肾动脉造影，其中肾动脉 CTA 和肾动脉 MRA 均有较高的灵敏度和特异度，肾动脉造影为诊断肾动脉狭窄的金标准。

随后的肾动脉造影确诊为肾动脉纤维肌发育不良。纤维肌发育不良（fibromuscular dysplasia，FMD）属罕见病，主要发生在 15 ~ 50 岁女性，其病因尚不明确，是一种非动脉粥样硬化、非炎症性动脉壁结构疾病，可以累及全身动脉，最常见肾动脉，中膜纤维增生最常见，特征性表现是受累血管呈"串珠样"，也可表现为平滑管状（外膜纤维增生，肾动脉常见）。病理以平滑肌增生或变薄、弹性纤维破坏、纤维组织增生及动脉壁紊乱为特征。临床表现主要取决于累及的血管，当导致肾缺血时主要表现为高血压，典型者还可出现高肾素、低血钾及高醛固酮血症，而累及颅内动脉则可引起头晕、头疼，甚至出血性卒中。

【王旭东主任技师专家点评】

当前检验科开展的高血压 5 项检验，包括肾素、血管紧张素、醛固酮、皮质类固醇、促肾上腺皮质激素，对内分泌医师判断高血压的病因至关重要，高血压 5 项检验对采样有明确要求，不同体位检验结果完全不一样，可见检验前质量控制过程对高血压 5 项结果影响之大。因此，在检验前和临床沟通患者状态以确保检验结果可靠，能有效帮助医师判别肾素 - 血管紧张素 - 醛固酮系统（RAAS）与下丘脑 - 垂体 - 肾上腺轴（HPA）两个系统相关疾病的风险。涉及 RAAS 的继发性高血压，如果有肾素升高伴醛固酮升高，可能是肾素瘤、肾动脉狭窄或肾实质性病变；如果肾素正常伴醛固酮升高则可能为原发性醛固酮增多症；若两者均正常则可能是皮质醇增多症；如果两者降低，可怀疑是利德尔（Liddle）综合征。本案例中怀疑患者继发性高血压，通过检验发现醛固酮与肾素均偏高，就考虑肾素瘤、肾动脉狭窄或肾实质性病变可能，再加做肾动脉造影术最后确诊纤维肌发育不良，是一个非常好的疑难病诊断路径范例。

（王 彦）

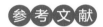
参考文献

[1] HUNT J C, HARRISON E G JR, SHEPS S G, et al. Hypertension caused by fibromuscular dysplasia of the renal arteries . Postgrad Med, 1965, 38(2): 53-63.

[2] OLIN J W, GORNIK H L, BACHARACH J M, et al. Fibromuscular dysplasia: State of the science and critical unanswered questions: A scientific statement from the American Heart Association. Circulation, 2014, 129(9): 1048-1078.

[3] OLIN J W, FROEHLICH J, GU X K, et al. The United States registry for fibromusculard dysplasia: Results in the first 447 patients. Circulation, 2012, 125(25): 3182-3190.

[4] PERSU A, GIAVARINI A, TOUZÉ E, et al. European consensus on the diagnosis and management of fibromuscular dysplasia. J Hypertens, 2014, 32(7): 1367-1378.

[5] NEYMARK E, LABERGE J M, HIROSE R, et al. Arteriographic detection of renovascular disease in potential renal donors: Incidence and effect on donor surgery. Radiology, 2000, 214(3): 755-760.

案例 050 Hb J-Bangkok 导致糖化血红蛋白结果假性降低

【案例经过】

一老年男性患者因疑似脑梗死至我院就诊，血常规检查结果为 RBC

5.7×10^{12}/L，Hb 134g/L，MCV 94.0fl，MCH 30.5pg，MCHC 338g/L，均在正常范围；生化检测结果为 GPT 15.2U/L，GOT 18.3U/L，Cr 125µmol/L，UA 503µmol/L，BUN 10.4mmol/L，空腹血糖波动在 5.1～6.0mmol/L；糖化血红蛋白分析仪标准模式检测 HbA1c 结果为 4.6%，色谱图出现异常峰 "P00"（图 50-1A），随后重新连续检测同一标本 3 次，结果在 4.4%～4.6% 之间，但都提示异常峰 "P00"。随后用糖化血红蛋白分析仪变异体模式检测 HbA1c 结果为 4.4%，色谱图出现异常峰 "P00"，且提示检测到变异体（图 50-1B）。采用免疫比浊法检测 HbA1c 结果为 5.8%。

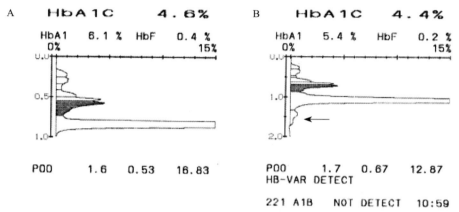

注：A. 标准模式检测结果色谱图；B. 变异体模式检测结果色谱图，箭头指示为异常峰。

图 50-1　糖化血红蛋白分析仪的检测结果色谱图

为探讨是何种变异体，笔者用全自动血红蛋白琼脂糖凝胶电泳仪观察有无异常血红蛋白条带，结果在 HbA 条带上方见一快速异常区带。随后从患者外周血提取 DNA 进行基因测序，结果在 β 链第 56 密码子发现 GGC → GAC 的点突变，最终确定变异体为 Hb J-Bangkok。

【沟通体会】

　　血红蛋白变异体属于常染色体显性遗传病，主要由珠蛋白链单个氨基酸的突变导致。目前，国外已发现并鉴定的血红蛋白变异体有一千多种。我国血红蛋白变异体的发病率为 0.33%，其中江苏省的发生率为 0.09%，异常血红蛋白类型以 HbE、Hb G-Chinese、Hb New York、Hb Q-Thailand、Hb

J-Bangkok 和 Hb D-Los Angeles 为主。

本案例中的使用的糖化血红蛋白分析仪应用了高效液相色谱法，其检测原理是基于糖化与非糖化血红蛋白所带电荷的不同，计算公式为 %HbA1c=100×HbA1c/（HbA1c+HbA），即 HbA1c 值通过 HbA1c 面积占总血红蛋白面积的百分比来表示。因此，当血红蛋白变异体随着 HbA 或者 HbA1c 一起洗脱时会导致检测结果不准确。免疫比浊法的原理是基于糖化与非糖化血红蛋白结构的不同。

国外学者研究发现导致 HbA1c 检测结果偏低的原因主要是患者体内红细胞寿命缩短（如溶血性贫血）或检测方法存在干扰因素（如血红蛋白变异体）。本案例中患者的血常规结果均在正常范围内，表明溶血性贫血不是导致 HbA1c 检测结果偏低的原因。鉴于 HbA1c 色谱图异常峰的出现，可能存在血红蛋白变异体。最终检测结果显示患者为 Hb J-Bangkok 杂合子。

之前的研究发现采用检测仪器的变异体模式和/或免疫比浊法检测可避免某些血红蛋白变异体对 HbA1c 检测结果造成的干扰。为明确该干扰是否可以得到解决，进一步用糖化血红蛋白分析仪的变异体模式进行分析，结果发现 HbA1c 值仍偏低，但免疫比浊法检测结果与患者空腹血糖水平相符。

洗脱时由于 Hb J-Bangkok 随着 HbA 一起迁移，导致 HbA 假性升高，因此 HbA1c 假性降低。免疫比浊法利用抗原 - 抗体反应的原理测定 HbA1c，以血红蛋白 β 链糖基末端的最初 4～10 个氨基酸残基作为抗体识别位点。Hb J-Bangkok 突变点位于血红蛋白 β 链第 56 位氨基酸，距离 β 链糖基末端的抗体识别位点较远，不影响抗原 - 抗体反应，因此免疫比浊法测定 HbA1c 不受 Hb J-Bangkok 的干扰。

【王旭东主任技师专家点评】

糖化血红蛋白（HbA1c）是临床糖尿病诊断及患者用药调整的重要参考依据。目前检测该指标以基于高效液相色谱法的自动分析仪为主，速度快，符合率高，稳定性好。本案例在检验中发现 HbA1c 色谱图异常峰，推测存在血红蛋白变异体，最后通过 DNA 测序验证该血红蛋白变异体是 DNA 序列突变造成的 Hb J-Bangkok 变异。高效液相色谱法的不足之处是当血红蛋白变异体随着 HbA 或者 HbA1c 一起洗脱时会使糖化血红蛋白（HbA1c）结果偏低。因此需要与临床沟通，了解患者情况，如血常规指标正常、近几个月血糖一直偏高，但糖化血红蛋白结果正常或偏低者应考虑存在特定类型的糖化血红蛋白变异体干扰，使 HbA1c 结果偏低。

（王　彦）

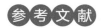

[1] POOTRAKUL S, WASI P, NA-NAKORN S. Haemoglobin J-Bangkok: A clinical, haematological and genetical study. Br J Haematol, 1967, 13(3): 303-309.

[2] JAMISON D T, BREMAN J G, MEASHAM A R, et al. Disease control priorities in developing countries. 2nd ed. Washington (DC): The International Bank for Reconstruction and Development/The World Bank, 2006.

[3] GIARDINE B, BORG J, VIENNAS E, et al. Updates of the HbVar database of human hemoglobin variants and thalassemia mutations. Nucleic Acids Res, 2014, 42(Database issue): D1063-D1069.

[4] ZENG Y T, HUANG S Z. Disorders of haemoglobin in China. J Med Genet, 1987, 24(10): 578-583.

[5] BRY L, CHEN P C, SACKS D B. Effects of hemoglobin variants and chemically modified derivatives on assays for glycohemoglobin. Clin Chem, 2001, 47(2): 153-163.

[6] KUTTER D, THOMA J. Hereditary spherocytosis and other hemolytic anomalies distort diabetic control by glycated hemoglobin. Clin Lab, 2006, 52(9/10): 477-481.

[7] 王彦，张葵，徐志晔，等. 糖化血红蛋白 D-Los Angeles 检测差异一例并文献复习. 中华检验医学杂志，2015，38(2)：143-144.

[8] WANG Y, ZHANG P, ZHOU H X, et al. Effect of Hb Shuangfeng on HbA1c results. Scand J Clin Lab Invest, 2017, 77(5): 394-396.

案例 051　这一家子怎么了？

【案例经过】

患者女（Ⅱ3），33 岁，因双下肢浮肿、红斑 6 年，双手指皮疹 2 周入院。患者 6 年前无明显诱因出现双足背、距小腿关节水肿，多于白天出现，夜间休息后可消失,呈凹陷性,病情反复,并且双距小腿关节部位皮肤出现红斑,红斑消失后有棕褐色色素沉着。1 年前无明显诱因出现气促、右侧胸痛,胸部 X 线检查示右侧胸腔积液,经泼尼松治疗好转。2 周前患者双手指出现红斑、皮疹来我院住院治疗。查体:体温 36.7℃,脉搏 85 次 /min,呼吸 20 次 /min,血压 103/80mmHg。神志清晰,贫血貌。双侧脸部有红斑,双手臂、手背、手心有红斑,双手指出现红色斑丘疹,双距小腿关节皮肤出现棕褐色色素沉着。心、肺、腹部无异常。血常规:血红蛋白 105g/L,血小板 83×10⁹/L,白细胞 1.12×10⁹/L。尿常规:尿蛋白质 1.5g/L,红细胞 25 个 /μl。血抗核抗体、抗核糖核蛋白抗体及抗 SSA 抗体阳性,诊断为系统性红斑狼疮(systemic lupus erythematosus,SLE),狼疮性肾炎。

患者二姐(Ⅱ 2),女,36 岁,因面部红斑伴脱发 4 年入院,实验室检查:血抗核抗体和抗核糖核蛋白抗体阳性,诊断为 SLE。

患者之妹(Ⅱ 4),女,30 岁,因皮疹 1 年,关节痛半年,全身水肿 10 天入院。实验室检查:血抗核抗体、抗双链 DNA 抗体及抗 Sm 抗体均阳性,诊断为 SLE。

患者家系调查(图 51-1):患者家系共 13 人,女性 7 人,其中 SLE 确诊患者 3 人,患者之母(Ⅰ 1)怀疑自身免疫病(类风湿因子 43.8IU/ml),患者大姐(Ⅱ 8)疑诊 SLE 于 30 岁去世。患者大姐之女(Ⅲ 5)和患者之女(Ⅲ 7)类风湿因子阳性,患者之女(Ⅲ 7)抗核抗体阳性。

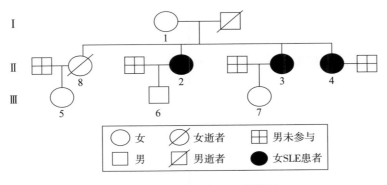

图 51-1 患者家系患 SLE 家谱图

【沟通体会】

1. 系统性红斑狼疮(SLE)是一种多系统受累的自身免疫病,多发生在 20～30 岁的女性，SLE 的病情严重性往往随病程呈复发与缓解交替起伏，该病死亡率高主要由肾病引起，治疗原则主要是延长存活期。

2. SLE 发病原因不清，发病机制也尚未明确，但众多学者一致认为，SLE 发病与遗传、环境及性激素等有关，其中遗传因素是 SLE 致病的最关键因素。对于 SLE 患者整体而言，不同患者可能存在多基因突变，但对于同一家系中的多位患者，遗传因素作用更加明显，某个或某几个异常突变的"主效"基因可能是致一种 SLE 亚型疾病发生发展的重要因素。通过基因组研究，已有约 50 个位点被报道与 SLE 发病有关。SLE 属于多基因遗传疾病，其一级或二级亲属中，0.4%～5% 可患本病或其他免疫性疾病，比一般人群高数百倍。本病例中第 I 代母亲临床表现基本正常（有时腿痛），第 II 代均为女儿（共 4 位），依据 2009 年美国风湿病学会（ACR）的 SLE 分类诊断标准，其中 3 位女儿确诊为 SLE，1 位疑诊 SLE（已去世），3 位确诊 SLE 患者均于 27 岁左右发病。第 III 代（2 女 1 男）目前未发现异常，但 2 女均可见类风湿因子阳性，其未发现临床异常可能与未到发病年龄有关，有待多年后进一步了解。家族中姐妹同患 SLE 的报道在国内少见，对其家系的遗传特征做进一步的分析有助于研究 SLE 家族遗传规律及遗传易感性的定位。

3. SLE 临床表现多样，免疫学指标变异性很大，其免疫学检测指标常见的有：抗核抗体（ANA）检测、抗双链 DNA（dsDNA）抗体检测、抗可提取性核抗原（ENA）抗体检测、抗磷脂抗体检测、补体检测等。ANA 是诊断 SLE 的重要指标，SLE 患者阳性率约为 95%～100%，但其并非 SLE 所特有，很多疾病均会出现 ANA 阳性。抗 dsDNA 抗体是 SLE 的特征性标志之一，其滴度高低与疾病的活动度相关，可作为监控治疗的指标，其阳性率约为 60%～90%，其阴性不能排除 SLE 可能。抗 ENA 抗体中的抗 Sm 抗体对 SLE 具有高度特异性，但阳性率仅为 20%～40%，其阴性不能排除 SLE 可能。SLE 患者可出现补体降低，补体降低既是 SLE 发病的原因之一（补体成分的缺损或减少，可导致体内免疫复合物的清除障碍），又是 SLE 疾病发展的后果（疾病活动期补体被大量消耗），但补体降低可见于多种自身免疫病，不具有特异性。

4. 遗传流行病学研究显示 SLE 具有很强的遗传倾向，双生子研究显示，同卵双生子发病一致率为 24%～65%，而二卵双生子发病一致率仅 2%～9%。研究显示 SLE 可能存在有多主基因效应，即在多基因遗传基础上有多个主要基因影响 SLE 的发生,但是在遗传易感性定位上仍不清楚,因此对 SLE 遗传易感性的搜寻工作仍需要继续。另外,SLE 发病的其他环境因素是否会影响 SLE 的家庭聚集性还有待进一步研究。

【经典箴言】

SLE 是一类经典的自身免疫病,SLE 发病与遗传、环境及性激素等因素有关,其中遗传因素是 SLE 致病的最关键因素。

【武永康主任技师专家点评】

SLE 是一类非常异质的自身免疫病,因此,诊断标准都被称为分类标准,即符合相关指标的患者都归为 SLE 一类疾病,其实质是多种亚型疾病患者的集合。本案例中 3 例患者来自同一家系,其家系可能含有多种 SLE 致病基因中的一种。SLE 患者免疫学指标变异性很大,其免疫学检测指标常见的有:抗核抗体(ANA)检测、抗双链 DNA(dsDNA)抗体检测、抗可提取性核抗原(ENA)抗体检测、抗磷脂抗体检测和补体检测等。上述如此多的指标在不同 SLE 患者中也不一定出现同样的阳性组合模式,从实验室指标而言也说明了 SLE 患者的异质性。此外,SLE 临床表现也多种多样,有些患者会出现皮疹、关节痛、发热及蛋白尿等症状,这可能是异质基因引起实验室指标表现的异质,继而引起临床表现异质,或者三者间存在一定的联系。本案例中这一家的发病特点,证实了 SLE 发病与遗传因素有关,但其具体机制仍需进一步研究。

(陆小琴 任丽玲)

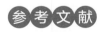

[1] 吕世静. 临床免疫学检验. 2 版. 北京:中国医药科技出版社,2010:262-266.

[2] SULLIVAN K E. Genetics of systemic lupus erythematosus. Clinical implications. Rheum Dis Clin North Am, 2000, 26(2): 229-256.

[3] 姜综敏,郜艳晖,孟炜,等. 系统性红斑狼疮的家庭聚集性研究. 复旦学报(医学版),2005,32(3):270-274.

案例 052　中年男性，记忆力减退是谁在作祟？

【案例经过】

患者刘某，男，47 岁，农民，无明显诱因出现反应迟钝、记忆力减退、定向能力差、情感冷漠等症状。曾就诊于周边多家医院精神内科、精神科门诊，未见好转。后于当地市级医院做头部核磁共振（MRI）检查，结果见额颞叶有萎缩，确诊为额颞叶痴呆（FTD），口服美金刚治疗半年余无效。家人为求进一步诊治来我院就诊，以"FTD"收入神经内科。

患者精神食欲可，大小便正常，睡眠质量可，无短期内体重明显下降，无肢体抽搐，无大小便失禁，无肢体活动受限，无畏寒发热，无低热盗汗，未治疗。入院查体：体温 36.5℃，脉搏 70 次 /min，呼吸 19 次 /min，血压 119/76mmHg。神志清楚，无病容，皮肤、巩膜无黄染，全身浅表淋巴结未见肿大。颈静脉正常。心界不大，心律齐，各瓣膜区未闻及杂音，胸廓未见异常，双肺叩诊呈清音。双肺呼吸音清，未闻及干、湿啰音及胸膜摩擦音。腹部外形正常，全腹柔软，无压痛及反跳痛，腹部未触及包块，肝脏肋下未触及，脾脏肋下未触及，肾脏未触及。双下肢无水肿。专科查体：神清，远记忆力正常，近记忆力、理解力、计算力、定向力等下降，脑神经检查未见异常，颈软，四肢肌张力增高。肌力正常，双上肢腱反射活跃，屈指反射阳性，指鼻试验准，病理征阴性，脑膜刺激征阴性，龙贝格征阴性，无深、浅感觉障碍。既往史：既往体健，否认糖尿病、高血压、高血脂病史，否认输血史及吸食毒品史，否认不洁性生活史。家族史：患者直系亲属中无相似症状病史，以及其他遗传病史。

因导致脑萎缩的原因复杂，为进一步诊治完善患者各项检查。免疫：抗核抗体阳性（1：100，颗粒型核内大颗粒），梅毒螺旋体抗体阳性，梅毒标志物（TPPA）阳性，TRUST 滴度试验阳性（1：32），HIV 抗原抗体复合检查阴性。血常规、肝肾功能、电解质、甲状腺功能、肿瘤标志物、抗中性粒细胞胞质抗体（ANCA）等检查正常。头颅 MRI 示：额颞叶有萎缩。脑电图示：轻中度异常。简易精神状态检查（MMSE）17 分，中度缺损，记忆商重度缺损，智商（IQ）低于平常。肌电图未见异常。患者诊断考虑为神经梅毒，继续完善脑脊液性病研究实验室（VDRL）试验及脑脊液常规检查与培养。结果示：VDRL 试验阳性（1：32），脑脊液潘氏试验阳性（3+），白细胞计数 $32 \times 10^6/L$，淋巴细胞百分比 90%，蛋白质 1 365mg/L，墨汁染色（−），抗酸染色（−），普通细菌培养无细菌生长。患者确诊为神经梅毒，立即进行青霉素治疗，患者病情有所缓解，能够话语交流，自理生活。

【沟通体会】

1. 神经梅毒可发生于梅毒的各个时期，根据其临床表现可以分为无症状神经梅毒、脑（脊）膜梅毒、脑（脊）膜血管梅毒、脊髓痨、麻痹性痴呆和梅毒性树胶肿，上述各分型并非孤立存在，而是神经梅毒发展的各个时期。神经梅毒临床表现复杂多样，症状可不典型或无症状，各分型交叉重叠，极易漏诊或误诊。应注意与脑血管病、脑（膜）炎、多发性硬化（MS）、中枢神经系统肿瘤、帕金森综合征、阿尔茨海默病（AD）等相鉴别。早期神经梅毒经治疗有痊愈的可能，未及时治疗可导致病残或病死。

2. 引起梅毒的梅毒螺旋体不易体外人工培养，目前临床梅毒的实验室诊断方法仍以免疫学检测为主，可分为：①非特异性反应素（抗脂质抗体）试验，其原理为利用正常牛心肌的脂质作为抗原，检测患者血清或脑脊液中的反应素。包括性病研究实验室（VDRL）试验、快速血浆反应素试验（RPR）和甲苯胺红不加热血清试验（TRUST）等。由于反应素并非仅存在于梅毒患者体内，风湿病或自身免疫病患者也可呈假阳性，所以上述指标的灵敏度和特异度均较低，但其中脑脊液 VDRL 试验特异度较高，排除血液标本污染的情况后呈阳性即可明确诊断为神经梅毒，而其灵敏度较低，若仅根据脑脊液 VDRL 试验阳性即诊断神经梅毒，则有相当部分患者漏诊。②特异性密螺旋体抗体试验，包括荧光密螺旋体抗体吸收试验（FTA-ABS）、梅毒螺旋体明胶凝集试验（TPPA）、各种酶联免疫吸附分析（ELISA）、化学发光免疫分析（CIA）、免疫印迹法（Western blotting）、快速梅毒螺旋体抗体检测等。其原理是，梅毒螺旋体抗原能够与人体血清或血浆中的抗梅毒螺旋体特异性抗体发生抗原 - 抗体反应。上述指标的灵敏度和特异度相对较高。而梅毒螺旋体特异性抗体在多数患者体内可呈终身阳性，与治疗无关，因此，梅毒螺旋体特异性抗体检测阳性的患者仍须行非特异性反应素检测以指导治疗。临床实践中，两种检测均阴性即可排除梅毒（除外窗口期）；非梅毒螺旋体特异性抗体检测阳性、梅毒螺旋体特异性抗体检测阴性，即假阳性；非梅毒螺旋体特异性抗体检测阴性、梅毒螺旋体特异性抗体检测阳性，即既往感染（除外早期非活动期梅毒）；两种检测方法均阳性即提示现症感染（除外梅毒孕妇所生婴儿）。

3. 本病例中患者免疫学检查见抗核抗体阳性（1∶100，颗粒型核内大颗粒），这与梅毒感染机体后可能会导致器官组织损伤破坏细胞，释放具有自身免疫原性的成分，诱导机体发生免疫应答，产生自身抗体有关。但梅毒侵入机体后初期是如何引起组织损伤释放自身免疫原性物质的具体机制尚未完全阐明。

4. 本病例中患者无典型的梅毒临床症状，且病史询问中否认不洁性生活史，其极易被误诊为精神疾病、神经系统疾病。因此，对不明原因的痴呆伴头部 MRI 显示与年龄不符的脑萎缩患者，应详细询问病史，认真进行全面体格检查，以及特异性血清学和脑脊液检查，提高对本病诊断的准确率。

【经典箴言】

神经梅毒临床表现复杂多样，症状不典型或无症状，各分型交叉重叠，极易漏诊或误诊，梅毒血清学检测是其诊断的重要依据。

【武永康主任技师专家点评】

梅毒是由梅毒螺旋体引起的慢性感染性疾病，主要通过性接触传播，也可通过血液和胎盘垂直传播。神经梅毒可发生于梅毒病程的各个阶段，往往是因为早期梅毒未经彻底治疗，常为晚期（Ⅲ期）梅毒全身性损害的重要表现。目前临床梅毒的实验室诊断方法仍以血清学检测为主，梅毒的血清学检测分为非特异性的反应素（抗脂质抗体）试验和特异性密螺旋体抗体试验。非特异性的反应素并非梅毒螺旋体的特异性抗体，且在很多自身免疫病患者血清中也存在反应素，其在诊断梅毒方面灵敏度和特异度均较低，但脑脊液性病研究实验室（VDRL）试验特异度较高，排除血液标本污染的情况后呈阳性即可明确诊断为神经梅毒，而其灵敏度较低，其阴性不能排除神经梅毒可能。梅毒螺旋体特异性抗体检测的特异度及灵敏度均相对较高，但梅毒螺旋体特异性抗体在多数患者体内可呈终身阳性，其阳性有可能为梅毒的既往感染。本案例中患者的梅毒特异性和非特异性抗体检测均阳性，提示为梅毒的现症感染，且患者的性病研究实验室（VDRL）试验为阳性，再结合患者的临床特点可诊断为神经梅毒。

（陆小琴　任丽玲）

参考文献

[1] 王娜，张馨月，张吴琼，等. 神经梅毒诊断与治疗新进展. 中国现代神经疾病杂志，2016，16(7)：397-403.

[2] 封建凯，马端叶，姜正德，等. 梅毒患者血清抗核抗体的检测及意义. 当代医学，2011，17(33)：5-6.

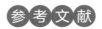

**案例
053** 人类免疫缺陷病毒暴露后需要马上检查吗？

【案例经过】

笔者在一次值班时，半夜听到一阵十分急促的门铃声，站在门外的患者六神无主，惊恐万分，"医生，快帮我检测一下，我是不是得艾滋病了？"正好笔者有这方面的知识储备，安慰道："先不要太着急了，如果是刚刚发生的暴露，现在是检查不出来的。"笔者继续解释道："如果感染了HIV，体内产生抗体需要时间，有窗口期。医生现在让你检测 HIV 抗体，是做一个本底，排除既往感染 HIV。"

在工作中，常常要面对患者的各种艾滋病相关问题。"医生，你们的检测结果可靠吗？""医生，HIV 抗体是阴性，是不是可以排除 HIV 感染了？""医生，第三代试剂和第四代试剂的区别是什么？""医生，我真的感染了艾滋病了，你们为什么检查不出来。帮我再仔细查一下！""医生，能不能帮我用第四代试剂查一下？"

遇到各式各样的询问，我们需要做的是理解他们的心情，安慰他们的情绪，再用我们的专业知识帮他们一一解答问题。这就需要我们平时多多积累，了解艾滋病的相关临床知识，用专业的知识、得体的语言帮助我们的服务对象，让他们有更好的服务体验和感受。

【沟通体会】

1. 获得性免疫缺陷综合征（acquired immuno deficiency syndrome，AIDS），是由人类免疫缺陷病毒（human immunodeficiency virus，HIV）感染引起的一种慢性传染病，感染导致 CD4$^+$T 淋巴细胞数量减少与功能降低，并易继发多种机会性感染和肿瘤。从初始感染 HIV 到终末期是一个较为漫长复杂的过程，在这一过程的不同阶段，与 HIV 相关的临床表现也是多种多样的。《艾滋病诊疗指南第三版（2015 版）》根据感染后临床表现及症状严重程度，将 HIV 感染的全过程分为急性期、无症状期和艾滋病期。急性期通常发生在初次感染 HIV 后 2～4 周。部分感染者出现 HIV 病毒血症和免疫系统急性损伤所导致的临床症状。无症状期可从急性期发展而来，或无明显的急性期症状而直接进入此期。此期持续时间一般为 6～8 年。其时间长短与感染病毒的数量和型别、感染途径、机体免疫状况的个体差异、营养条件及生活习惯等因素有关。艾滋病期为感染 HIV 后的最终阶段。患者 CD4$^+$T 淋巴细胞计数多＜ 200 个 /μl，HIV 血浆病毒载量明显升高。此期主要临床表现为 HIV 相关症状、各种机会性感染及肿瘤。

2. 窗口期（window period）指从 HIV 侵入机体到血清 HIV 抗体转为阳性的时间，在窗口期内检测不出 HIV 抗体。初期阶段，感染后 6 天至 6 周，感染者可能有非特异的急性病毒感染症状，此阶段早期可能 p24 抗原阳性，后期 HIV 抗体转阳。一旦抗体出现，即使患者症状消失，抗体滴度也可上升。患者初期阶段可能持续 2～3 周，以后转入无症状感染阶段（潜伏期），这一阶段平均 8～9 年。但因大量输血而发生 HIV 感染者，这一阶段可能缩短至 3～5 年。在此阶段中，HIV 抗体持续阳性，HIV-1 抗原（p24）转阴。最后，感染者进入艾滋病临床期（晚期），患者的 HIV 核心抗体可能消失，而包膜蛋白抗体长期存在，p24 抗原又转阳。

3. 目前 HIV/AIDS 诊断方法有：①直接分离病毒，主要用于科学研究。②病毒抗体检测，是目前艾滋病诊断的重要标准。③ p24 抗原检测。因为 p24 是血清中产生的特异性抗原，故此方法有助于窗口期和新生儿早期感染的诊断。④病毒载量检测（HIV-RNA）。作为诊断方法时，病毒载量检测主要用于特殊情况，如窗口期、婴幼儿、抗体检测结果提示不确定等。

临床上经常用到的 CD4$^+$T 淋巴细胞检测，主要是作为判断疾病进展阶段及预后的重要指标。每一种不同的检测方法都有着自己的局限性，故相关检测结果的判读需要咨询临床专业医师。通常，感染 HIV 后 10～12 天，就可以在感染者血清中检测到 HIV-RNA；感染后 14 ~ 15 天，可通过第四代酶联免疫吸附试验，即 ELISA 法检测到 p24 抗原；感染后 20 ~ 21 天，即可通过经典 ELISA 法检测到 HIV 相关抗体；感染 26 天后，则可通过免疫印迹法检测到 HIV 抗体。因此，感染 HIV 后会出现 2 个"窗口期"。第一个称为病毒学窗口期，为感染后 10 ~ 12 天，是感染者从暴露到通过目前检测方法可以从血清中检测到 HIV-RNA 的时间窗。第二个称为血清学窗口期，指感染后 21 ~ 28 天，是感染者从暴露到可以从血清中检测到 HIV 抗体的时间窗。而我们通常所说的窗口期多指血清学窗口期。因为有窗口期的存在，即使有高危行为，可能感染 HIV 者很焦虑，并要求做 HIV 筛查，也不推荐立即开立 HIV 相关检测。然而在发生职业暴露后，必须立即进行 HIV 检测，目的是确定职业暴露人员原本为 HIV 阴性。通常 80% 的 HIV 感染者在原发感染 6 周后可检测出 HIV 相关抗体，几乎 100% 的感染者在原发感染 12 周后可检测出 HIV 抗体，然而也有极少数感染者在感染后 6 个月才检测出 HIV 抗体。需要注意的是，暴露后预防用药可能使病毒难以检出，并有可能推迟抗体转阳时间。

【经典箴言】

HIV 检测无论查抗体还是核酸，都有窗口期。窗口期阴性不能排除感染，但核酸检测比抗体检测的窗口期明显缩短。

【武永康主任技师专家点评】

HIV 抗体检测的窗口期受暴露时间和暴露程度的影响，也和机体免疫力有关。临床工作中，应该把抗体检测和 HIV 核酸检测联合应用，必要的时候结合抗原检测及临床流行病学史，才能综合判断病情。随着第四代检测试剂、第五代检测试剂的应用，以及核酸检测技术的发展，艾滋病的检测能力有了大幅度的提高，窗口期进一步缩短。即便如此，机体应答需要一定的时间，窗口期无法避免，在工作中应该加以重视。

（周　觅）

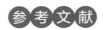

[1] 中国疾病预防控制中心. 全国艾滋病检测技术规范（2015 年修订版）. 北京：中国疾病预防控制中心，2015.

[2] 中华医学会感染病学分会艾滋病学组，Society of Infectious Diseases，Chinese Medical Association．艾滋病诊疗指南第三版（2015 版）．中华临床感染病杂志，2015(5)：385-401.

[3] 全国卫生专业技术资格考试专家委员会．输血技术（师、中级）．北京：人民卫生出版社，2012：532-534.

案例 054　TORCH 筛查，纠结不清的问题

【案例经过】

"TORCH"一词最早由美国埃默里大学（Emory University）免疫学家 Andre Nahmia 在 20 世纪 70 年代提出，专指发生在孕期的各种微生物感染。TORCH 的英文含义是"火炬"，引起人们对垂直传播的重视。因为 TORCH 检测是由 5 个字母组成，患者经常是一头雾水，对检测项目很难理解，患者常常这样问医师："什么是 TORCH 筛查？""孕妇感染了吗？""这个孩子可以要吗？""是什么时候感染的？""胎儿感染了吗？""胎儿有畸形吗？"而患者提出的这些问题呢，医师又很难回答。

让 TORCH 筛查纠结的原因到底是什么呢？

【沟通体会】

TORCH 筛查涉及临床咨询、筛查结果的解释、对胎儿的诊断，以及是否采用干预措施。无论是临床医师，还是检验人员，在回答患者问题的时候不能掉以轻心，特别注意以下几个问题。

1. 什么是 TORCH 筛查？ TORCH 是指可导致先天性宫内感染及围生期感染而引起胎儿畸形的病原体，它是一组病原体的英文名称缩写，其中 TO 代表弓形虫（TOX），R 代表风疹病毒（RV），C 代表巨细胞病毒（CMV），H 代表单纯疱疹病毒（HSV）。TORCH 筛查是在人群（孕妇）中筛查出某种疾病（病毒）的高危个体（感染者），对后者进行确定诊断（胎儿感染的诊断）；对患者（胎儿）或疾病携带者（孕妇）进行干预，达到预防和治疗目的。

2. TORCH 筛查能不能诊断出生缺陷？答案是否定的。TORCH 筛查是对孕妇感染的检查，而不是对胎儿感染的检查，只是对胎儿是否感染、是否存在缺陷提供关注。中华医学会妇产科学分会产科学组在《孕前和孕期保健指南（2018）》中将 TORCH 列为孕前 3 个月首选备查项目。2016 年，国内部分专家就 TORCH 感染筛查、诊断及干预的临床路径进行了专题研讨，达成以下共识：①不是所有的 TORCH 病原体都需要孕前或孕期筛查，对围孕期妇女不需要进行单纯疱疹病毒抗体分型检测，若无临床症状，不需要等待其 IgM 抗体转阴再妊娠；②检测 TORCH-IgM、IgG 抗体时应采用定量技术，保存检测过的剩余血清样本对可能的后续诊断有不可替代的参考价值；③不能依据血清学筛查阳性结果而作出终止妊娠的决定；④重视对巨细胞病毒再次感染人群的孕期监测；⑤慎重使用介入性产前诊断技术，在确认孕期 TORCH 感染的 5 ~ 7 周并可见胎儿影像学异常后，孕 18 周后采取羊水标本进行病原体 DNA 或 RNA 检测，可以结合脐血样本的 IgM 抗体检测进行产前诊断，超声及 MRI 检查有助于评估宫内感染的胎儿预后；⑥注意孕妇和胎儿的弓形虫感染治疗方法不同；⑦胎儿非免疫性水肿或不明原因胎死宫内的孕妇需要检测微小病毒 B19 抗体状态，对确诊贫血的存活胎儿有微小病毒 B19 宫内感染时，可给予宫内输血治疗。

3. 实验室 TORCH 检测有哪些方法可以选择？①免疫学方法：间接法适合检测 IgG，捕获法适合检测 IgM。间接法会受到特异性 IgG 抗体和 RF 的影响。②全自动化学发光法：检测速度快，减少了人为干扰，结果定量，重复性好，具有质量控制，孕前、孕期筛查首选。③荧光定量 PCR 技术：可直接检测病毒 DNA 或 RNA，灵敏度和特异度高、线性范围宽、结果定量不受标本种类限制。缺点为不能反映机体的免疫状况，更适合产前诊断。④胶体金法，只能用于基层医疗单位做孕前初筛，结果不能作为临床干预的依据。

孕早期的 TORCH 检测要引起重视，特别在妊娠前 3 个月，胚胎组织分化活跃，是胚胎神经系统和其他器官发育的敏感阶段，易受环境因素的影响。感染对胎儿造成的损害，特别是脑发育和智力发育是不可逆的。TORCH 感染致残率高，并发症多，严重危害新生儿生存质量，给社会和家庭造成巨大的负担。因此，笔者认为，有必要加强预防，对孕产妇常规进行有关 TORCH 的血清学筛查。ELISA 方法因具有灵敏度和特异度高、操作简便、结果快速、经济适用的特点，广泛应用于人群 TORCH 筛查。

【经典箴言】

正确理解和应用 TORCH 筛查结果，确保优生优育，利国利民。

【武永康主任技师专家点评】

TORCH 检测是孕前或孕期常见的检测指标。重视 TORCH 检测，是确保优生优育的一项举措。但是 TORCH 检测作为一项初筛项目，临床需要谨慎地解读报告，不能依据血清学筛查阳性结果而终止妊娠。抗体检测容易受样本干扰物质的影响，继而出现假阳性和假阴性的结果，需要结合临床和进一步的检测指标进行综合分析判断。

（周　觅）

参考文献

[1] 章锦曼，阮强，张宁，等. TORCH 感染筛查、诊断与干预原则和工作流程专家共识. 中国实用妇科与产科杂志，2016，32(6)：535-540.

[2] 中华医学会妇产科学分会产科学组. 孕前和孕期保健指南（2018）. 中华妇产科杂志，2018，53(1)：7-13.

案例 055　M 蛋白阳性能诊断多发性骨髓瘤吗？

【案例经过】

患者，女，27 岁，因"间断多关节疼痛 2 年余，双下肢紫癜 1 个月余"来院就诊。病史：患者 2 年前出现全身多关节肿痛，伴口腔溃疡，诊断"系统性红斑狼疮"，半年前于我院行唾液腺核显像和唇腺活检，诊断"干燥综合征"。专科查体：双下肢膝关节以下散在紫癜，未突出皮面，无触痛，关节肌肉未见明显异常。实验室的免疫学相关检查结果显示：ANA（++++）1∶10 000 颗粒型、抗 RNP 抗体（++）、抗 Sm 抗体（++）、抗 SSA 抗体（+++），其余阴性，为干燥综合征和 SLE 的自身抗体典型表型。临床医师同时申请了免疫球蛋白及轻链定量和免疫固定电泳（IFE）检测，结果显示如表 55-1 和图 55-1。

表 55-1 免疫球蛋白及轻链定量结果

项目	结果	单位	参考范围
IgG	33.2	g/L	8.00 ~ 15.50
IgA	3 190	mg/L	836 ~ 2 900
IgM	514	mg/L	700 ~ 2 200
κ 轻链	25.7	g/L	6.98 ~ 13.00
λ 轻链	9.42	g/L	3.80 ~ 6.50
血 κ/λ 比值	2.73		1.50 ~ 2.56

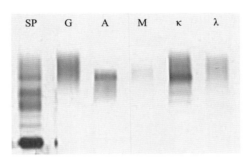

图 55-1 血清免疫固定电泳结果

　　血清免疫球蛋白及轻链定量结果显示,患者存在血清免疫球蛋白增高,分析其源于自身免疫病,但血清免疫固定电泳结果显示患者血清中存在形式为 IgA-κ 的 M 蛋白,为确证 M 蛋白结果准确,笔者再次进行复查,结果同前。如何分析这突如其来的 M 蛋白,笔者联系了患者的管床医师,患者没有任何浆细胞病的相关症状,因此临床目前没有考虑患者伴有异常蛋白血症或淋巴瘤等疾病。同时也咨询了血液科医师,他们考虑年轻患者不伴有任何异常蛋白血症或淋巴瘤等相关症状,突发性 M 蛋白没有太大的临床意义,可建议患者 1 ~ 2 个月后复查。最终,患者 6 个月后来院进行了血清免疫固定电泳复查,其间患者按照自身免疫病常规治疗,未进行任何浆细胞疾病的治疗。复查结果显示(表 55-2 和图 55-2),血清免疫球蛋白和轻链定量仍表现为 IgG,轻链 κ 和轻链 λ 增高,血清免疫固定电泳中未见 M 蛋白。提示该患者 6 个月前免疫固定电泳中出现的 M 蛋白为一过性 M 蛋白。

表 55-2 6 个月后复查血清免疫球蛋白及轻链定量

项目	结果	单位	参考范围
IgG	35.90	g/L	8.00 ~ 15.50
IgA	2 310.00	mg/L	836 ~ 2 900
IgM	688.00	mg/L	700 ~ 2 200
κ 轻链	37.00	g/L	6.98 ~ 13.00
λ 轻链	7.40	g/L	3.80 ~ 6.50
血 κ/λ 比值	5.00		1.50 ~ 2.56

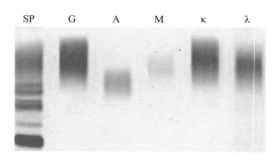

图 55-2 6 个月后复查血清免疫固定电泳结果

【沟通体会】

1. M 蛋白的认识 M 蛋白，即单克隆蛋白（monoclonal protein），是由单克隆细胞增生产生的理化性质均一、具有相同结构和电泳迁移速率的免疫球蛋白分子及其片段，无抗原性和免疫活性。M 蛋白是浆细胞疾病的诊断标准之一，但也可见于淋巴瘤、淋巴细胞性白血病或自身免疫病等。

2. M 蛋白的分析 M 蛋白最重要的意义在于辅助诊断异常蛋白血症，因此 M 蛋白结合患者基本信息、临床症状、临床表现与其他实验室结果才是 M 蛋白检测临床应用的关键。本案例中，在 IFE 图谱中判读出 M 蛋白后，笔者结合患者年龄、临床已有诊断及病史，认为结果有些难以理解，在与临床多科沟通后，考虑为一过性 M 蛋白，建议患者 1 ~ 2 个月后复查，6 个月后患者 IFE 图谱中未发现 M 蛋白。作为实验室人员，我们需要在掌握电泳基本技术和结果判断的同时，结合临床信息给医师提供更多的帮助。

3. 一过性 M 蛋白判断 血清蛋白电泳（SPE）和 / 或 IFE 图谱中可见 M 蛋白，但应结合患者年龄、病史等因素推测其临床价值，如怀疑为无临床意义 M 蛋白，最好建议临床 1~2 个月后复查 IFE。一过性 M 蛋白不属于实验室检测错误，是患者自身疾病过程中产生的，可出现于免疫异常疾病，如感染、自身免疫病等。

【经典箴言】

出现 M 蛋白并不一定是异常蛋白血症，在免疫紊乱的自身免疫病、感染性疾病或慢性炎症时可出现一过性 M 蛋白。

【武永康主任技师专家点评】

M 蛋白是浆细胞疾病的诊断标准之一，但也可见于自身免疫病、慢性炎症等免疫紊乱疾病，此时 M 蛋白的出现主要是由于机体异常活化的免疫状态下某一抗原特异性 B 淋巴细胞株异常扩增所致。但随着原发疾病的治疗，M 蛋白后期可消失，因此可称为一过性 M 蛋白，患者也有被考虑为意义未明单克隆丙种球蛋白血症（MGUS）。这类患者免疫球蛋白及轻链定量时通常不会表现为浆细胞疾病时典型的正常免疫球蛋白及轻链明显受抑，异常免疫球蛋白及轻链显著增加，而是两者均为轻度或中度变化，且不满足异常蛋白血症诊断标准。

（蔡 蓓 武永康）

案例 056 实验室协助临床医师诊断常见变异型免疫缺陷病

【案例经过】

患者，女，15 岁 9 个月，双膝关节红、肿、热、痛 3 余年，双侧髋关节、双侧膝关节、右肘关节疼痛 1 年余，活动后疼痛加重，且逐渐出现关节强直。1 周前患者新发左肩关节疼痛，本次因"多关节疼痛 3 年余"来院就诊。

专科查体：右侧肘关节不能活动，伴关节畸形，无肿胀；右侧腕关节呈伸直状态，不能活动；右侧拇指不能对掌，伴第 1 掌指关节肿胀；双侧膝关节活动受限，伴畸形，无肿胀、皮温升高。双侧髋关节活动受限；全身皮肤未见皮疹、溃疡。辅助检查：病变关节 X 线片示"右腕关节面及关节间隙不清，第 1 掌指关节部分骨质吸收，周围软组织肿胀"。骨盆及双髋骨质疏松，左髋关节间隙变窄、关节面模糊，关节半脱位待排除。初步考虑：幼年特发性关节炎。

实验室 ANA 谱检测时发现，患者 ANA 谱检测条带质控带灰度强度极弱，因此复查，复查后质控带灰度仍极弱（图 56-1）。回顾患者其他实验室检查发现，球蛋白明显降低（14.2g/L）、各类免疫球蛋白定量均低于检测下限（IgG < 0.33g/L，IgA < 66.70mg/L，IgM < 41.70mg/L），因此，体内免疫球蛋白过低导致患者 ANA 谱检测时质控带灰度过弱，同时，各类自身抗体也为阴性，考虑患者存在体液免疫功能缺陷，但是体液免疫缺陷的患者如何发生以免疫炎症亢进为特征的结缔组织病呢？进一步联系风湿免疫科临床医师，完善患者外周淋巴细胞亚群绝对计数、骨髓涂片和淋巴细胞增殖的检测（表 56-1）。结果显示，患者骨髓增生明显活跃，粒系 71.5%，红系 17.5%，未查见异常细胞；流式结果显示未见明显异常表型淋巴细胞群；外周淋巴细胞绝对计数提示患者外周 T 淋巴细胞亚群表达及数目正常，B 淋巴细胞和 NK 细胞数目均显著降低，提示患者存在因 B 淋巴细胞缺乏导致的免疫球蛋白缺乏，而这种情况通常会继发于自身免疫病，出现常见变异型免疫缺陷病。

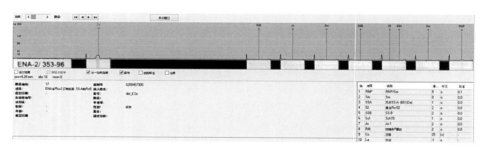

图 56-1　ANA 谱分析条带图谱［条带中质控带灰度强度（++）～（+++）为在控］

表 56-1　外周淋巴细胞亚群绝对计数结果

项目	单位	结果	12～18 岁参考范围 *
CD3 细胞百分比	%	90.1	61.29～73.13
CD3⁺CD4⁺ 细胞百分比	%	30.9	26.36～40.90

续表

项目	单位	结果	12~18 岁参考范围 *
CD3⁺CD8⁺ 细胞百分比	%	55.3	20.99 ~ 33.73
CD4/CD8		0.56	0.85 ~ 1.76
CD3 细胞绝对计数	个 /μl	1 013	1 169 ~ 2 071
CD3⁺CD4⁺ 细胞绝对计数	个 /μl	347	554 ~ 1 109
CD3⁺CD4⁺ 细胞绝对计数	个 /μl	622	423 ~ 900
B 细胞百分比	%	2.8	7.73 ~ 16.84
B 细胞绝对计数	个 /μl	29	176.56 ~ 415.64
NK 细胞百分比	%	3.4	11.43 ~ 27.57
NK 细胞绝对计数	个 /μl	41	232 ~ 789

注：*. 数据源自 DING Y, ZHOU L, XIA Y, et al. Reference values for peripheral blood lymphocyte subsets of healthy children in China. J Allergy Clin Immunol, 2018, 142(3): 970-973.

【沟通体会】

1. 常见变异型免疫缺陷病（common variable immunodeficiency disease, CVID）是以低免疫球蛋白、反复感染为特征的一组异质性疾病，属于以抗体缺陷为主的原发性免疫缺陷病，为基因相关的遗传性疾病，通常出现 1~3 种免疫球蛋白表达低下，淋巴细胞数目减少（以 B 细胞为主），易出现 EB 病毒（EBV）感染，或合并多种病原菌感染。易并发多种自身免疫病，如溶血性贫血、血小板减少性紫癜、恶性贫血、中性粒细胞减少症、类风湿关节炎、系统性红斑狼疮、皮肌炎、硬皮病、慢性活动性肝炎、多发性神经根炎、克罗恩病和非特异性慢性溃疡性结肠炎等。可并发恶性肿瘤包括白血病、淋巴网状组织肿瘤、胃癌和结肠癌等。治疗可采用阿巴西普靶向治疗、造血干细胞移植、免疫球蛋白替代补充治疗。

2. 异常实验室结果更需要确认检测的符合率，并紧密联系临床，与临床沟通实验室指标的临床应用价值。低免疫球蛋白必然导致抗体相关检测为阴性，因此，对于低免疫球蛋白患者，抗体相关检测是没有意义的，抗体结果阴性不具有任何临床意义。

3. 对于免疫缺陷患者，应注意明确缺陷类型，是体液、细胞免疫缺陷或联合免疫缺陷？免疫球蛋白定量、补体和淋巴细胞亚群检测可提供相关信息。

【经典箴言】

在常见变异型免疫缺陷病中，免疫缺陷与自身免疫亢进状态可因免疫紊乱同时存在。

【武永康主任技师专家点评】

CVID 首发症状可为感染、自身免疫病或肿瘤等，CVID 患者因为免疫球蛋白表达缺陷，合并自身免疫病时，患者通常表现为血清学阴性，即相关自身抗体表达阴性。淋巴细胞多个亚群（包括 T 细胞、B 细胞及其精细亚型）和天然免疫细胞功能紊乱也是 CVID 发生发展的重要因素，而免疫紊乱导致了 CVID 患者体内免疫缺陷与免疫亢进同时存在。

（蔡 蓓 武永康）

案例 057　可怜的免疫缺陷病患儿？

【案例经过】

患者，男，5 个月 12 天，因"发热不足 1 个月"急诊入院。病史：患儿不足 1 个月前因感冒至当地县医院就诊，诊断为"支气管肺炎、败血症"，经过 2 周治疗后不见好转。遂转入 B 院就诊，诊断为"败血症"，经抗炎等处理后，患儿仍旧发热，患儿家属为求进一步诊治来我院就诊，以"发热待诊"急诊收入我院。专科情况：面色苍白，呼吸急促，双肺布满湿啰音。辅助检查：外院超声示肝左叶有一 2.6cm × 2.1cm 低回声团块，考虑肝脓肿。实验室检查，血常规 RBC 2.29×10^{12}/L（↓），Hb 52g/L（↓），PLT 50×10^9/L（↓），WBC 13.39×10^9/L（↑），其中淋巴细胞百分比 12%（↓↓），中性粒细胞百分比 80%（↑↑）；PCT 70.43ng/ml（↑↑↑），CRP 188mg/L（↑↑）。免疫球蛋白定量结果提示患儿体液免疫低下，以血清 IgA 和 IgM 缺乏为主（表 57-1）；骨髓穿刺考虑急性红系造血功能障碍，纯红细胞再生障碍待排；痰培养、血培养和脑脊液培养均为阴性，未发现有意义的致病菌。最终临床诊断：①败血症；②肝脓肿；③多发性脾脓肿；④营养不良。由于患儿当时全身重度感染，以全身抗感染治疗为主，采用万古霉素、利奈唑胺等抗感染治疗，人丙种球蛋白支持治疗，但最终由于患儿全身情况差，多器官衰竭而死亡。死亡当天患儿的细胞免疫检测结果提示患儿存在明显的 T 淋巴细胞缺陷（表 57-2）。回顾患儿整个病史，并进一步追问患儿父母其发病前情况，患儿在感冒症状前曾接种卡介苗。因此，基于患儿本身存在 T 淋巴细胞、IgA 和 IgM 为主的缺陷，在疫苗的诱发因素下，机体无法有效启动获得性免疫，促进自身抗体的合成，最终导致患儿重症感染而死亡。

表 57-1　血清免疫球蛋白及补体定量

项目	结果	单位	1 岁内参考范围
IgG	4.33	g/L	2.86 ~ 16.8
IgA	< 66.70	mg/L	100 ~ 1 310
IgM	50.90	mg/L	210 ~ 1 920

表 57-2　患儿死亡当天外周 T 淋巴细胞绝对计数分析

项目	单位	结果	1~6 个月参考范围 *
CD3 细胞百分比	%	0.6	54.28 ~ 71.67
CD3 细胞绝对计数	个 /μl	8	2 179 ~ 4 424
CD3$^+$CD4$^+$ 细胞百分比 /%	%	0.2	33.72 ~ 52.43
CD3$^+$CD4$^+$ 细胞绝对计数	个 /μl	4	1 461 ~ 3 018
CD3$^+$CD8$^+$ 细胞百分比	%	0.1	14.08 ~ 24.70
CD3$^+$CD8$^+$ 细胞绝对计数	个 /μl	2	556 ~ 1 687

注：*. 数据源自 DING Y, ZHOU L, XIA Y, et al. Reference values for peripheral blood lymphocyte subsets of healthy children in China. J Allergy Clin Immunol, 2018, 142(3): 970-973.

【沟通体会】

1. 本案例中患儿有原发性免疫缺陷病，且为 T 细胞、B 细胞联合免疫缺陷，疫苗的接种可导致免疫缺陷患儿的严重感染，并致死亡。因此，对于患儿出现难治感染、严重感染时，需要考虑患儿免疫状态，血清免疫球蛋白定量和外周淋巴细胞亚群绝对计数是有效的评估其免疫状态的实验室检测。

2. 针对反复感染、难治感染患儿，早期进行免疫球蛋白定量及淋巴细胞亚群分析，以确定免疫缺陷的类型，实现早期发现、早期治疗，可及时挽救患儿生命。免疫缺陷病患儿应避免接种疫苗，尤其是活疫苗。

【经典箴言】

外周淋巴细胞亚群比例和 / 或数目检测、血清免疫球蛋白定量有助于早期发现婴幼儿免疫异常。

【武永康主任技师专家点评】

重症联合免疫缺陷病（SCID）是原发性免疫缺陷病（PID）中的一种，是一组胸腺、淋巴组织发育不全及免疫球蛋白（Ig）缺乏的遗传性疾病，机体不能产生细胞免疫和体液免疫应答。多数患儿出生后 6 个月即出现发育障碍，易发严重感染而死亡。接种卡介苗后出现明显不良反应时，应考虑患儿可能为 PID，尤其是 SCID、慢性肉芽肿病及高 IgM 综合征。本案例中患儿 IgG 虽在参考范围内，但是考虑患儿采用了丙种球蛋白治疗，因此其结果无法准确反映患儿体内免疫球蛋白合成情况，但是结合患儿年龄及 IgA 与 IgM 定量结果仍高度提示患儿存在体液免疫缺陷。目前治疗 SCID 最有效的手段是异基因造血干细胞移植。

（蔡　蓓　武永康）

案例 058　青年小伙反复膝关节疼痛致不能行走是为何？

【案例经过】

患者，男，21 岁，无明显诱因出现左侧膝关节持续性疼痛 1 年余，于清晨及休息时疼痛明显，活动后减轻，伴腰背部僵硬，无局部皮肤发红、其他关节红肿热痛及关节畸形，无全身皮疹、雷诺现象、畏寒、发热、消瘦、乏力、食欲缺乏、眼痛、流泪、全身肌痛、胸闷、胸痛、气短、心悸、恶心、呕吐等不适。患者于中医门诊理疗按摩后症状稍有减轻，未做进一步检查与处理。12 个月前，患者无明显诱因感上述症状加重，并出现双侧髋关节疼痛、晨僵，逐渐影响行走，伴消瘦、乏力及食欲缺乏。遂就诊于当地县医院，诊断为"骨关节炎"，予以抗炎、镇痛治疗，上述症状无明显好转。3个月前，患者无明显诱因感上述症状逐渐加重，并出现双侧膝关节疼痛，未予重视。1个月前，患者无明显诱因感上述症状加重以致无法行走及站立；小便色黄，出现白色淀粉样物质；并出现左侧肩关节疼痛伴活动障碍，无晨僵，伴夜间盗汗。患者为求进一步诊治，就诊于我院门诊，门诊以"关节炎待诊"收入风湿免疫科。

查体：体温 36.6℃，脉搏 68 次/min，呼吸 20 次/min，血压 100/55mmHg。神志清楚，无病容，皮肤、巩膜无黄染，全身浅表淋巴结未扪及肿大。颈静脉正常。心界不大，心律齐，各瓣膜区未闻及杂音。胸廓未见异常，双肺叩诊呈清音，双肺呼吸音清，未闻及干、湿啰音及胸膜摩擦音。腹部外形正常，全腹软，无压痛及反跳痛，腹部未触及包块，肝脏肋下未触及，脾脏肋下未触及，双肾未触及，双下肢无水肿。专科查体：患者不能直立，双下肢活动受限。双侧膝关节肿胀、压痛，左侧髋关节压痛明显，右侧髋关节无压痛；双侧膝关节及髋关节活动受限。

辅助检查：血常规示血红蛋白 116g/L（成年男性参考范围 120～160g/L）；红细胞沉降率 81.0mm/h（男性参考范围 0～15mm/h）；C 反应蛋白 62.30mg/L（参考范围 0～10mg/L）；尿常规示尿蛋白可疑阳性；生化示白蛋白 33.4g/L（成年人参考范围 35～50g/L）；直接抗球蛋白试验阴性；HLA-B27 阳性；免疫示 IgA 3 280.00mg/L（参考范围 836～2 900mg/L），IgM 2 510.00mg/L（参考范围 700～2 200mg/L），ANA 可疑阳性；肝肾功能、电解质、输血前系列、抗 CCP、AKA、ASO 未见明显异常。关节超声示右侧骶髂关节血流信号增多，双侧髋关节滑膜炎，炎症不活跃；心脏超声、腹部超声检查未见明显异常。双膝关节及双足 X 线示双膝骨质疏松，双膝退变，双膝髌上囊稍显肿胀，双足骨质疏松。胸部 CT 示右肺中叶内侧段及左肺上叶下舌段少许条索影。根据患者的病史特点：①青年男性；②起病缓，病程长；③以膝关节、髋关节疼痛为主要表现。同时结合辅助检查结果，排除类风湿关节炎、肠病性关节炎、银屑病性关节炎等可导致关节病变的疾病，初步诊断"强直性脊柱炎（AS）"。

为进一步鉴别诊断与确诊，完善患者全脊柱 X 线检查及结核分枝杆菌γ- 干扰素检测（TB-IGRA）。全脊柱 X 线检查示双侧骶髂关节面模糊，关节间隙狭窄，关节面下密度不均匀增高，双侧髋关节边缘骨质硬化，关节间隙狭窄，骨盆诸骨骨质密度不均匀减低，胸腰段脊柱生理曲度消失，各椎间隙未见狭窄。TB-IGRA 阴性，排除结核性关节炎及脊柱炎可能，进一步完善 MRI 检查。

完善 MRI 检查进行多科讨论后，患者确诊强直性脊柱炎。患者严重关节畸形，双髋关节极度外展外旋，双膝关节屈曲畸形僵硬，目前强直性脊柱炎炎症活跃，关节活动疼痛。风湿免疫科行抗炎、免疫调节治疗，待炎症指标及临床症状缓解后可考虑行关节置换、康复治疗。

以重组人 II 型肿瘤坏死因子受体 - 抗体融合蛋白、柳氮磺吡啶、美洛昔康及补钙等抗炎、免疫调节治疗后，患者双髋关节、双膝关节疼痛较前减轻，双膝、双髋关节活动受限，查体同前无新增阳性体征。已为患者制定治疗方案，患者疼痛较前缓解，安排出院。

【沟通体会】

1. 强直性脊柱炎的诊断依据

（1）患者的病史特点：青年男性；起病缓，病程长；以膝关节、髋关节疼痛为主要表现。此与强直性脊柱炎的症状特点相符合。

（2）强直性脊柱炎的诊断依赖于详细的病史和细致的体格检查，常规的血液学检查没有特异性改变。根据 1984 年修订的纽约标准：①下腰背痛病程至少持续 3 个月，疼痛随活动改善，但休息不减轻；②腰椎在前后和侧屈方向活动受限；③胸廓扩展范围小于同年龄和性别的正常值；④双侧骶髂关节炎 II ~ IV 级，或单侧骶髂关节炎 III ~ IV 级。如果患者具备第 4 条并分别附加第 1 ~ 3 条中的任何 1 条可确诊为强直性脊柱炎，本例患者符合第 1、2、4 条，诊断强直性脊柱炎明确。

2. 鉴别诊断　强直性脊柱炎早期仅表现为腰骶、下背部疼痛及晨僵，常不引起注意，可被误诊为类风湿关节炎、骨关节炎、椎间盘突出症、脊柱结核、急性或慢性腰肌劳损等疾病。另外，某些引起腰背疼痛的疾病，如脊柱、骨盆原发或转移的肿瘤、腰椎间盘突出等，也常易被误诊为该病。本案例中患者曾被误诊为"骨关节炎"，而骨关节炎多在中年以后发病，发病率随年龄的增长而增加，老年女性比男性多见，且骨关节炎患者的关节疼痛休息时好转，活动后加重，疼痛常与天气变化有关，这些特点与该患者不符。

3. 强直性脊柱炎实验室分析路径见图 58-1。

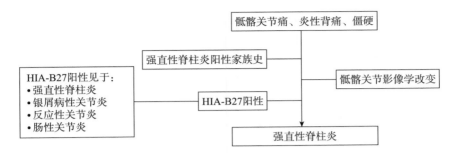

图 58-1　强直性脊柱炎实验室分析路径图

4．强直性脊柱炎实验室检查结果分析　强直性脊柱炎患者常规的血液学检查没有特异性改变，白细胞计数正常或升高，淋巴细胞百分比稍增加，少数有轻度贫血（正细胞低色素性），红细胞沉降率可加快，但与疾病活动的相关性不大，而 C 反应蛋白则较有意义。血清白蛋白减少，α1 和 γ 球蛋白增加，血清免疫球蛋白 IgG、IgA 和 IgM 可增加，血清补体 C3 和 C4 常增加。约 50% 患者碱性磷酸酶升高，血清肌酸激酶也常升高。血清类风湿因子阴性。虽然 90% 以上 AS 患者 HLA-B27 阳性，但它并无诊断特异性，大约 80% 的 HLA-B27 阳性者并不发生 AS，大约 10% 的 AS 患者为 HLA-B27 阴性，所以临床表现和影像学检查对于此病的诊断更为重要，一般不依赖 HLA-B27 来诊断 AS，HLA-B27 也不作为常规检查。

5．肿瘤坏死因子（TNF-α）抑制剂在 AS 治疗中的应用　本案例中患者的强直性脊柱炎处于炎症活跃期，其治疗除采取抗炎治疗外，同时还采用了重组人 II 型肿瘤坏死因子受体 - 抗体融合蛋白进行免疫调节治疗。因 TNF-α 是类风湿关节炎、银屑病、强直性脊柱炎等病理过程中的一个主要炎性介质，其参与调控的炎症反应可导致关节的病理改变，重组人 II 型肿瘤坏死因子受体 - 抗体融合蛋白竞争性地与血中 TNF-α 结合，阻断它和细胞表面 TNF 受体结合，降低其活性。TNF-α 抑制剂治疗 AS 疗效明确，但其长期安全性，以及在改善关节功能和阻止骨质破坏方面的作用还有待进一步证实。

【经典箴言】
　　强直性脊柱炎的诊断依赖于详细的病史和细致的体格检查，常规的血液学检查没有特异性改变。

【武永康主任技师专家点评】

强直性脊柱炎是一种自身免疫病，病因尚不明确，是以脊柱为主要病变部位的慢性病，累及骶髂关节，引起脊柱强直和纤维化，造成不同程度骨骼、眼、肺、肌肉病变。强直性脊柱炎患者常规的血液学检查没有特异性改变，其诊断依赖于详细的病史和细致的体格检查。虽然 90% 以上 AS 患者 HLA-B27 阳性，但它并无诊断特异性，大约 50%～80% 的 HLA-B27 阳性者并不发生 AS，大约 10% 的 AS 患者为 HLA-B27 阴性，所以临床表现和影像学检查对于此病的诊断更为重要，而一般不依赖 HLA-B27 的结果来诊断 AS。本案例中患者 HLA-B27 阳性，但其非本案例强直性脊柱炎的诊断依据，患者的详细病史询问、体格检查与影像学检查结果才是其诊断的重要依据。

（陆小琴　武永康）

参考文献

[1] 纳里斯. 凯利风湿病学：第 7 版. 左晓霞，陶立坚，高杰生，译. 北京：人民卫生出版社，2006：963-973.

[2] 倪立青. 强直性脊柱炎的鉴别诊断. 中国新药与临床杂志，1999，18(6)：383-384.

[3] 王兰兰. 医学检验项目选择与临床应用路径手册. 北京：人民卫生出版社，2013：106.

案例 059　由手足口实验室检查得到的启示

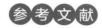

【案例经过】

手足口病（hand foot and mouth disease，HFMD）是由肠道病毒（enterovirus，EV）感染引起的一种儿童常见传染病，5 岁以下儿童多发。一年四季均可发病，具有季节性分布特点，南方可出现春夏季主高峰和秋冬季次高峰，北方主要出现夏秋流行，尤其是夏季。肠道病毒传染性强、隐性感染比例大、传播途径复杂、传播速度快，在短时间内可造成较大范围的流行，流行期间，可在幼儿园、托幼机构、家庭等区域出现聚集性或暴发疫情。

我院是收治重症手足口病的定点医院。流行季节，会收治大量的手足口病患儿，而且还有重症患者。通常临床上会检测各类病原体 RNA，包括 EV71、CA16 和 EV。某年，我院实验室发现，这段时间手足口的阳性检出率特别低，常常一批次扩增 32 份样本，除了阴性、阳性对照，只有一个或者两个阳性结果。是不是哪里出问题了？

临床医师诊断手足口病普通病例需要与儿童出疹性疾病，如丘疹性荨麻疹、沙土皮疹、水痘、不典型麻疹、幼儿急疹、带状疱疹、风疹，以及川崎病等鉴别，非常期待实验室准确可靠的检测结果。为什么会出现阳性率低这种情况呢？对此，实验室反复进行了验证，从标本运输到核酸提取，从阴、阳性对照到不同批次试剂的比对，从各个环节分析，希望能找到原因。我国引起手足口病的病原体主要为肠道病毒，以柯萨奇病毒 A 组 16 型（CA16）和肠道病毒 71 型（EV71）多见。重症病例多由 EV71 感染所致。是不是病毒变异或者流行株发生了变化，不是 EV71 和 CA16 了？我们自己也在思考。只是，我们没有把工作中遇到的疑问刨根问底研究下去。

到底有没有人来研究这个问题呢？答案是肯定的。有一次，笔者去参加一个学术会议，重庆医科大学附属儿童医院邹琳教授就谈到这个问题，他们团队通过测序，发现近来导致手足口病的病毒多为 CA6 和 CA10，并发表了高水平的研究论文。这个例子给我们的启发是，发现问题多问一个为什么，用严谨的态度，科学地进行回顾性研究和前瞻性研究，一定会有不一样的发现。他们团队的思路和方法，值得广大检验工作者借鉴学习。

【沟通体会】

1. 对认识病原体的启示　肠道病毒属于小 RNA 病毒科肠道病毒属。手足口病由肠道病毒引起，主要致病血清型包括柯萨奇病毒（Coxsackie virus，CV）A 组 4~7、9、10、16 型和 B 组 1~3、5 型，埃可病毒（ECHO virus）的部分血清型和肠道病毒 71 型（enterovirus A71，EV-A71）等，其中以 CV-A16 和 EV-A71 最为常见，重症及死亡病例多由 EV-A71 所致。恢复期血清肠道病毒中和抗体与急性期相比升高 4 倍及以上，因此检测手足口病的方法包括在患者血清或脑脊液中检测到抗 EV-A71 或 CV-A16 等肠道病毒 IgM、IgG 抗体，以及肠道病毒特异性核酸检测阳性或分离到肠道病毒。国家卫生健康委办公厅 2018 年 5 月印发《手足口病诊疗指南（2018 年版）》就提到，近年部分地区 CV-A6、CV-A10 有增多趋势。今年，我院实验室手足口病的核酸检测已经增加到五种探针，除了 EV71、CA16、EV 之外，增加了

CV-A6 和 CV-A10 的检测。这让笔者也惊叹检验学科的发展竟然如此之快。

2. 对临床医师的启示 检验与临床，是相互合作相互依存的关系。临床需要检验数据和检验结果作为诊断和病情监控的依据，检验也需要临床的病例验证和对检验结果的支持。当两者发生不一致时，一定要做好及时交流。临床医师不能一味用不信任的态度指责检验科："这么明显的流行趋势，这都检查不出来？检验科技术太差了！"检验科也要控制好质量，把控好细节。在技术上站稳脚跟，理直气壮地回应临床质疑："我们的检测高效、准确、可靠，是值得信赖的。"只有这样，才能消除临床与检验结果不符的误会，让学科与学科之间达成相互依赖的合作关系，把学科建设得更加完善，服务广大患者。

3. 对检验科的启示 作为一个检验人，我们在实验室做好实验室的检测工作，掌握了大量的实验数据和信息。对于疾病的诊断和病种的变化，我们有临床一线的第一手资料。如果我们在工作中多留心身边的特殊状况，遇到不解的问题多多思考，抱着打破砂锅问到底的态度，真的可以在临床工作中得到有意思的发现。从孟德尔的豌豆杂交试验到青霉素的发现，很多重要的发现都产生在实验中。虽然我们日复一日做的是常规的检验工作，但是我们拥有丰富的动手能力，如果把细心严谨的工作素养放在日常的工作中，每个人都是不平凡的，都可以在平凡的工作中有不平凡的经历。

【经典箴言】

检验工作中遇到的问题，也许是给自己的一个进步的机会。用严谨的态度面对挑战，用科学的方法解决问题，总会有所收获。

【武永康主任技师专家点评】

检测质量和能力永远是检验人追求的目标。在日常的工作中，应该做一个工作的有心人，比如关注每年病毒流行株的变化，可以结合临床、结合科研做一些探索和尝试。在工作中做科研，做临床工作中的科研，让科研更好地服务于临床，是提高检验者能力和水平的重要方法。只有在工作中保持认真负责的态度，才有可能第一时间发现问题，想办法解决问题，这样不仅可以更好地服务于患者，也能让我们自己在工作中找到成就感和满足感。

（周　　觅）

参 考 文 献

[1] 《手足口病诊疗指南（2018 年版）》编写专家委员会. 手足口病诊疗指南（2018 年版）. 中华传染病杂志，2018，36(5): 257-263.

[2] 中华人民共和国国家卫生和计划生育委员会. 手足口病诊断：WS 588—2018. 北京：中华人民共和国国家卫生和计划生育委员会，2018.

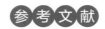

案例 060 孕妇人类免疫缺陷病毒抗体检测的是是非非

【案例经过】

患者，女，30 岁，孕 40^{+6} 周，因 HIV 抗体不确定由妇幼保健院转送入院。6 个月前患者产检发现 HIV 抗体初筛待确认，1 月 25 日后经当地疾病预防控制中心确证监测报告提示 HIV-1 抗体不确定，遂 1 月 31 日至我院检查高精度 HIV 核酸，结果提示＜ 40 拷贝 /ml，孕 33 周 6 月 3 日再次来我院查高精度 HIV 核酸，结果提示＜ 40 拷贝 /ml，孕期在当地县妇幼保健院多次检测 HIV 抗体初筛待确定，孕期未咨询 HIV 相关情况，未抗病毒治疗。

入院进行 HIV 抗体筛查，国产快速筛查试剂（＋），化学发光免疫试验 S/CO 值 0.174，判断为（－），进口快速筛查试剂（－）。CD3 T 淋巴细胞计数 1 301 个 /μl，CD4 T 淋巴细胞计数 710 个 /μl，CD8 T 淋巴细胞计数 522 个 /μl，CD4/CD8 1.36。参照《全国艾滋病检测技术规范（2015 年修订版）》，本次病例报告结果：HIV 感染待确定。医师随即报送了一份艾滋病检测补充实验送检单，原始条带非常清晰，无 HIV 抗体特异条带出现，确证报告为：HIV 抗体阴性（－）。

【沟通体会】

1. 近年来，感染的生育年龄女性人数迅速增加，有多种危险因素影响着艾滋病垂直传播率。在未经干预的情况下，HIV-1 的垂直传播率在 15% ~ 45%。如果在可发生感染期一直向母亲和婴儿提供抗逆转录病毒药物，就可以几乎完全防止垂直传播。国家卫生健康委在《预防艾滋病、梅毒和乙肝母婴传播工作实施方案（2015 年版）》中指出，至 2020 年底，实现孕产妇艾滋病检测率达 95% 以上，孕期检测率达 90% 以上，提高孕早期检测比例。

2. 分析该病例，存在 HIV 抗体或抗原抗体快速检测弱阳性，或 HIV 抗原抗体检测 ELISA 和化学发光试剂 S/CO 值偏低的情况时，要特别引起重视，多和临床交流沟通。可能为样本中生物活性物质结构复杂及抗原抗体特异性的差异，引起的试剂假阳性。也有可能是感染初期，虽然产生抗体但数量很少，未达到可以检出的量，一定要提示临床引起重视。

3. 孕产妇艾滋病检测参照《全国艾滋病检测技术规范（2015 年修订版）》中临床诊断相关的检测策略进行。孕产妇初次接受孕产期保健时，首先应在孕期尽早进行艾滋病检测，并及时进行诊断。筛查试验结果有反应者，使用原有试剂和另外一种筛查试剂进行复检，也可使用原有试剂双份样本进行复检，根据复检结果确定是否进行补充试验。依据补充实验结果，判断感染状况。临产时才寻求助产服务的孕产妇，须同时应用两种不同的快速检测试剂进行筛查，根据筛查检测结果，及时提供后续服务。如果孕产妇确诊感染 HIV，应由首诊的医疗卫生机构负责将其纳入高危管理，为其提供规范的高效抗病毒治疗，高质量的保健、住院分娩、安全助产和产后随访服务，必要时提供转介服务。

4. HIV 抗体检测可用于诊断、血液筛查、监测。HIV 筛查方法有：ELISA、化学发光或免疫荧光试验（CLIA/IFA）、快速检测（RT）等。根据中国疾病预防控制中心《2016 年全国艾滋病病毒抗体诊断试剂临床质量评估报告》，HIV 抗体检测酶联、化学发光和免疫荧光试剂的灵敏度、特异度和符合率分别为 100%、97.21% ～ 100% 和 98.24% ～ 100%；HIV 抗原抗体检测 ELISA 和化学发光试剂的灵敏度、特异度和符合率分别为 100%、94.43% ～ 100% 和 96.39% ～ 100%；HIV 抗体或抗原抗体快速检测试剂的灵敏度、特异度和符合率分别为 99.39% ～ 100%、96.52% ～ 100% 和 97.79% ～ 100%。各类参评试剂的总体灵敏度、特异度继续保持在较高水平，但是不同试剂之间灵敏度、特异度有所差别，各实验室可根据各自的需求，选取不同的方法和试剂，为艾滋病检测工作提供有效技术保障。

在对检测结果有疑惑时，应及时与临床医师沟通，提示临床注意。临床医师可结合临床及流行病史、CD4$^+$T 淋巴细胞检测值、HIV 核酸检测或 HIV-1 抗体随访检测结果等进行诊断或排除诊断。

【经典箴言】

孕妇 HIV 抗体假阳性问题应该得到更多的关注和重视。

【武永康主任技师专家点评】

孕妇作为一类重点关注人群，HIV 筛查结果非常重要。但是由于孕妇体内特殊物质的干扰，偶尔引起孕产妇 HIV 筛查试验呈阳性，给患者及家属造成巨大的困扰。究竟是真阳性还是假阳性，在临床中，需要做好试剂的性能验证，及时进行 HIV 补充试验，必要时结合 HIV 核酸检测结果，这样才能有效弥补单一试剂或方法的不足，解决患者的困惑。

（周　觅）

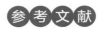

[1] 中华人民共和国国家卫生健康委员会. 艾滋病和艾滋病病毒感染诊断：WS 293—2019. 北京：中华人民共和国国家卫生健康委员会，2019.

[2] 中国疾病预防控制中心. 全国艾滋病检测技术规范（2015 年修订版）. 北京：中国疾病预防控制中心，2015.

[3] 中国疾病预防控制中心. 2016 年全国艾滋病病毒抗体诊断试剂临床质量评估报告. 北京：中国疾病预防控制中心，2016.

案例 061　警惕梅毒诊断

【案例经过】

"医生，我怀孕 8 个月了，是不是得梅毒了？"窗外一名年轻女子焦急地询问。经了解，该患者，女，26 岁，孕 38 周，妊娠 3 个月的时候曾在当地某妇幼保健院建卡，建卡时做过梅毒抗体筛查，结果是阴性。最近计划在医院入院生产，入院时筛查梅毒却发现梅毒检测阳性。孕妇百思不得其解，为什么会这样呢？

于是，患者来到我院检查，想得到一个明确的检验结果。之前和妇科门诊沟通，医师们遇到这样的情况也是愁眉苦脸。原因很简单，曾经出现过妊娠妇女梅毒检测弱阳性或者阳性，询问病史，没有不洁性生活史、输血史等。这给孕妇心理造成了很大的压力。

对于这名孕妇，我院使用国产酶联免疫吸附试验（ELISA）检测，S/CO值 3.74。然后用进口化学发光免疫试验（CLIA）检测，S/CO 值 0.589，同时做梅毒螺旋体血清学试验（TPPA），判断标准为颗粒紧密沉积于孔底中央为阴性，颗粒沉积孔底中央形成一小点为可疑（±），该样本 TPPA 判断为可疑。

这样的检测结果如何出报告？与临床医师沟通，医师询问"那她到底是阳性还是阴性？"，想得到一个明确的检测结果。经过组内讨论，最后检验科出具的报告是梅毒抗体（±），TPPA（±），同时联系临床对该结果引起重视。临床医师根据经验，建议患者一个月后复查。

之前，笔者遇到的一位中年女患者，她给我们讲述了自己曲折的献血经历。本来高高兴兴去献爱心，血站检测出梅毒抗体阳性，通知她不符合献血条件。她一下子蒙了，"自己完全没有任何症状，是什么时候感染梅毒的？"于是将爱人也带到医院检测，结果她和爱人的 RPR、ELISA、TPPA检测结果都是阴性。她再次到血站申请献血，仍然因为梅毒抗体阳性被拒绝。

梅毒作为输血前常规检测项目，检测意义受到了临床普遍的重视和关注。由于梅毒抗体假阳性和假阴性的结果很多，常常给临床医师和患者带来困扰。

【沟通体会】

1. 梅毒（syphilis）是由梅毒螺旋体（treponema pallidum，TP）引起的常见性传播疾病之一，其临床病程漫长，临床表现极为复杂，几乎可侵犯全身所有组织和器官，并产生多种多样的复杂临床症状和体征，可反复发作。主要通过性接触和血液传播，通过侵犯全身各组织器官或通过胎盘传播引起死产、流产、早产和先天性梅毒。TP 有很多抗原物质，多数为非特异性（如心磷脂），仅少数为特异性（如 TP 抗原）。早期梅毒患者经充分治疗后，非特异性抗体滴度可逐渐下降直至完全消失。特异性抗体，即 TP 抗体对机体无保护作用，在血清中可长期甚至终身存在。妊娠 4 个月后，梅毒螺旋体可通过胎盘及脐静脉由母体传染给胎儿。之前，笔者遇到了一例类似的病例。某位临床医师拿到阳性结果后，结合病史，随即对该孕妇进行了治疗干预。孕妇生产后再次检查梅毒抗体，却是阴性。患者认为是医师过度治疗，引起了抱怨和纠纷。医师诊断梅毒时，应结合临床详细询问感染史，认真进行体格检查，综合分析梅毒检验结果，做好鉴别，或进行其他梅毒螺旋体试验加以证实，才能得到正确的诊断。

2. 人体感染梅毒螺旋体后 4~10 周时，血清中可存在一定数量的抗类脂质抗原的非特异性抗体（反应素）和抗梅毒螺旋体抗原的特异性抗体。这些抗体均可用免疫学方法进行检测。血清学检查是辅助诊断梅毒的重要手段，根据检测所用抗原不同，梅毒血清学试验分为两大类：一类为非梅毒螺旋体血清学试验（又称梅毒非特异性抗体试验），主要包括 VDRL、RPR、TRUST 等；另一类为梅毒螺旋体血清学试验（又称梅毒特异性抗体试验），包括 TPPA、FTA-ABS、ELISA、CLIA、RT 等。临床上可根据实验室条件选择任何一类血清学检测方法作为筛查（初筛）试验，但初筛阳性结果需要经另一类梅毒血清学检测方法复检确证，才能够为临床诊断或疫情报告提供依据，有条件时亦可同时做这两类试验。梅毒甲苯胺红不加热血清试验属于非特异性反应，可作为梅毒的诊断和疗效参考，必要时加做梅毒特异性抗体检测。梅毒特异性抗体试验可以检测出血清和血浆中的梅毒螺旋体抗体，并且可用来测定抗体效价，该血清学方法由于抗原 - 抗体反应的检测灵敏度，具有一定的局限性。

3. 警惕梅毒抗体检测中的假阳性。梅毒非特异性抗体试验产生假阳性的常见原因可能有：感染因素，如细菌性心内膜炎、软下疳、病毒性肝炎、传染性单核细胞增多症、结核、麻风、麻疹、疟疾、水痘，支原体或双球菌引起的肺炎，其他螺旋体感染，如品他病、雅司病。常见的生理因素导致特定人群如孕妇、老年人可发生假阳性反应。梅毒特异性抗体试验引起假阳性的常见因素有传染性单核细胞增多症、麻风、疟疾、莱姆病、SLE、甲状腺炎等。

此外，还应警惕假阴性反应。感染梅毒螺旋体后，机体免疫应答需要一个过程。当抗类脂体抗体浓度尚处于试验方法的检测限以下时，称为窗口期，可发生假阴性反应。少数早期梅毒和神经梅毒，以及部分晚期梅毒，可发生定性试验假阴性反应。如果怀疑为感染时，即使判定结果为阴性，也要过一段时间再进行检查。如感染不足 6 周，非梅毒螺旋体血清学试验结果也可为阴性，应于感染 6 周后复查。如感染不足 4 周，梅毒螺旋体血清学试验结果亦可为阴性，应于感染 4 周后复查。如果判定结果可疑时，应使用其他的检测方法如荧光梅毒螺旋体抗体吸附试验（FTA-ABS）、梅毒螺旋体镀银染色检查、梅毒螺旋体核酸扩增试验等进一步加以证实。

因此，为了减少检验与临床的纠纷，减轻患者的心理压力，在诊断梅毒时需及时联系临床，结合病史、临床症状综合分析，及时和患者做好交流和沟通，避免不必要的医疗纠纷。

（周　觅）

参考文献

[1] 中华人民共和国国家卫生和计划生育委员会. 梅毒非特异性抗体检测操作指南：WS/T 491—2016. 北京：中华人民共和国国家卫生和计划生育委员会，2016.

[2] 中华人民共和国国家卫生和计划生育委员会. 梅毒诊断：WS 273—2018. 北京：中华人民共和国国家卫生和计划生育委员会，2018.

案例 062　患者输注红细胞悬液后血红蛋白浓度不升反降，为什么？

【案例经过】

2018 年 8 月 6 日上午 10 点，检验科接到急诊科医师电话，咨询一个令人费解的患者血红蛋白浓度问题。某患者检测血常规示血红蛋白浓度为 38g/L，属于重度贫血，所以医师考虑输注红细胞悬液。患者血型为 O 型，抗体筛查Ⅰ、Ⅱ、Ⅲ型均呈"（++）"强阳性，并且直接抗球蛋白试验（库姆斯试验）阳性。3 天前患者输注了 1.5U 去白红细胞悬液，但是输血后第二天复查血常规，其血红蛋白并没有升高，反而降至 33g/L。医师考虑是溶血性输血反应导致血红蛋白浓度不升反降，但是患者的血清胆红素、尿胆原、尿胆红素水平均处于正常范围。这种情况令医师感到困惑"这并没有出现血管内溶血的证据啊，为什么输注的红细胞悬液没有达到预期效果呢？"经查看患者的眼睑、面容，示中度贫血面貌，这与仅有 33g/L 的血红蛋白浓度也极不相符，这是为什么呢？检验科一起讨论后也感觉蹊跷，患者相关检查报告具体见表 62-1、表 62-2、表 62-3。

表 62-1　血常规检验结果

项目	单位	8月2日	8月3日	8月4日
RBC	$\times 10^{12}$/L	1.53	1.11	1
Hb	g/L	50	38	33
HCT	%	16	12	10
MCV	fl	102.6	104.5	104
PLT	$\times 10^9$/L	77	74	31
WBC	$\times 10^9$/L	6.03	4.04	2.63

注：RBC，红细胞计数；Hb，血红蛋白；HCT，血细胞比容；MCV，平均红细胞体积；PLT，血小板计数；WBC，白细胞计数。

表 62-2　生化与尿常规检验结果

项目	单位	8月2日	8月3日	8月4日
TBIl	μmol/L	27.5	8.7	3.7
DBIl	μmol/L	12.3	5	1.3
IBIl	μmol/L	15.2	3.7	2.4
尿胆原		正常	正常	未检查
尿胆红素		阴性	阴性	未检查
尿蛋白定性		1（+）	（±）	未检查

注：TBIl，总胆红素；DBIl，直接胆红素；IBIl，间接胆红素。

表 62-3　ABO 血型、Rh 血型、血型单特异性抗体鉴定检验结果

项目	8月2日	8月3日	8月4日
ABO 血型	O	O	O
Rh 血型	阳性	阳性	阳性
I	2（+）	2（+）	2（+）
II	2（+）	2（+）	2（+）
III	2（+）	2（+）	2（+）
库姆斯试验	阳性	未检查	未检查

　　患者，女性，31岁，双下肢无力9年余，头昏伴反复低热（36.5℃）10余天，于8月2日入我院急诊科留院观察，询问病史和查看相关检查结

果诊断为系统性红斑狼疮（SLE）、狼疮性肾炎（LN）、贫血原因待诊。患者于 8 月 3 日输注的 1.5U 去白红细胞悬液，为了查找是否有溶血因素，首先对原标本进行重新检测，血常规结果与前一次一致，然后将原标本离心，测血浆中的游离血红蛋白浓度为 1g/L（正常血浆中仅有微量的游离血红蛋白，约 0.01 ~ 0.04g/L），血清结合珠蛋白的浓度为 < 58.30mg/L（血清结合珠蛋白正常范围为 500 ~ 2 200mg/L），同时取该标本血浆做血红蛋白电泳的测定，结果见图 62-1。

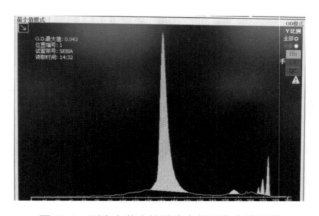

图 62-1　测定血浆中的游离血红蛋白电泳图谱

血浆中游离血红蛋白浓度升高、血清结合珠蛋白降低和血浆游离血红蛋白电泳的结果均表明患者体内存在血管内溶血，所以血清胆红素、尿胆原、尿胆红素水平均处于正常范围。临床上常见的是血管外溶血，常观察的指标也是后三者，因此才让急诊科医师一时想不通是否真正有溶血。而患者表现出中度贫血面貌是因为患有系统性红斑狼疮、狼疮性肾炎合并有自身免疫性溶血性贫血。

【沟通体会】

1. 血管内溶血和血管外溶血是有很大区别的，应准确鉴别。

（1）血管内溶血是指红细胞受损伤较重，直接在血液循环中破裂，红细胞中的血红蛋白被释放入血浆，一般呈急性溶血，也可表现为慢性溶血过程。以下检查结果提示存在血管内溶血：游离血红蛋白增加、血清结合珠蛋白降低、血红蛋白尿阳性、含铁血黄素尿阳性。

（2）血管外溶血是指红细胞所受损伤较轻，红细胞在脾、肝内被巨噬细胞识别并吞噬破坏，一般呈慢性溶血过程，以下检查结果提示存在血管外溶血：总胆红素增高和高胆红素血症、24 小时粪胆原和尿胆原排出量检查。

2. 贫血是指人体外周血红细胞容量减少至低于正常范围下限的一种常见的临床症状。按血红蛋白浓度降低程度分轻度（低于正常范围下限且 > 90g/L）、中度（60 ~ 90g/L）、重度（30 ~ 60g/L）和极重度贫血（< 30g/L）。

3. 系统性红斑狼疮合并自身免疫性溶血性贫血的特征

（1）系统性红斑狼疮（SLE）是一种表现有多系统损害的慢性系统性自身免疫病，血液系统损害是最常见的临床表现。血液系统受累可出现自身免疫性溶血，能够导致血小板减少和红细胞破坏，1/5 ~ 1/3 的 SLE 患者产生 IgG 不完全性温抗体，抗球蛋白试验（库姆斯试验）阳性，表现为温抗体型自身免疫性溶血性贫血。

（2）自身免疫性溶血性贫血（AIHA）是一组由于人体免疫功能紊乱产生自身抗体吸附于红细胞膜表面而致使红细胞加速破坏的溶血性贫血（HA）。

（3）AIHA 与 SLE 存在共同的免疫学基础，产生共同的免疫学损伤效应，可以相伴发生，也可以交错发生。两者均能引起直接抗球蛋白试验阳性。

4. 本病例抗体筛查 Ⅰ、Ⅱ、Ⅲ型和库姆斯试验均呈强阳性，输注的是去白红细胞悬液，但还是发生了溶血性输血反应，并且证实了是血管内溶血，以致患者输血后血红蛋白不升反降。但是医师及时地与检验科联系以寻找血红蛋白低的原因还是值得很多医师学习的。临床上遇到不能解释的报告或者病情，应大胆地与辅助科室取得联系，第一时间分析可能的原因，可见临床与检验的及时沟通是多么重要！

【朱泽航副主任技师专家点评】

　　自身免疫性溶血性贫血患者往往直接和间接抗球蛋白试验均阳性，给输血带来很大的挑战。一般采用洗涤红细胞最低程度降低溶血反应。对异常的临床现象提出疑问，并进行科学分析，这种敬业精神值得推崇。

（徐　欢　武永康）

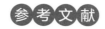
参 考 文 献

[1] 王在红，刘泽有，杨金玲，等. 系统性红斑狼疮合并自身免疫性溶血性贫血的分析. 中国医疗前沿，2012，7(10)：22.

[2] 李海云，郑毅，曾小峰. 系统性红斑狼疮自身免疫性溶血性贫血的临床分析. 中华风湿病学杂志，2011，15(12)：803-807.

案例 063 异常增高的血红蛋白

【案例经过】

2018 年 8 月 1 日夜班，因为下雨，患者很少，十分闲暇。笔者正感惬意之际，收到急诊科送来同一患者的两份样本，一紫色盖子的采血管查血常规，一红色盖子的采血管查淀粉酶。一看是急诊样本，笔者检查样本性状及核对信息无误后，立刻将红色盖子的采血管放入 37℃ 恒温箱温育，然后将紫色盖子的采血管颠倒混匀数次后用五分类血细胞分析仪进行血细胞分类检测。结果很快出来了，检测结果却令人惊讶。结果详见表 63-1。

表 63-1 血常规检验结果

项目	结果	单位	正常参考值
RBC	4.44	$\times 10^{12}$/L	3.5 ~ 5.5
Hb	195	g/L	110 ~ 160
HCT	39.2	%	36 ~ 50
MCV	88.3	fl	80 ~ 100
MCH	43.9	pg	27 ~ 31
MCHC	497.4	g/L	320 ~ 360
PLT	154	$\times 10^9$/L	100 ~ 300
WBC	16.0	$\times 10^9$/L	4 ~ 10
淋巴细胞百分比	12.1	%	20 ~ 40
中性粒细胞百分比	80.6	%	45 ~ 77

分析血常规结果，RBC 和 MCV 均正常，而 Hb 不一致性增高，MCH 与 MCHC 均明显高于正常。针对这种情况做了如下处理。

1. 为排除随机误差可能，将该份标本颠倒混匀后重新测定了一次，结果见复查数据与第一次数据基本一致。

2. 为排除仪器或是试剂的问题，将之前查的几份样本结果调出来检查，血红蛋白均在正常范围。以防万一又将质控样本取出，做了一次质控，结果显示所有指标均在控。可见仪器和试剂没有问题。

3. 为排除样本存在球形红细胞或红细胞聚集，对样本进行涂片做了瑞特染色镜检，见红细胞形态大小正常，未发现球形红细胞和红细胞聚集现象。

这下思维陷入了僵局，因为笔者平时主要从事免疫学检验工作，之前值班也从未遇到过这种情况，一时想不出什么原因会导致这种结果。此时，笔者见红色盖子的采血管中的血液已经凝固，想先将血清分离出来测淀粉酶，结果发现离心后见血清呈乳白色，为重度高脂血症的表现。由此笔者推测是高血脂导致了血红蛋白浓度的假性升高。随后将紫色盖子的采血管中的抗凝血样本 2 000r/min 离心 10 分钟，把上层乳白色血浆吸出，精确补入等体积生理盐水。将上述经处理后的标本混匀后，重新上机检测，测得 RBC 4.34×10^{12}/L，Hb 132g/L，HCT 37.2%，MCV 88.5fl，MCH 30.4pg，MCHC 354.8g/L，血红蛋白与 RBC、HCT 的比例恢复正常，MCH 和 MCHC 因使用血红蛋白的换算参数也恢复正常比例。

【沟通体会】

1. 所有血细胞分析仪都是通过光电比色来测定血红蛋白浓度的，因此任何通过增加样品吸光度或发生光散射导致反应本底抬高的因素均有可能引起血红蛋白浓度的假性升高。例如异常血浆蛋白质、高脂血症、白细胞增高（$\geq 40 \times 10^9$/L）、脂滴等均可产生浊度，干扰 Hb 测定。本案例是一例典型的高血脂导致血红蛋白浓度假性升高的事例。

2. 高血脂标本干扰 Hb 测定时，为了给临床提供更为准确的信息，应该对 Hb 观测值进行校正，徐龙强等人的研究证明可以采用两种方法来进行校正。一种是将血标本低速离心分离出混浊血浆后，用等量生理盐水或血细胞稀释液替代混浊血浆再次进行测定的校正法。为了避免校正后对 PLT 和 WBC 计数的影响，建议使用首次直接测定的 WBC 和 PLT 的值，加上校正后测定的 Hb 值和 RBC 的其他参数，组成一个完整的报告。第二种校正方法是利用一般情况下，单位容积的血液中 RBC 数与 Hb 量呈大致平行的对应关系，即健康人 RBC 数值（×10^{12}/L）与 Hb 观测值（g/L）的比值约为 1∶30，用 RBC 计数值，结合其 MCV 结果配以适当的系数，得到 Hb 估测值，估算公式为：Hb（g/L）=RBC 数（×10^{12}/L）×30× 所测得 MCV/88，但此公式主要针对红细胞平均体积在正常范围、血红蛋白呈正色素分布的标本。

3. 血红蛋白浓度的假性增高会造成对某些临床疾病的贫血估计不足，影响疾病诊治和监测。因此，日常工作中遇见 Hb 异常升高，Hb 与 RBC 数量、MCV 大小不匹配时，可考虑有无影响 Hb 测定的干扰因素存在，认真找出原因并进行校正，为临床提供更加准确的检验报告。

【经典箴言】

采用血细胞分析仪进行血红蛋白浓度测定，任何通过增加样品吸光度或发生光散射导致反应本底抬高的因素均有可能引起血红蛋白浓度的假性升高。

【武永康主任技师专家点评】

目前几乎所有血细胞分析仪都是通过光电比色来测定血红蛋白浓度的，血红蛋白浓度的假性增高会造成对某些临床疾病的贫血估计不足，影响疾病诊治和监测。当 Hb 异常升高，Hb 与 RBC 数量、MCV 大小不符合时，应考虑是否为假性增高，认真找出原因并进行校正，为临床提供准确的检验报告。本案例是一例典型的高血脂导致血红蛋白浓度假性升高的事例。在日常检验工作中检验人员应认真审核报告，对有矛盾的检验数据，认真分析原因并进行纠正，为临床提供准确可靠的检验数据。

（陆小琴　任丽玲）

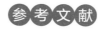

[1] 熊立凡. 临床检验基础. 3 版. 北京：人民卫生出版社，2003：16-17.

[2] 杜泽丽，胡正强，杨惠，等. 高白细胞值对血红蛋白测定的影响及纠正. 四川大学学报（医学版），2004，35(4)：549-551.

[3] 徐龙强，隋静，于维林，等. 高脂血和高白细胞因素对血红蛋白测定的干扰校正分

析. 检验医学，2008，23(5)：488-490.

[4] 李福林，侯香萍，唐敏. 1 种新的血红蛋白推算公式及其在高脂血标本检测中的应用. 国际检验医学杂志，2016，37(18)：2616-2617.

案例 064　特殊的乙型肝炎病毒标志物检测结果

【案例经过】

患者钱某，女性，72 岁，因"腰椎管狭窄"入骨科。入院后行术前八项检查，结果示抗 HIV 抗体初筛阴性，梅毒螺旋体特异性抗体阴性，丙型肝炎病毒抗体阴性，乙型肝炎病毒标志物［HBsAg 0.00（阴性），HBsAb 145.57（阳性），HBeAg 4.32（阳性），HBeAb 2.68（阴性），HBcAb 0.10（阳性）］。乍一看这结果（−++−+），觉得不常见，难道是 HBeAg 检测结果错了？或者出现假阳性？因此，笔者下意识地再次核对姓名和住院号，并且在另一台品牌不同的检测仪器上复查该标本，结果示 HBsAg 阴性，HBeAg 仍然阳性。由于检测项目的室内质控结果在控，且同一标本、同一项目在两种不同原理的发光平台上（化学发光微粒子免疫分析法和电化学发光法）检测结果一致，基本可以保证该检测结果的准确性。然而，为什么会出现 HBsAg 阴性，而 HBeAg 阳性这样看似矛盾的结果呢？非感染科的临床医师拿到这样一份报告单会怀疑检验科的检测能力和责任心吗？为此，我们检验人员必须对这份标本和这个检验结果负责，仔细思考后，笔者高度怀疑该患者乙型肝炎表面抗原出现变异，从而出现表面抗原假阴性结果。为了验证思考，笔者给管床医师打了个电话，说明这种不常见的乙肝病毒标志物结果模式及复查结果，建议医师重新申请 HBV DNA 的检测。医师欣然接受建议，第二天送样本进行 HBV DNA 的检测，结果为阳性（3.1×10^3IU/ml）。可见，该患者是 HBV 感染，且表面抗原发生变异，使用两种不同检测方法的仪器均无法测出，造成假阴性结果。

【沟通体会】

1. **乙型肝炎表面抗原变异**　乙型肝炎表面抗原（HBsAg）由 HBV DNA

的 S 区基因编码，其优势共同抗原表位"A"决定簇位于高度保守的 124～147 位氨基酸亲水区，是 HBV 各血清亚型的共同决定簇，在所有血清亚型中均存在。"A"决定簇含有 2 对二硫键形成的 2 个环状结构，其独特的空间构象使其具有较强的抗原性，机体产生的保护性抗体中 90% 以上针对"A"决定簇，该部位氨基酸的替代造成的蛋白结构改变是 HBsAg 抗原漂移产生的分子基础。在"A"决定簇中，HBsAg 主要的突变出现在 141～145 氨基酸残基，其中 p.Gly145Arg（145 位的甘氨酸突变为精氨酸）报道最多。表面抗原变异导致隐性乙型肝炎病毒感染，其可能机制包括：①影响乙型肝炎病毒的复制能力；②表面抗原表达或分泌减少；③表面抗原的抗原性减低；④突变的表面抗原与针对表面抗原的检测抗体的亲和性降低；⑤存在干扰性的非中和抗体。本案例即是由于 HBV 的诊断和筛查试剂都是基于抗原和抗体结合的机制，而突变株会影响抗原和抗体间的结合，最终影响到试剂的性能，导致表面抗原假阴性结果。临床怀疑表面抗原变异时，可加做 HBV DNA 检测或病毒测序。

2. 重视定性免疫检测的复查及临床沟通　定性免疫检测结果不同于定量检测，定性检测是"一锤定音"的，一定要谨小慎微、认真仔细。在不确定结果面前，要本着对检验标本和检验结果负责的态度进行复检，且最好是使用不同检测原理或不同仪器、试剂复检，确认无误才能发出准确的报告。对于不常见的检验结果，应多与临床医师沟通交流，掌握相关沟通技巧，必要时对下一步检查提出可能的建议，才能更有利于临床检验工作的开展。

（梁　艳）

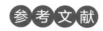

[1] LOUISIRIROTCHANAKUL S, KANOKSINSOMBAT C, THEAMBOONLERT A, et al. Mutation of the "a" determinant of HBsAg with discordant HBsAg diagnostic kits. Viral Immunol, 2004, 17(3): 440-444.

[2] ZHANG K, LIU Y, CHEN R J, et al. Antigenicity reduction contributes mostly to poor detectability of HBsAg by hepatitis B virus (HBV) S-gene mutants isolated from individuals with occult HBV infection. J Med Virol, 2018, 90(2): 263-270.

案例 065 面对一日两张结果迥异的乙型肝炎病毒标志物检测报告，该怎么办？

【案例经过】

患者顾某某，女性，61 岁，入院诊断"原发免疫性血小板减少症（ITP）"。2018 年 1 月 23 日收到该患者两份标本检测乙型肝炎病毒标志物，结果如表 65-1。

表 65-1 患者的乙型肝炎病毒标志物检测结果

项目	第一份标本	第二份标本
HBsAg	0.00（阴性）	0.00（阴性）
HBsAb	0.00（阴性）	412.71（阳性）
HBeAg	0.01（阴性）	0.01（阴性）
HBeAb	1.89（阴性）	0.86（弱阳性）
HBcAb	2.70（阴性）	0.10（阳性）

笔者审核报告时，看到这个结果非常诧异。同一天，同一人，乙型肝炎病毒标志物结果竟然相差这么大？进一步分析条形码信息，发现第一份标本申请是血液科门诊，申请时间是 2018 年 1 月 22 日 15：44，采样时间是 1 月 22 日 18：01，而第二份标本申请是急诊（急救科）医师，申请时间是 1 月 22 日 17：40，采样时间是 1 月 23 日 02：19。难道急诊科护士弄错采血对象了？因此，笔者第一时间打电话给急诊护士，说明该患者的检查结果，请她重新采集血样进行复查，结果是 HBsAg 0.00（阴性），HBsAb 490.51（阳性），HBeAg 0.01（阴性），HBeAb 0.41（阳性），HBcAb 0.1（阳性），与第二份标本结果相符。由此可见，采血是没有问题的。

那么，患者在治疗期间输过血？

为了弄清原因，也为了防止医师拿到前后两张差异很大的报告对检测结果有所怀疑，笔者主动电话联系管床医师，询问在两次采血期间进行过什么治疗。医师告知由于该患者血小板低，在两次采样期间曾静脉注射免疫球蛋白，因此笔者向医师说明该患者可能是注射免疫球蛋白暴露导致输入乙型肝炎抗体，建议 3 个月后复查，并且监测抗体滴度的变化。医师对此解释表示认可和满意，笔者也在第二份标本备注中写明"输注丙种球蛋白后"，即放心发出两份结果迥异的报告了。

【沟通体会】

1. 静脉注射免疫球蛋白治疗可能导致乙型肝炎检测结果的差异。原发免疫性血小板减少症（PIT）是临床最为常见的出血性疾病之一，肾上腺皮质激素和静脉注射免疫球蛋白（IVIg）是其一线治疗方法。临床对于血制品输注患者，通常进行乙型肝炎病毒相关检测；使用免疫抑制药物时，亦需要了解乙型肝炎病毒感染及复制情况和肝脏功能状态。

IVIg 是一种临床应用较为广泛的静脉输注血制品，包含浓缩的免疫球蛋白，其中主要的免疫球蛋白是 IgG。有研究报道 IVIg 暴露患者血清乙型肝炎 e 抗体和乙型肝炎核心抗体阳性率显著高于非 IVIg 暴露者。这种 IVIg 造成的乙肝抗体的假阳性将影响患者从最适当的治疗中获益。对于具有 IVIg 近期应用史的乙型肝炎 e 抗体和 / 或乙型肝炎核心抗体阳性患者，有必要进行 HBV DNA 检测，结合临床表现、病史及其他实验室检查综合判断，减少对乙型肝炎检测的误判，减少对治疗及时性和药物合理选择的错误影响。对于有 IVIg 使用史的患者或乙肝疫苗预防接种者，有必要加强对输入性抗体存在的鉴别意识，有必要在药物使用前行相关检查备案，在使用药物出现抗体后，监测其滴度随时间的变化，目前推荐 3 个月后复查。

2. 当同一人检测出不同乙型肝炎病毒标志物结果时，应加强复查和临床沟通。同一人在短时期内出现乙型肝炎病毒标志物定性结果的差异在临床上并不常见。若碰到这种情况，应首先做好实验室复查，再请临床重新采血复查。若复查结果一致，需要进一步与临床沟通询问治疗方式等，判断结果差异是否由输血、静脉注射免疫球蛋白等引起，最终方可发出可靠、令人放心的检验报告。

（梁　艳）

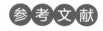
参 考 文 献

[1] 王宏梅，杨艳辉，许剑辉，等. ITP 病例回顾分析：人静脉丙种球蛋白治疗可致乙型肝炎检测的误判？临床血液学杂志，2012，25(3)：288-291.

[2] ARNOLD D M, CROWTHER M A, MEYER R M, et al. Misleading hepatitis B test result due to intravenous immuno-globulin administration: Implications for a clinical trialof rituximab in immune thrombocytopenia. Transfusion, 2010, 50(12): 2577-2581.

应重视乙型肝炎核心抗体 IgM 的检测

【案例经过】

患者王某，女，44 岁，因"上腹部疼痛 3 天，昏迷 1 天"入肝移植科。入院时精神欠佳，表情淡漠，神志不清，意识迟缓，言语紊乱。肝功能检查结果：总胆红素 169.7μmol/L，直接胆红素 83.3μmol/L，间接胆红素 86.4μmol/L，GPT 3 508U/L，GOT 750U/L，GGT 117U/L，LDH 1 249U/L。血氨 187μmol/L。凝血功能 PT 37.4s，APTT 47.1s，TT 25.8s，INR 3.50，D-二聚体 7 350μg/L，FDP 22.0μg/L。入院初步诊断为"急性肝衰竭，肝性脑病"。为了进一步明确病因，医师申请肝炎免疫检查，甲型肝炎、丙型肝炎、戊型肝炎抗体均为阴性，乙型肝炎病毒标志物结果见表 66-1。

表 66-1　患者的乙型肝炎病毒标志物检测结果

项目	定量值	定性结果
HBsAg	0.00	阴性
HBsAb	15.01	弱阳性
HBeAg	0.01	阴性
HBeAb	0.33	阳性
HBcAb	0.10	阳性

难道不是肝炎病毒引起的肝衰竭？

医师进一步进行了自身抗体的筛查，结果均为阴性，在临床排除药物性肝炎和酒精性肝炎等病因后，考虑到患者黄疸和肝功能受损严重，临床仍高度怀疑肝炎病毒感染。会不会是乙型肝炎病毒标志物结果有误？医师接着申请了乙型肝炎病毒 DNA 和丙型肝炎病毒 RNA 的检查，结果示乙型肝炎病毒 DNA 1.3×10^3 IU/ml（阳性），丙型肝炎病毒 RNA 阴性。因此，医师明确该患者为急性乙型肝炎病毒感染导致的肝衰竭，并打电话给肝炎免疫实验室，质疑乙型肝炎病毒标志物的结果。笔者请临床重新采血复测后，结果一致，并打电话给临床医师沟通，说明乙型肝炎病毒标志物结果的准确性，考虑到患者可能是急性乙型肝炎病毒感染，建议临床增加乙型肝炎核心抗体 IgM 的检测，结果为 27.16COI（阳性）（电化学发光法，参考值 < 1.00COI），表明该患者确为急性乙型肝炎病毒感染，并建议随访复查乙型肝炎病毒标志物和乙型肝炎核心抗体 IgM。

患者经血浆置换、保肝改善肝功能、补液、防感染等治疗后，好转出院。

【沟通体会】

1. 乙型肝炎核心抗体 IgM 检测的临床意义　乙肝病毒核心抗体 IgM 是乙型肝炎病毒新近感染或持续复制的标志。急性肝炎患者乙型肝炎病毒感染后最先出现的免疫反应是抗核心抗体 IgM，这一抗体存在时间较短，一般存在 5~6 周。病情在 6 个月内恢复，血清 HBV DNA 与表面抗原转阴并产生表面抗体。慢性活动性乙型肝炎患者中，也有部分患者核心抗体 IgM 阳性，与 HBV DNA 的复制有关。慢性重型乙型肝炎患者核心抗体 IgM 亦可出现阳性，但与急性乙型肝炎比较滴度较低。

核心抗体 IgM 与 GPT、HBV DNA 密切相关，抗病毒治疗有效时能迅速下降甚至转阴，但持续阳性提示疾病迁延。对于 e 抗原阴性的慢性乙型肝炎患者，核心抗体 IgM 的绝对量和滴度波动可视为病毒复制的标志，并可代替频繁的血清 HBV DNA 检测来监控患者的病情。

因此，乙型肝炎患者在 HBV 标志物基础上行核心抗体 IgM 检测，对于明确患者的感染病程，以及对患者的病情、预后评估具有重要意义，特别对传统的乙肝五项"小三阳"模式、少见模式，以及其他仅凭乙肝五项指标难以解释和判断的情况，都可以结合核心抗体 IgM 进行更为全面的解释。

2. 乙型肝炎病毒引起的肝衰竭　急性或慢性乙型肝炎病毒感染的患者约有 1% 可能发生乙型肝炎病毒相关的急性肝衰竭。一些乙型肝炎病毒相关的急性肝衰竭患者可能发生较强的获得性免疫反应，快速清除乙型肝炎表面抗原，并且早期产生表面抗体。因此约 20% 人群可能无法检测或仅检测到很低的病毒载量或表面抗原量。

文献报道乙型肝炎病毒载量、核心抗体 IgM 滴度或二者的比值可有效地鉴别急性或慢性乙型肝炎病毒感染引起的急性肝衰竭，尤其是核心抗体 IgM 定量，曲线下面积可达 86%，即急性 HBV 感染引起肝衰竭患者抗核心抗体 IgM 滴度显著高于慢性 HBV 感染肝衰竭患者。尽管乙型肝炎病毒感染导致的急性肝衰竭患者预后欠佳，但新近的急性感染患者无移植生存率比慢性 HBV 感染肝衰竭患者更高。因此，鉴别两种感染引起的肝衰竭有利于治疗方案的选择。

（梁　艳）

参考文献

[1] 陈俊梅，郭新会，惠威，等. 化学发光微粒子免疫法检测乙型肝炎病毒核心抗体 IgM 的临床应用. 中华检验医学杂志，2016，39(6)：457-459.

[2] 吴坚敏，黄其俊，严爱芬. 乙型肝炎病毒核心 IgM 抗体定量在诊治中的意义. 中国卫生检验杂志，2013，23(2)：411-415.

[3] UMEMURA T, TANAKA E, KIYOSAWA K, et al. Mortality secondary to fulminant hepatic failure in patients with prior resolution of hepatitis B virus infection in Japan. Clin Infect Dis, 2008, 47(5): e52-e56.

[4] DAO D Y, HYNAN L S, YUAN H J, et al. Two distinct subtypes of hepatitis B virus-related acute liver failure are separable by quantitative serum immunoglobulin M anti-hepatitis B core antibody and hepatitis B virus DNA levels. Hepatology, 2012, 55(3): 676-684.

案例 067　血型鉴定错？担心冷凝集！

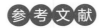

【案例经过】

2018 年 6 月 2 日，笔者在门诊临床检验组血常规值班，负责血常规、红细胞沉降率、血型和超敏 CRP 四个项目。我院进行血型鉴定是通过两种方法并进行比对，一种是纸片法，一种是全自动血型鉴定及交叉配血分析系统或者胶体金法，两者结果一致就可以出报告。当天笔者把有血型标本的其他项目结果大致核对了一下，确定没有危急值或者需要复查结果的标本，就先做了血型鉴定的纸片法，做好结果登记，离心后使用全自动血型鉴定及交叉配血分析系统等待结果传送。边审核标本边等待血型结果，这时发现有一患者葛某，男，62 岁，因"消化道出血"入院，血常规显示 RBC 3.65×10^{12}/L，Hb 124g/L，红细胞计数明显和血红蛋白不成比例，笔者拿出标本颠倒混匀后观察其外观，发现标本管里血液明显有细砂样颗粒挂壁现象，将新鲜血液涂片至干净玻片上，在显微镜上观看发现红细胞大团块聚集，这个标本应该是冷凝集引起的红细胞计数偏低。于是把标本放入37℃水浴箱孵育，这时血型仪器传送结果显示 O 型，Rh 阳性，而纸片法结果是 AB 型。半小时后拿出孵育后的标本马上手动进行血常规分析，结果显示 RBC 4.86×10^{12}/L，Hb 126g/L，同时纸片法和胶体金法再一次做血型鉴定，纸片法仍然是明显的 AB 型，而胶体金法结果在 O 型和 AB 型间模棱两可，笔者将这个标本送至血库进行正反定型鉴定，血库同事反馈结果也是 O 型，于是放心地把这个报告发了出去。

在好奇心的驱使下，笔者查看了这位患者的历史检查报告，发现患者前几天未入院时在急诊检验室已采血检验过血常规和血型，因为急诊检验室要求快速出报告，所以血型鉴定使用纸片法和胶体金法，而那天年资稍轻检验师发出的血型报告是 AB 型，应该是没有注意到冷凝集现象。笔者马上把那天保存于冰箱的标本取出来查看，发现也有凝集现象，37℃水浴孵育约 1.5 小时，验血型也确定是 O 型。马上联系临床医师确定患者是否进行了输血，庆幸这位患者没有输血，而急诊检验室出具的那张报告不在住院病历里，应该是在患者自己手上。但两张血型报告结果不一致，可能会引起医疗纠纷，于是将事情报告科室领导。领导很快决定主动联系患者，将事情的原委动之以情、晓之以理地告知患者，并嘱咐患者再次就诊进行血常规检查时要告知医护人员本人血液标本有冷凝集现象以免影响检查报告的准确性。最后，患者及家属被我们真诚的服务态度和谨慎的工作态度感动。

【沟通体会】

1. 这是典型的冷凝集病例，而且是冷凝集遇到了血型鉴定。冷凝集是临床检验中经常会遇到的现象，一般的处理流程是众所周知的，但检验人员能够在准确处理分析好检验结果的同时发现其他过往结果的问题，这是很值得肯定的。平时多保持一颗好奇心，兴许能发现和解决大问题！

2. 可以从事情的整个过程中总结出以下经验，一方面对于年轻检验师，除了注意红细胞计数和血红蛋白不成比例外，平时多留意标本外观，兴许能捕捉到蛛丝马迹；另一方面，对于基层医院，特别是乡镇卫生院，在没有较先进的血型鉴定仪器辅助的条件下，若用胶体金法鉴定血型，冲洗时一定要保证足够量的缓冲液，对冲洗不干净的结果要更换方法再次确认方可出报告。高效价冷凝集素会导致血型鉴定困难，影响交叉配血结果，在进行血型鉴定时要注意：①温度因素，高效价冷凝集素多出现于春冬季节，实验室检测可将样本置于 37℃ 水浴箱温育后再检测；②高效价冷凝集素导致配血不合，主要是主侧管凝集（多为弱凝集），孵育加温后基本消除，注意鉴别；③正反定型结果不符时，需要进一步选择定型试验，如聚凝胺法、吸收放散试验等。

【朱泽航副主任技师专家点评】

鉴定血型经典的方法是试管法，且正反定型同时做，这样可以有效避免误判。另外，当正反定型不符时，我们要考虑更多的因素，比如冷凝集等。这位员工高度的责任心值得大家学习。

（盛玲玲）

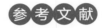

刘芳，高新. 高效价冷凝集素所致血型鉴定困难 200 例报告分析. 湖南师范大学学报（医学版），2015(6)：67-69.

案例 068 两次不一致的结果

【案例经过】

患者毛某，男性，48 岁，27 床，因腹股沟疝入院，术前进行常规项目检查，包括乙型肝炎标志物、梅毒、丙型肝炎、血常规、血型等。这天"毛某"的血标本检测出来的乙型肝炎标志物结果为 HBsAg（+）、HBsAb（−）、HBeAg（−）、HBeAb（+）、HBcAb（+），正当准备发报告时，发现这位患者两天前已检测过乙型肝炎标志物，而结果是 HBsAg（−）、HBsAb（+）、HBeAg（−）、HBeAb（−）、HBcAb（−），对这两种大相径庭的结果，笔者首先将这两份标本重新进行乙型肝炎标志物定量复查，复查结果仍然和原来一样。同一个人，才两天时间结果怎么可能差这么多呢？于是联系临床护士，回复确定这天血标本就是 27 床的，临床医师也诧异结果的变化。临床护士回复再进行仔细核实，看看哪个环节上有没有出问题。从专业角度看，患者的病情不可能在两天内出现这么大的变化，人体的免疫系统也不会反应这么快，笔者猜测这两份标本应该不是同一个人的，于是取这两支标本进行血型鉴定，结果果然如我们所料，两天前是 O 型，当天是 B 型，显然不是同一个人的标本，于是将这个结果反馈给临床护士，建议她们核实一下患者的信息。过了半个小时，护士长回复：询问患者毛某后确认其没有再次采血，毛某术后换了床位，刚工作的护士没有仔细核对信息，只是核对床位号就采了血样，事情的真相终于水落石出。

【沟通体会】

1. 加强质量环节建设是保证检验结果质量的重要手段和步骤之一。临床检验质量控制分为分析前、中、后 3 个阶段，目前随着检测系统和质量控制方法的发展，分析中的质量已有了非常显著的提升。近些年来，改进实验室质量的努力已逐渐集中于分析前和分析后。没有标准的样本，检测系统也无法检测出可靠结果，质量控制也无能为力。据美国专业机构调查统计，70% 的实验结果与临床诊断不符是由分析前原因引起的，因此必须重视分析前患者准备和识别，样本采集、运送、保存、处理等每一环节都应该规范操作，确保每一环节的质量控制以确保患者样品的质量。做好分析前质量控制，就能从源头上杜绝差错的出现，提高实验室的医疗质量，避免医患纠纷的发生。分析前质量保证涉及医师、护士、患者等多类人员，检验科没有能力对以上人员实行统一的管理，所以我们需要加强医、检、护的交流，只有做好这三个部门的交流，才能使检验结果反馈到临床后更好地服务于临床。

2. 临床检验者对有疑问的结果必须进行复查，同时积极寻找对策解决问题。本案例通过鉴定血型确定标本来源于不同患者，这依赖于检验人员丰富的经验。我们只有提高应对能力，不断探索，总结经验，才能真正做到精确、快捷地为患者服务。

【经典箴言】

标本正确是保证检验结果准确的最基本条件，临床偶有"张冠李戴"是不可避免的。发报告时进行历史对照、与临床沟通及必要时的血型鉴定是发现"张冠李戴"的重要手段。

【杨再兴研究员专家点评】

在检验的质量控制过程中，所谓"巧妇难为无米之炊"就是指实验室质量控制做得再好，标本不合格或标本错误，那结果也必然是有问题的。特别是对于 HBV、HIV、梅毒等重要的传染性疾病，结果出错可能会带来不可估量的严重后果。因此检验人员需要高度重视，在做好实验室的"三查七对"和各种质量控制的同时，也要时刻关注临床送来的标本是否有错或合格。这需要检测前进行仔细核对，也需要发报告时做好历史对照，如有可疑情况必须与临床医护人员进行密切沟通，必要时还要通过血型鉴定等途径，初步判断标本"身份"是否有误。这样，才能更好地避免因临床"张冠李戴"这种低级错误所带来的不良后果。

（盛玲玲）

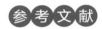

申子瑜，李少男，王治国. 我国政府对临床实验室质量保证的管理行为. 中华检验医学杂志，2006，29(1)：6-8.

案例 069　真假艾滋

【案例经过】

祝某，82 岁，男，因肺炎入院，常规检测免疫系列项目及 HIV 等，这位患者的结果在第一批 ELISA 结果中，HIV 抗体强阳性，这么明显的显色，一般都是感染了 HIV。笔者使用 HIV 抗体胶体金方法进行复查，过了 15 分钟，胶体金方法显示阴性，又等了 25 分钟仍然是阴性。按照以往经验，包括多次质控对比，胶体金方法灵敏度偏低，但如果 ELISA 结果提示强阳性，胶体金方法结果至少也是阳性，难道是标本污染或者 ELISA 洗板过程中有类似唾液之类的液体溅入而影响了抗原 - 抗体反应？笔者马上按照标准流程重新操作了一遍，结果仍然是强阳性。查看患者信息，82 岁高龄，感染 HIV 似乎难以置信，于是，联系临床护士了解样本采样的准确性，回复当天是年资较高的护士当班，采样应该不会有误。经过沟通交流，谨慎起见，决定重新采样重新检测。这次借调过来另外一品牌的试剂，同时用两种品牌的 HIV 抗体试剂进行检测，经过水浴孵育一个多小时，之前显示为阳性的试剂显示结果仍为阳性，而借调的另一品牌的试剂显示结果为阴性，胶体金方法再次检测结果也仍然是阴性。至此，笔者怀疑应该是某个因素干扰了前者试剂的反应，但还是决定把这个标本送予疾病预防控制中心进行检测以做确认实验，反馈回来的结果是 HIV 抗体阴性。

【沟通体会】

　　1. HIV 抗体筛查检测流程如图 69-1。

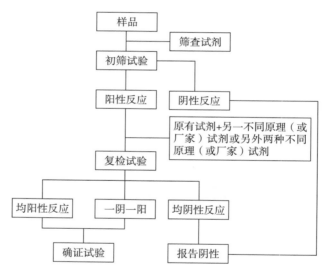

图 69-1　HIV 抗体筛查检测流程图

　　2. HIV 检测试剂已一代比一代完善，见表 69-1。

表 69-1　各代 HIV 检测试剂介绍

代别	时间	试剂特点	灵敏度	特异度	不足
第一代	1985 年	以病毒裂解物或部分纯化的病毒抗原包被反应板，以检测血清中的抗体	低	低	包被抗原纯度不高，出现很多假阴性或假阳性问题

续表

代别	时间	试剂特点	灵敏度	特异度	不足
第二代	1990 年	使用基因工程方法得到的重组抗原和合成肽包被反应板，由于纯化抗原的使用，同时检测 HIV-1 和 HIV-2 抗体，特异度较第一代试剂有了很大提高	低	较前一代高	漏检情况多见
第三代	1994 年	使用双抗原夹心法检测抗体，加入 HIV-10 群抗原（gp41 多肽），进一步提高灵敏度	较前一代高	较前一代高	不能检测 HIV 抗原，检测窗口期较长
第四代	近年	在第三代的基础上增加了 p24 抗原的检测，把 HIV 抗原和抗 p24 的抗体同时包被，同时检测血清中的 HIV 抗体和 p24 抗原，进一步缩短窗口期	较前一代高	较前一代略低	可能出现"第二窗口期"，人抗鼠抗体（HAMA）效应

3. 分析抗 HIV 初筛出现假阳性结果的原因：①内源性干扰因素，一般包括类风湿因子、高浓度的非特异免疫球蛋白、补体、某些自身抗体，以及交叉反应物质（HBV 抗体、HCV 抗体、抗链球菌溶血素 O、C 反应蛋白、抗核抗体、支原体、嗜异性抗体）等；②特殊生理情况，如某些特殊或过敏体质、孕产妇等，较易出现某些非特异反应，或某些免疫相关性疾病，如结核、恶性肿瘤、系统性红斑狼疮、多发性骨髓瘤、肾移植、肾衰竭、疟疾、丝虫病、黄疸性肝炎、EB 病毒、梅毒等；③标本性状的影响，如严重溶血、标本乳糜或纤维蛋白原较多等；④试剂原因，因为任何一种试剂都难以达到 100% 准确；⑤操作原因，如操作中的交叉污染。

4. 很多种疾病的患者在进行抗 HIV 抗体初筛检查时均有可能出现假阳性，这与其疾病关系不密切，而与其自身是否存在抗 HIV 抗体干扰物及多少相关。本案例诊断为肺炎，可能由 A 群链球菌、呼吸道合胞病毒、流行性感冒病毒、肺炎支原体等病原体引起，患者发病时容易产生自身抗体、C 反应蛋白等免疫反应物，这些反应物的升高干扰了抗 HIV 抗体的检测结果，出现假阳性。

【经典箴言】

实验室中的免疫学检测，干扰无处不在、无时不在。多种厂家试剂间检测结果的比对验证是初步鉴定"干扰"的一个不错的方法。

【杨再兴研究员专家点评】

　　HIV 的阳性检测结果报出去事关重大，务必谨慎和高度重视。目前，医疗机构实验室多采用 ELISA 或化学发光法进行检测，检测的结果为初筛结果，需要由疾病预防控制中心应用免疫印迹的方法进行确认后，方可发出报告，这样可以有效避免假阳性结果。HIV 初筛试验方法多且杂，试剂厂家更多，不同方法、不同厂家的试剂性能有所不同，对不同干扰因素的反应或抵抗能力也有所不同。建议实验室都能够备用两种或以上的试剂，遇到"阳性"情况相互印证，有助于更好地鉴定出"假阳性"情况。

（盛玲玲）

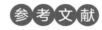

参 考 文 献

中国疾病预防控制中心. 全国艾滋病检测技术规范（2015 年修订版）. 北京：中国疾病预防控制中心，2015.

案例 070 肿瘤标志物糖类抗原 19-9 假阳性升高，老鼠惹的祸？

【案例经过】

　　在笔者的日常检验工作中曾经遇到过这样一件奇怪的事情。2008 年 3 月，检验科同时应用来自美国和瑞士的厂商生产的仪器检测肿瘤标志物，当一台仪器肿瘤标志物报告异常时，用另一台仪器复查，而这件奇怪的事就是在复查中出现的。美国厂商的免疫分析仪检测 CA19-9 的结果是 1 047.4U/ml，明显升高，但使用瑞士厂商的免疫分析仪复查时只有 11.9U/ml，属正常范围。每台仪器均重复三次，每次结果差不多，再结合本次室内质控情况，提示仪器没问题。当时第一反应是其他肿瘤标志物也是这样吗？于是在两台仪器上同时检测了 AFP、CEA、CA125、PSA，结果显示这几个肿瘤标志物在两台仪器上结果相差不多，都属正常范围。单单 CA19-9 结果差距这么大，怎么发报告？笔者一时被难住了。按习惯，赶紧给相关医师打电话，了解情况。

患者男性，76 岁，因为右上腹疼痛到来院。超声检查显示为胆囊息肉、左肾囊肿，其他未见异常。所有血常规和肝肾功能检测指标都是正常的。胆囊息肉可能会引起 CA19-9 升高，但为何一台仪器高，一台仪器正常？显然无法解答。这时，患者所有检查指标中有一个异常指标引起了笔者的注意。那就是类风湿因子（RF），浓度为 122IU/ml（正常范围 0～15IU/ml）。莫非是 RF 的干扰？笔者马上翻阅相关文献，去除样本中的 RF，具体操作如下：将血清置于 60℃孵育 30 分钟。再检测 RF，浓度降为 10IU/ml，说明已清除。再复查 CA19-9，降为 423.4U/ml，说明 RF 对 CA19-9 可能有干扰作用，但 CA19-9 的异常升高不全是 RF 的干扰作用。为了验证 RF 对 CA19-9 的干扰作用到底多大，笔者又收集了 18 例存在 RF 不同程度升高的血清标本，检测了 CA19-9，发现 RF 似乎对 CA19-9 的检测没有影响（见表 70-1）。难道另有其他原因干扰了本例患者的检查结果？

表 70-1 RF 对 CA19-9 检测结果的干扰情况分析

编号	性别	年龄 / 岁	RF/（IU·ml⁻¹）	CA19-9/（U·ml⁻¹）
1	男	73	52	15.3
2	女	76	581	16.4
3	男	44	60	5.9
4	女	54	350	6.4
5	女	33	236	9.7
6	女	51	2 340	10.3
7	女	40	209	19.5
8	女	49	56	12.4
9	男	61	23	8
10	女	53	285	7.5
11	女	74	26	7.4
12	女	43	769	6
13	男	64	478	0.6
14	女	47	38	15
15	女	47	246	6.8

编号	性别	年龄 / 岁	RF/（IU·ml⁻¹）	CA19-9/（U·ml⁻¹）
16	女	39	161	3.5
17	女	62	1 670	5
18	女	50	245	3.7

此时，患者本人来取检验结果。经过与其进一步沟通，得知患者家住在农村，家里常年老鼠出没。一个念头马上跃入脑海：是不是患者血中存在嗜异性抗体？于是，笔者将老鼠血清与患者血清按比例混合，并应用 3% 的 PEG6000 沉淀，去除嗜异性抗体。奇迹发生了，CA19-9 降为 19.8U/ml，属于正常范围。真相浮出水面：患者长期与老鼠接触，体内存在嗜异性抗体，这种抗体干扰了 CA19-9 的检查，造成美国厂商的免疫分析仪检查结果异常升高，出现假阳性，而瑞士厂商的免疫分析仪似乎不太受影响。

【沟通体会】

1. 嗜异性抗体是能够与多个物种的免疫球蛋白发生结合作用的多重特异性抗体，常常是因为直接接触动物或动物污染过的物品，或者接种来源于动物血清或组织的疫苗产品，或输血后产生。这类抗体的免疫原往往不明确，亲和力较弱，结合特异性不强，可与很多动物免疫球蛋白的 Fc 或 Fab 区结合，因此，对各种临床免疫学检测都可能产生干扰作用，引起结果假阳性或假阴性。这种干扰容易被忽视，该案例如果不是恰好两台仪器一起检测，结果差异较大引起了笔者的注意，及时与临床医师及患者交流，恐怕就会发出去一个假阳性的报告，引起麻烦。绝大多数实验室都是使用一种仪器进行检测，这就更需要加强与临床沟通。对于每一个异常结果，都要仔细查阅患者临床信息，必要时给临床医师打电话沟通。当发现检验结果与临床不符时，进一步查找嗜异性抗体干扰的可能性。特别是对以下几种患者更要高度关注：密切接触各种动物、进行免疫或生物治疗、接种来源于动物的疫苗、输血。

2. 随着检验技术的发展，各生产厂家都采取了相应措施，尽量避免嗜异性抗体的干扰。因此，嗜异性抗体干扰的现象已大大减少。在该案例中，尽管各种肿瘤标志物，包括 AFP、CEA、CA125 等的检测都是采用免疫学方法（抗原 - 抗体反应），但只有 CA19-9 受到嗜异性抗体干扰，其他指标并未受到影响。这说明，由于各种嗜异性抗体预防措施的应用，嗜异性抗体并不是对同时检测的多种指标都有干扰作用，而有选择性。即并不是所有检测指标都出现明显异常时才应该考虑嗜异性抗体的干扰，而是只要出现某一指标有异常现象，就应该关注嗜异性抗体。该案例的这一选择性情况也提示 CA19-9 的预防干扰措施还不够，有待进一步加强，同时，与临床及患者的及时密切沟通仍然是必需的。

3. 实际上，RF 对免疫学检测也具有干扰作用，甚至是临床检测中最为常见的干扰因素之一。目前，各生产厂家已采取相应措施避免 RF 的干扰。该案例中，笔者通过对 RF 不同升高程度的 18 例血清进行 CA19-9 的检测，基本排除了 RF 的干扰作用。当然，去除该案例血清中的 RF 后，CA19-9 明显降低的具体机制还不清楚，但可以肯定的是，该案例中起干扰作用的主要是嗜异性抗体。

【经典箴言】

肿瘤标志物免疫学检测常会出现干扰现象，其中以 CA19-9 尤甚，遇异常升高时须及时与临床沟通，如与临床不符，须想到干扰。

【梁艳副研究员专家点评】

肿瘤标志物免疫学检测的干扰因素较多，包括 RF、免疫复合物、嗜异性抗体等。尽管各厂家都宣称其研发的试剂具备一定的抗干扰能力，但干扰现象仍时有发生。因此，每一名相关检验人员都应该高度关注这种情况，并且务必掌握如下的常识：①遇到异常及时与临床沟通，如与临床不符，能够想到干扰。②干扰鉴定和去除的步骤一般包括通过倍比稀释检查线性情况或稀释后检查回收率、查询患者是否 RF 明显增高。如是，则通过去除试剂或加热等方法去除 RF。此外，还应及时与患者沟通，了解患者是否可能存在产生嗜异性抗体或免疫复合物，包括与啮齿动物是否有过密切接触、是否接受过生物治疗等，可以采用嗜异性抗体或免疫复合物去除试剂消除干扰。

（杨再兴）

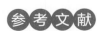

参 考 文 献

LIANG Y, YANG Z X, YE W M, et al. Falsely elevated carbohydrate antigen 19-9 level due to heterophilic antibody interference but not rheumatoid factor: A case report. Clin Chem Lab Med, 2009, 47(1): 116-117.

案例 071　胃癌没复发、没转移，糖类抗原 72-4 咋这么高？

【案例经过】

患者女性，48 岁。因左上腹不适来院，确诊为胃癌入院，接受手术治疗。术前各种肿瘤标志物如 AFP、CEA、CA19-9、CA72-4、CA125、CA15-3 等的检查结果均在正常范围。术后 7 天，复查这些指标，结果没有明显变化。患者出院后，常规来院检查随访。一年后，突然发现 CA72-4 结果明显异常，其浓度已超过 300U/ml（正常范围 0～6.9U/ml），其他肿瘤标志物处于正常范围。患者及其临床医师见此结果非常着急，遂进行了胃镜检查，未发现异常；还进行了肠镜、腹部超声和 CT 检查，均未发现异常。临床医师无法向患者解释该结果，让患者来检验科寻求解释。首先需要解释的是，此次检测流程是完全符合 ISO 15189 标准要求的，室内质控没有问题，复查样本，结果没有变化。经过交流后，得知患者正在服用保健品灵芝孢子粉，已连续服用了 3 个月，除此之外未进行任何治疗。考虑到可能是服用灵芝孢子粉导致的 CA72-4 异常升高，遂建议暂时停用该保健品。两周后复查，CA72-4 降为 86.9U/ml，四周后降至正常，说明确实是服用灵芝孢子粉引起了 CA72-4 的异常升高。同时，为了证实灵芝孢子粉是否直接干扰了检测，笔者另选择不同浓度 CA72-4 的血清标本 5 例，将灵芝孢子粉溶入其中达到饱和状态，再检测 CA72-4，均无明显变化，说明灵芝孢子粉并不会直接干扰 CA72-4 的检查，发挥干扰作用的可能是其代谢成分，有待进一步研究。同时将这一结果也告知了临床医师，建议临床医师再遇到 CA72-4 异常升高，与临床不符的时候，能够考虑到患者是否服用了灵芝孢子粉。

【沟通体会】

1. 这是一例临床医师无法解释结果，安排患者到检验科交流的案例，临床医师的这种做法是值得称赞的。术业有专攻，临床医师熟悉的是检验指标的临床意义，而对检验指标的检测流程、技术方法及干扰情况可能并不是很清楚。比如该案例，临床医师知道 CA72-4 是胃癌的常见肿瘤标志物，其升高除了见于胃癌，还可能见于胃肠道其他疾病，因此做了相关的检查。当这些检查都是阴性结果的时候，临床医师觉得这可能是个特殊案例，单从临床角度可能不好解释，想到了让患者咨询检验人员，而不是直接怀疑检验结果的准确性。这样，既有利于医患沟通，不至于发生医疗纠纷事件，也有利于问题的解决。

2. 通过该案例，笔者发现服用保健品灵芝孢子粉可以明显干扰 CA72-4 的检测结果，但对其他肿瘤标志物没有明显影响。这一发现目前已经得到了广泛的验证和认可。故建议，不论临床医师还是检验人员，遇到 CA72-4 异常升高又与临床实际情况不相符时，需要询问患者的保健品服用史，特别是灵芝孢子粉。

3. 对于健康体检人群，服用灵芝孢子粉也会使 CA72-4 异常升高，建议停用保健品 4 周后复查，如转为正常，提示可能为灵芝孢子粉干扰，可以嘱咐相关体检人员勿过于紧张。

【经典箴言】

保健品破壁灵芝孢子粉可以引起 CA72-4 异常升高，尽管机制尚不清楚，但这一现象已被广泛认可，医务工作者应知晓这一现象。

【梁艳副研究员专家点评】

随着我国经济的迅速、持续发展，人民生活水平明显提高，越来越多的人开始服用灵芝孢子粉等保健品。灵芝孢子粉可以引起肿瘤标志物 CA72-4 明显异常升高，但对其他肿瘤标志物没有影响，这一现象普遍存在，但机制尚不清楚。该案例告诉我们，临床医师如遇到患者有明显的 CA72-4 异常升高，但与临床疾病并不相符时，应该考虑到灵芝孢子粉的这种影响，并与患者进行这方面交流。如患者确有服用灵芝孢子粉，可以建议患者暂时停用 4 周，如 CA72-4 降为正常，则可以确定是灵芝孢子粉造成的异常，可以告知患者 CA72-4 的升高并不表示患者存在胃癌等消化系统肿瘤，不必过分担心。

（杨再兴）

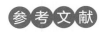

[1] LIANG Y, HE M J, FAN X X, et al. An abnormal elevation of serum CA72-4 by ganoderma lucidum spore powder. Ann Clin Lab Sci, 2013, 43(3): 337-340.

[2] YAN B, MENG X Z, SHI J, et al. Ganoderma lucidum spore induced CA72-4 elevation in gastrointestinal cancer: A five-case report. Integr Cancer Ther, 2014, 13(2): 161-166.

案例 072 这样的原发性胆汁性胆管炎，不交流肯定漏诊

【案例经过】

　　患者男，63 岁，因反复咳嗽到呼吸科就诊。胸部 CT 显示两肺间质性炎症，部分支气管扩张，伴周围炎症。呼吸科医师首先考虑感染可能，经查，患者降钙素原、内毒素、G 试验、结核抗体、T-SPOT、HIV 抗体、丙型肝炎病毒抗体、梅毒抗体均阴性。真菌涂片未找到孢子菌丝，痰培养 2 天正常菌生长。主任医师查房考虑可能是自身免疫病引起的间质性肺炎，于是开出检查单：抗核抗体及抗核抗体谱、抗中性粒细胞胞质抗体、抗磷脂抗体谱。笔者负责这些自身抗体的检查，结果显示，抗核抗体核点型 1∶1 000 阳性，抗核抗体谱、抗中性粒细胞胞质抗体、抗磷脂抗体谱均为阴性。但笔者在应用间接免疫荧光法查抗核抗体时，意外发现该患者除了上述抗核抗体阳性，而且还存在抗线粒体抗体（AMA）阳性。该抗体是原发性胆汁性胆管炎（PBC）的特异性标志抗体，也是 PBC 的重要诊断指标之一。可是，临床医师并未开检测 AMA 的检查单，无法以检验报告的形式直接回报。面对这种情况，笔者第一时间电话联系了开检查单的医师，告知医师该患者 AMA 阳性，可能患了 PBC。请医师补开检查 AMA 及其亚型的检查单，并建议进一步检查患者的肝功能，特别是碱性磷酸酶（ALP）和 γ- 谷氨酸转移酶（GGT）。结果出来以后，果然 AMA 及其 M2 亚型均为阳性，ALP 为 286U/L（参考区间 45 ~ 125U/L），GGT 为 126U/L（参考区间 7 ~ 50U/L），均明显升高，而且患者所有肝炎病毒标志物均阴性，也可以排除药物和酒精性肝病的可能。因此，可以作出 PBC 的诊断。明确诊断后，除了进行间质性肺炎的治疗，还增加了针对 PBC 的治疗药物熊去氧胆酸。经治疗后，患者咳嗽较前明显缓解，无发热，病情稳定，出院。事后，临床医师非常感激，表示多亏检验科及时告知，否则怎么也想不到会是 PBC，怎么也不会想到查 AMA 及其亚型。如果没有检验科与临床的沟通，这个患者肯定漏诊了。

【沟通体会】

1. PBC 是一种慢性自身免疫性肝病，通常表现为乏力、瘙痒或黄疸，临床诊断并不困难，在排除病毒、酒精、药物等其他常见原因引起的肝病后，满足下面三个条件中的两个即可作出诊断：①血清 ALP 明显升高；② AMA 阳性；③肝组织学特征性表现。但是，很多 PBC 患者会同时伴发干燥综合征、类风湿关节炎等，甚至一部分患者还会伴发间质性肺炎。这些 PBC 患者往往临床症状表现为关节、肌肉痛，眼干、口干、咳嗽、发热等，反而没有 PBC 的典型症状，因此，到医院就诊的科室多为风湿免疫科、呼吸科等，而这些科室的医师大多对 PBC 这种所谓"罕见病"认识不够，在开出各种自身免疫病相关自身抗体的检查单时，唯独会漏掉 AMA。如果这时检验人员没能及时进行沟通，PBC 漏诊的可能性极大。可以预见，被漏诊的患者还会进行各种检查，会大大增加患者及其家属的经济和心理负担。

2. AMA 及其 M2 亚型是 PBC 的特异性标志抗体，对 PBC 诊断的灵敏度和特异度均达到 90% ~ 95%。顾名思义，AMA 的靶抗原是细胞线粒体成分，其中 95% 左右针对丙酮酸脱氢酶复合体 -E2 亚基（PDC-E2），因此 M2 亚基的检测主要是以 PDC-E2 为靶抗原，采用免疫印迹或酶联免疫吸附分析（ELISA）方法进行检测。AMA 的检测主要采用间接免疫荧光法，以 Hep-2 细胞作为检测基质，阳性的主要表现为细胞质内特殊的颗粒样荧光染色。Hep-2 细胞同时也可以用来检测 ANA，因此，对于检测 ANA 的患者，检验人员同时也能看到其血清中 AMA 是否阳性。然而，临床医师并不知道 AMA 和 ANA 在检测方法上存在着这样的联系，他们就像本案例描述的一样，只按项目开医嘱。这种情况下，检验人员的责任心及检验与临床的及时沟通就显得极为重要，甚至是诊断出疾病的关键。

3. 该案例告诉我们，作为从事自身抗体检测的检验人员，最基本应该做到两点：①必须熟练掌握间接免疫荧光法判读的结果，结合临床，不放过任何一个细节，为临床提供准确报告；②如发生本案例这种情况，必须第一时间与临床沟通，为临床准确诊断疾病，避免漏诊或误诊提供重要帮助。

【经典箴言】

PBC 的临床症状大多并不典型，AMA 是其标志性抗体，如实验室发现

AMA 阳性，须及时与临床医师沟通，以避免或减少漏诊。

【仲人前研究员专家点评】

PBC 早期通常无临床症状或仅表现为乏力，中晚期常表现为黄疸、瘙痒等，出现这些症状时，患者通常会到消化科、感染科等肝病相关的科室就诊，这些科室的医师对 PBC 都有一定认识，都会主动建议患者进行 AMA 检查，因此很少会漏诊。但还有一部分患者临床症状很不典型，表现出呼吸道症状、蛋白尿、肌肉关节痛等，正如本案例患者即表现为反复咳嗽。患者就诊的科室是呼吸科，而呼吸科医师对 PBC 就不太熟悉了，但呼吸科怀疑到患者可能会有系统性自身免疫病，所以建议患者进行抗核抗体检查。AMA 与抗核抗体采用的是相同的检测方法，实验室人员在检测抗核抗体时，能够发现 AMA 的存在。这种情况下，实验室人员与临床医师沟通，及时告知 AMA 阳性的情况就显得尤为重要，否则可能会引起漏诊，耽误患者及时治疗，引起不良后果。

（杨再兴）

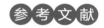

[1] LINDOR K D, BOWLUS C L, BOYER J, et al. Primary biliary cholangitis: 2018 practice guidance from the American Association for the Study of Liver Diseases. Hepatology, 2019, 69(1): 394-419.

[2] LEE H E, CHURG A, RYU J H, et al. Histopathologic findings in lung biopsies from patients with primary biliary cholangitis. Hum Pathol, 2018, 82: 177-186.

[3] 李勇，王金湖，张悦梅，等. 抗线粒体抗体在原发性胆汁性肝硬化筛查中的应用. 临床检验杂志，2016，34(1)：73-75.

案例 073　痛风患者服用秋水仙碱治疗，注意糖类抗原 72-4 假阳性升高！

【案例经过】

2013 年 4 月 9 日，一位 54 岁的男性到院健康体检，结果除了超声检查结果显示轻度脂肪肝，血清甘油三酯稍有升高外，其他常规体检结果均正常。该患者经济状况较好，自行要求检测所有肿瘤标志物。结果显示，各项肿瘤标志物中，只有 CA72-4 是明显异常升高的（该患者为 159.4U/ml，正常参考范围是 0 ~ 6.9U/ml），其他都在正常范围内。看到这一结果，患者很紧张，也引起了体检中心医师的重视，嘱其进一步检查，患者又接受了胃肠镜和肺部 CT 检查，没有发现异常，情绪变得有点激动，开始怀疑检验结果，经体检中心沟通无效后转到检验科做进一步的解释工作。笔者接到电话后立即查看原始结果记录，当日室内质控没问题，且结果复检登记本上有两次测定结果。因为以前接触过服用保健品等出现 CA72-4 升高的现象，患者到来后，我们展示了报告这一结果所做的相关工作，并询问其一些基本临床状况及是否存在服药情况。通过交流得知，该患者身体状况良好，近期除了一周前因痛风服用秋水仙碱 3 天，现已停药，没有服用保健品，也没有肿瘤病史或肿瘤家族史。存在肿瘤、嗜异性抗体，还是药物影响？需要进一步检查吗？经过与肿瘤科医师联系沟通后，建议患者两周后复查，一周后患者就回来采血复查，结果只有 10.45U/ml，笔者跟他解释考虑可能是药物干扰，建议定期再复查。结果过了一个半月这位患者检查结果大于 300U/ml，笔者很是吃惊，连忙询问原因，原来前几天痛风发作患者又服用了秋水仙碱，与内分泌科联系后建议患者痛风发作时改用其他非甾体抗炎药，之后检测结果连续下降，后来这位患者每年来我院复查 CA72-4 结果都在正常范围（表 73-1）。笔者与临床医师合作追踪了 9 例接受秋水仙碱治疗的痛风患者，这 9 例患者 CA72-4 检测结果都出现升高，验证了痛风患者服用秋水仙碱可以导致 CA72-4 检测结果异常升高。笔者根据相关文献及实验结果写了一篇有关 CA72-4 检测影响因素的报告发布在医院内网对临床医师进行示警，并通过多种途径向临床医师宣传和解读 CA72-4 结果。CA72-4 主要作为胃肠道肿瘤标志物，近年来得到广泛应用，但是出现了很多非特异性升高的案例，如服用灵芝孢子粉、螺旋藻、秋水仙碱、红花等的患者，需要检验人员在临床检测、结果解释中引起重视。

表 73-1　该患者 CA72-4 检测结果

日期	CA72-4/（U·ml^{-1}）	UA/（mmol·L^{-1}）
2013-04-09	159.4	487
2013-04-15	10.45	540

续表

日期	CA72-4/（U·ml⁻¹）	UA/（mmol·L⁻¹）
2013-05-30*	> 300	575
2013-06-03	73.59	
2013-06-18	17.19	583
2013-07-24	2.31	553
2013-10-29	3.25	584
2014—2017 年	3.69、2.74、2.80、3.73	379、516、592、561

注：*. 在此之后换用非甾体抗炎药。

【沟通体会】

1. 这是一例典型的药物干扰临床检测的案例，免疫学检测特别是化学发光法由于高灵敏度和高特异度，这些年在检验科中得到广泛的应用。但是免疫学检测还存在一些干扰因素，比如 RF、嗜异性抗体、自身抗体、纤维蛋白、溶血、交叉反应和外源性物质等，导致出现一些临床医师无法解释的结果。这就需要检验科工作人员在审核检验报告时保持谨慎态度，发现难以解释的结果时，应及时查阅相关文献，主动与临床医师沟通，提出预警。这样既有利于提高自身的业务水平，又可以得到临床医师的尊重和患者的肯定。

2. CA72-4 主要作为胃癌相关肿瘤标志物，近年来在临床上得到广泛应用，但多种药物、食品等因素干扰其检测的报道日益增多，且作用机制不明确，这就需要我们在检验工作中做好解释工作，重新评估其临床价值。

3. 现在发现的免疫学干扰主要表现为正干扰，特别是嗜异性抗体的干扰，只有临床上出现难以解释的高值时才会去考虑是否存在干扰现象。而免疫反应模式的不同，很多干扰可以表现为负干扰，造成假阴性结果，这种情况在检验工作中更难以发觉，应该引起检验人员重视。

【经典箴言】

秋水仙碱可以引起肿瘤标志物 CA72-4 异常升高，临床医师和实验室人员都须注意，如遇到 CA72-4 异常升高但与临床不符时，须询问患者是否服用秋水仙碱。

【杨再兴研究员专家点评】

　　该案例发现秋水仙碱可以引起 CA72-4 异常升高，是对 CA72-4 检测干扰因素的又一个补充。目前已经知道，灵芝孢子粉和秋水仙碱都可以引起 CA72-4 的异常升高。因此，对于临床上发现 CA72-4 异常升高，又与临床疾病表现不相符的患者，应注意询问患者是否服用灵芝孢子粉或秋水仙碱，以避免不必要的检查，减轻患者和家属的经济和心理负担。

（赵　兵）

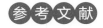
参 考 文 献

[1] 李志友，孙丽华. 胃癌术后患者食用野榛蘑致血清 CA72-4 非病理性升高一例. 中华检验医学杂志，2011，34(2)：180-181.

[2] 颜兵，何志华，秦志丰，等. 灵芝孢子粉引起胃肠道肿瘤患者 CA72-4 升高 3 例并文献分析. 中国中西医结合杂志，2012，32(10)：1426-1427.

[3] LIANG Y, HE M J, FAN X X, et al. An abnormal elevation of serum CA72-4 by ganoderma lucidum spore powder. Ann Clin Lab Sci, 2013, 43(3): 337-340.

[4] ZHAO B, ZHANG M, XIE J, et al. An abnormal elevation of serum CA72-4 due to taking colchicine. Clin Chem Lab Med, 2017, 56(1): e13-e15.

案例 074　肌钙蛋白异常升高，须防嗜异性抗体惹的祸

【案例经过】

　　2018 年 8 月 6 日，星期一，对在检验科工作的人来说，这注定又是忙碌的一天。提前到科室后，开机、校准、质控，同事将标本进行分类、编号、录入系统、离心、上机，工作紧张且有条不紊。一想到 11 点之前还要有近 400 张报告单发出，在确认质控都在控后，笔者立马开始审核报告单。随着审核的进行，肌钙蛋白阳性的报告单出现了好几张，好在都与临床诊断符合，结果确认无误后审核发出同时发送危急值报告。这时一个诊断为右肺结节的患者肌钙蛋白阳性引起笔者的注意，患者为女性，住在胸外科病区，肌钙蛋白结果为 11.11ng/ml（参考区间 0～0.04ng/ml），与临床诊断不

符，生化指标中 CK 102U/L、CK-MB 10U/L，其余肝肾功能相关脂、糖检测结果都在正常范围内。笔者连忙核对标本条码信息及标本性状，信息没问题，标本也分离得很清楚，没有纤维蛋白丝，对这一标本立即重新检测，20 分钟后结果出来，与前一次结果很接近，确认无误后虽然有疑问但还是向临床发出危急值报告。中午休息时电话响了，同事说临床反馈有一份危急值报告检测不准，顿时笔者睡意全无，想了一下上午只有这个结果有疑惑，难道标本错了？那影响的就不是一个人啦！立即电话联系患者的主管医师确认标本有无错误，主管医师肯定标本没问题，且在上午接到危急值报告后，他们立即对患者再一次检查确认，患者是体检时发现肺部结节接受住院治疗，目前无心悸、胸闷、胸痛等症状，基础疾病只有高血压，病程 10 余年，目前在服用非洛地平片一天一次，血压控制良好，入院时血压 121/86mmHg。心电图检查提示前壁轻度 T 波改变，联系心内科会诊，心内科会诊医师觉得与临床不符，建议重新采血复查，结果急诊检验室使用与检验科不同品牌的仪器检测，报告肌钙蛋白 < 0.012ng/ml（0 ~ 0.04ng/ml），于是对检测结果产生怀疑。难道是我们大意了，再一次复查早上的标本结果仍然与前两次很接近，稍微松了一口气。保险起见，把急诊室检查阴性的标本拿来检测，不可思议的是与我们的结果很接近，而我们检测阳性的标本送到急诊检验室检测，结果竟然小于 0.012ng/ml。是否存在干扰因素？由于免疫学的干扰有嗜异性抗体、人抗动物抗体、自身抗体、类风湿因子等，笔者查阅相关文献，采取以下措施：①倍比稀释样本，发现结果基本还是呈线性下降，没有问题；②检测患者类风湿因子及 AntiCCP，结果呈阴性，由于检验科使用的仪器采用碱性磷酸酶标记抗原，笔者查询了患者碱性磷酸酶结果，在参考区间范围内；③将标本送到拥有其他检测系统的医院检测，结果反馈显示，其他品牌的检测系统都是阴性结果（0.009ng/ml 和 0.006ng/ml）；④购买嗜异性抗体阻断剂，把患者血清与嗜异性抗体阻断剂混匀后静置 1 小时检测，神奇的现象出现了，先前检测到肌钙蛋白浓度高于 11ng/ml 的样本在使用嗜异性抗体阻断剂后该项目检测结果为 0.01ng/ml，证实了嗜异性抗体的存在，我们把最后检测结果反馈到临床，并向他们解释之前结果异常升高的原因，表达歉意，他们对我们后续的工作也表示了认可。

【沟通体会】

1. 在免疫测定中，影响检测结果的干扰因素较多，如嗜异性抗体（HA）、人抗动物抗体、自身抗体、类风湿因子等，其中嗜异性抗体是影响结果的最重要因素之一，它通过非特异性结合、桥联捕获抗体、标记抗体或抗原从而干扰测定。由于在肌钙蛋白 I 的免疫检测中，试剂盒中含有针对肌钙蛋白 I 分子 3 个不同抗原决定簇的 3 种抗体，肌钙蛋白 I 可以同时结合 2 个捕获抗体与 1 个示踪抗体或者 1 个捕获抗体与 2 个示踪抗体，使灵敏度和特异度大大提高。由于 3 位点免疫测定肌钙蛋白 I 的方法增加了一种捕获抗体或者标记抗体，也同时提高了捕获抗体或者标记抗体与 HA 结合的概率，导致 3 位点免疫测定肌钙蛋白 I 的方法比肌钙蛋白 I 双位点免疫测定更加容易受到 HA 的干扰。查阅相关文献，发现国内外都有相关异常升高的案例报道，在发现检验结果与临床诊断不符时，还是提倡与临床医师多沟通。本例中胸外科肺结节的患者出现肌钙蛋白阳性，本身就不多见，笔者如果在当时发布危急值前能与临床沟通，发现与临床不符时再积极追踪，就可能会更早发现问题，抓住解决事情的主动权，赢得医师的尊重，说明沟通很重要。通过查阅文献，发现多篇有关肌钙蛋白检测受到嗜异性抗体干扰的文章，说明检验人员还是要重视文献的查询和阅读。

2. 在健康人群中，约 3%～15% 体内含有嗜异性抗体，但其中只有 0.05%～0.5% 可能受到嗜异性抗体的干扰，现在各大厂家都在试剂中添加了吸附嗜异性抗体的阻断剂，这样使其对样本产生干扰的概率更低，但是在实际工作中还是经常遇到怀疑存在嗜异性抗体的病例，通过万方数据库搜索关键词"嗜异性抗体"只有 8 条信息，而在 PUBMED 数据库搜索"heterophilic antibodies"则有 2 829 条检索信息，说明这种情况在国内还没有引起广泛重视。

【经典箴言】

作为判断心肌梗死的最好实验室指标，肌钙蛋白的检测采用免疫学方法，也常会受嗜异性抗体干扰，与临床沟通和多种试剂相互印证对于排除干扰是必要的。

【杨再兴研究员专家点评】

肌钙蛋白是反映心肌梗死的最好实验室指标，其阳性结果通常作为危急值报告临床，临床医师会高度重视，采取多种措施，确保及时抢救患者生命。可想而知，如果报告的是肌钙蛋白的"假阳性"结果，将会给临床医师带来许多麻烦，也给患者带来不必要的经济和心理负担。因此，实验室人员对肌钙蛋白的检测结果应格外重视。目前，肌钙蛋白主要采用免疫法进行检测，该检测方法易受类风湿因子、嗜异性抗体、免疫复合物等因素干扰而出现假阳性或假阴性。该案例中发现嗜异性抗体可以干扰肌钙蛋白检测结果，引起假阳性。因此，实验室人员遇到肌钙蛋白阳性时，须及时与临床沟通，如与临床症状、体征不符，要详细询问患者病史，判断所采取的各种方法是否存在干扰并探查干扰原因。

（赵　兵）

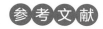

[1] 鲁军，程歆琦，禹松林，等. 嗜异性抗体干扰化学发光方法检测 cTn I 的处理和分析. 现代检验医学杂志，2018，33(2)：101-104.

[2] AYAN M, GHEITH Z, ANANTHULA A, et al. Multiple admissions to the coronary care unit due to falsely elevated cardiac troponin. Proc (Bayl Univ Med Cent), 2018, 31(2): 197-199.

案例 075　神经元特异性烯醇化酶异常，要重视运输环节

【案例经过】

2015 年 6 月，笔者刚上班就接到科主任的电话，说有患者家属投诉肿瘤标志物结果检测不准确。刚到主任办公室，主任就把 4 张报告单放在笔者的面前，要求仔细检查什么原因，为何结果差别这么大，患者家属可能要过来寻求解释，而且这个家属是从事护理工作的医务人员。笔者发现4 张报告单均为肺癌肿瘤标志物四项，包括癌胚抗原（CEA）、神经元特异性烯醇化酶（NSE）、细胞角质蛋白 19 片段抗原 21-1（CYFRA21-1）和鳞癌相关抗原（SCC），见表 75-1。其中 3 张是门诊的，1 张是病房的，主要是 NSE 结果差别较大。有 2 张门诊检验报告 NSE 明显升高，特别是第一

张 NSE 有 74.32U/ml（0～17U/ml），另一张为 33.56U/ml，而住院那张只有 15.48U/ml。笔者查阅患者住院期间病历，男性，71 岁，去年年底确诊肺腺癌接受手术治疗，术后肺癌肿瘤标志物都正常，目前病情稳定。笔者连忙去检查这期间的各项原始记录，质控没问题，患者 4 月 5 日 NSE 结果有复检记录，由于红细胞、血小板内都含有大量的 NSE，因此溶血或反复离心都会导致 NSE 明显升高，而 4 月 5 日和 5 月 26 日报告单上都没有备注溶血等信息。难道是刚化疗后采的血，还是其他因素导致的，或检测真的存在问题？笔者申请和主任一起接待患者家属，因结果或高或低，患者很焦虑，对检查结果产生了强烈怀疑。我们向她解释了我们的检验流程，并询问患者第一次采血时是否刚接受过化疗，由于化疗期间大量肿瘤细胞坏死会导致 NSE 一过性升高，患者家属否认接受了化疗，患者是肺原位癌早期，不需要化疗，患者本身腿脚不方便，每次都是在家采血后送过来的。接着询问家属怎么将血标本带过来，她说家离医院比较近，都是放在包里步行送到医院的，而且第一次采血后放在家里冰箱忘了带过来，后来咨询我们一位同行说对检测结果没有影响，第二天才带过来。听完这番话，笔者心里有点明白了。可能是患者采集标本后没有及时离心，随着时间延长葡萄糖被消耗，细胞通透性增加，NSE 等细胞内容物释放，加上标本没有分离放在包里运送，血清 NSE 会更加明显升高。关于 6 月 15 日的 NSE 结果为何正常，经询问 6 月 15 日患者到医院做 CT 复查的同时采血，这就解释了为何最后一次 NSE 结果正常。笔者向患者家属解释 NSE 的特点，在随后的复查中，患者的 NSE 复查结果一直都在正常范围内，同时我们也要求标本接收窗口人员在接收此类标本时标注清楚，方便之后分析检测结果并做好登记及解释工作。

表 75-1　患者的检查结果

日期	来源	CEA/ (ng·ml⁻¹)	CYFRA21-1/ (ng·ml⁻¹)	NSE/ (U·ml⁻¹)	SCC/ (ng·ml⁻¹)
2017-04-05	门诊	3.89	2.89	74.32	0.9
2017-05-10	住院	4.47	3.16	15.48	1.2
2017-05-26	门诊	4.12	3.00	33.56	1.2
2017-06-15	门诊	4.12	3.06	16.00	1.0

【沟通体会】

1. NSE 在临床上应用广泛，不仅是反映脑损伤程度的重要指标，也可作为肿瘤标志物用于神经母细胞瘤、小细胞肺癌、黑色素瘤等疾病的诊断，特别是对于小细胞肺癌的诊断临床价值要明显优于 CEA、CYFRA21-1 等，因此，临床上对该肿瘤标志物比较重视。但是红细胞、血小板中也含有大量的 NSE，标本前处理过程中，存放时间过长、温度改变、不同程度的震荡、多次离心等因素都可能使红细胞和血小板中的 NSE 释放入血清，引起NSE 测定结果升高，这是其最大缺点。本案例中第一次采血虽然没有溶血但是存放时间过长，运输过程反复震荡，NSE 结果会显著升高，容易扰乱临床医师的判断，造成患者不必要的紧张，也可能导致不必要的医疗纠纷。

2. NSE 试剂说明书要求标本采集后 1 小时内分离血清，但在实际工作中，实验室可能达不到该要求。另外在冬季气温较低的情况下，血清析出时间较长，如果强行离心分离血清，亦会造成红细胞破坏，从而影响 NSE检测结果。有研究表明，使用分离胶试管可以缓解 NSE 测定中样本前处理因素对结果的影响，同时要求检验和护理人员紧密配合，缩短标本周转时间，检验科人员接到标本及时离心，以减少细胞内 NSE 的释放。同时溶血是临床实验室分析前过程中比较常见的现象和问题，也是分析前处理的重要质量指标。检验人员在审核有关 NSE 检验结果时，要高度注意标本是否存在溶血情况。而且，还要反复对临床医师、护士和标本运送人员进行宣教，让护士采血时高度注意，标本运送人员运送标本时不要剧烈颠簸，医师在解读检验结果时也要充分结合临床，排除标本因素引起 NSE 异常升高的情况。

【经典箴言】

NSE 是反映小细胞肺癌的一个重要实验室指标，但在红细胞中含量较高。因此，溶血会引起 NSE "假性"升高，应注意避免溶血。

【杨再兴研究员点评】

NSE 是反映小细胞肺癌的一个比较好的实验室指标，但在红细胞和血小板中均有一定含量，溶血时会释放至血清，出现 "假性"升高，给临床诊断带来困扰，甚至引起临床医师为确诊疾病而建议患者进一步做各种检查，造成患者不必要的经济和心理负担。因此，护理人员、标本运送人员和检验人员都应该掌握引起溶血的各种因素。该案例就是一例由于标本运送路程和时间过长,标本运送过程中可能有明显颠簸等因素引起溶血所造成的 NSE "假性"升高的案例。采集血样、标本运送、离心、存放等各个环节如处理不当,都会引起不同程度的溶血,所以溶血是实验室中常见的干扰因素,可能干扰包括 NSE、钾离子、转氨酶等在内的多种检验指标的检测结果,需要引起足够的重视。

(赵 兵)

参考文献

[1] 黄妩姣,田春华,朱伟才,等. 不同采血管、标本处理过程以及存放时间对 NSE 检测结果的影响. 检验医学与临床,2016,13(15):2090-2091.

[2] 谢军,张侠,李红林. 不同血液标本及存放时间对神经元特异性烯醇化酶测定的影响. 蚌埠医学院学报,2013,38(12):1654-1655.

案例 076　跑错片场的神经元特异性烯醇化酶?

【案例经过】

患者李某的主管医师打电话到检验科,一上来就问:"你们化验结果是不是有问题,这个患者怀疑是淋巴瘤,NSE 怎么这么高,这不是小细胞肺癌的指标吗?""您先别着急,神经内分泌肿瘤也可能有这么高的检测结果,我先把标本找出来复查看看。"笔者接到电话之后马上查看了患者的检验结果(表 76-1),同时找到患者的标本再次核对信息,当天质控结果在控,标本无溶血,对标本进行复测,结果为 97.1ng/ml,还是这么高,笔者也一头雾水,难道医师的初步诊断错了?

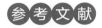

表 76-1　李某部分检测结果

项目	结果	单位	参考区间
肌酐	54	μmol/L	41～81
GPT	15	U/L	7～40

项目	结果	单位	参考区间
GOT	18	U/L	13 ~ 35
GGT	14	U/L	7 ~ 45
总胆红素	19.8	μmol/L	0 ~ 21.0
糖类抗原 CA19-9（CA19-9）	15.63	U/ml	0 ~ 27
甲胎蛋白（AFP）	2.08	ng/ml	0 ~ 7
癌胚抗原（CEA）	0.256	μg/L	0 ~ 5
神经元特异性烯醇化酶（NSE）	95.2	ng/ml	0 ~ 16.3
促胃液素释放肽前体（pro-GRP）	38.08	ng/L	0 ~ 63
细胞角质蛋白 19 片段抗原 21-1（CYFRA21-1）	1.88	μg/L	0 ~ 3.3

【沟通体会】

难道患者不是淋巴瘤，是小细胞肺癌或者是其他肿瘤？NSE 和 pro-GRP 是小细胞肺癌或神经内分泌肿瘤的标志物，大部分小细胞肺癌患者这两种标志物均升高，少数患者只有其中一种标志物升高，这个患者 pro-GRP 水平正常，难道是属于少数人群？患者为 65 岁的男性，因发现颈部淋巴结肿大住院，各项检查结果提示患了淋巴瘤，患者肝肾功能均正常，又无脑出血，如此高的 NSE 水平提示肿瘤，难道淋巴瘤患者 NSE 也会这么高？笔者带着疑问查阅了相关资料，得知少数肉瘤或淋巴瘤患者 NSE 也可能升高。于是将这些信息告诉主治医师，医师了解情况后不再怀疑检验结果，最后这位患者的诊断就是淋巴瘤。

神经元特异性烯醇化酶（NSE）是糖酵解通路中的一种酸性蛋白酶，主要存在于神经元和神经内分泌细胞，是神经内分泌肿瘤（如神经母细胞瘤）和小细胞肺癌，以及甲状腺髓质癌的特异性标志物。尽管 NSE 升高常见于神经内分泌肿瘤或非小细胞肺癌，少数肉瘤或淋巴瘤的患者 NSE 也可能升高，且并不伴随 pro-GRP 的升高。肿瘤标志物常针对上皮来源肿瘤，但是少数肉瘤或淋巴瘤患者的肿瘤标志物水平也会变化。肿瘤标志物是肿瘤辅助诊断的一种重要手段，但是最终确诊还需联合病理和影像学等。本病例中李某 NSE 的高水平不能说明一定患有恶性肿瘤或是确定患了哪种肿瘤，只能提示临床可能的情况。淋巴瘤也是 NSE 升高的可疑原因之一，这在临床中并不多见，本病例中也正因此而引起了误解，这说明只知道某些肿瘤标志物升高最常见的临床意义是远远不够的。

【任丽主任检验师专家点评】

在日常工作中有可能会遇到检验结果与临床判断不符的情况，首先要确保检验过程中各个环节都没有出现错漏等失误，在此基础上通过和临床医师的充分沟通，来寻找这种现象背后的真正原因。

检验医学的飞速发展伴随而来的是不断推陈出新的检验项目，传统的检验项目往往也需要更新对其的认知。检验工作者应该不断丰富自身的检验和临床知识，帮助临床医师判断检验结果，通过沟通让临床医师更深入和全面地了解检验项目的临床意义，以此辅助诊断病情。临床医师在没有确诊依据时，应该积极与检验科联系，了解检验项目的意义。

某些肿瘤标志物，如本案例中的 AFP、NSE，虽然特异度较高，但并非只对应某种恶性肿瘤，而通过将若干肿瘤标志物进行联合检测则可以提高检测的特异度，这就要求检验工作者和临床医师在充分沟通的基础上合理设定检验项目组合从而更有效地利用各种检验信息，达到最佳的辅助诊断效果。

（张静雅）

案例
077 歪打正着的甲胎蛋白

【案例经过】

患者王某，女，30岁，干咳两个月，左胸闷痛半个月，CT显示纵隔占位，入院时空腹静脉采集标本进行肿瘤标志物、肝肾功能等检测，检验科工作人员在审核报告时发现 AFP > 1 210ng/ml（表 77-1），结果超过检测上限，肝肾功能结果正常。肺科患者怎么会有如此高的检测值，难道是做错了？于是马上复核了标本信息，并查看仪器检测信息以确认有无仪器异常报警，发现整个检测过程并无任何问题，对样本进行稀释后再次检测结果为 1 423ng/ml，再次证实第一次检验结果无误。那么这位患者是肿瘤转移到肺部，还是肺科收治了其他肿瘤患者，或者是样本的采血环节出了问题？

表 77-1　王某部分检测结果

项目	结果	单位	参考区间
甲胎蛋白（AFP）	> 1 210	ng/ml	0 ~ 7
癌胚抗原（CEA）	0.256	μg/L	0 ~ 5
β- 人绒毛膜促性腺激素（β-hCG）	3.02	IU/L	绝经前：0 ~ 5.3 绝经后：0 ~ 8.3

【沟通体会】

　　平时工作中遇到的 AFP 结果超检测范围上限的病例，通常都是肝细胞肝癌患者，偶尔也有畸胎瘤和生殖细胞肿瘤患者，但是这名患者怎么会有这么高的值？正要联系临床，这时王某的主治医师打电话到检验科询问王某的检验结果，得知检测结果后连说没问题，符合临床。医师说患者 CT 显示纵隔占位，见异常放射性浓聚，怀疑可能是生殖细胞肿瘤，因为检验科到临床讲座时曾经讲过生殖细胞肿瘤的相关标志物，所以想通过肿瘤标志物初步判断病情。检验科工作人员还从医师处获知生殖细胞肿瘤在中青年多见，肿物多位于纵隔，可能压迫气管或支气管引起咳嗽等症状。最终，根据病理结果患者被诊断为混合性生殖细胞肿瘤。

　　甲胎蛋白（AFP）是一种糖蛋白，胚胎期主要由肝脏及卵黄囊合成。胎儿血液循环中 AFP 浓度较高，出生之后一般在 1 年内降至正常水平，在成人血清中含量极低。70% ~ 95% 的原发性肝癌患者血清 AFP 水平会升高，并且多呈高水平，转移性肝癌的 AFP 水平一般低于 400IU/ml。AFP 作为原发性肝癌诊断及疗效监测的血清标志物，在临床上被广泛应用，然而，酒精性肝炎、急性病毒性肝炎和肝硬化等良性疾病的患者中也可见 AFP 水平升高，一般低于 400IU/ml。此外，AFP 还与其他多种肿瘤的发生发展相关，多种肿瘤患者血清中可检测到较高浓度的 AFP，可作为其阳性检测指标，如生殖系肿瘤、畸胎瘤和胃癌、胰腺癌等消化系肿瘤。血清 AFP 升高还可见于妊娠期妇女。当遇到患者血清 AFP 水平较高时不仅需要鉴别原发性肝癌与这些良性疾病，还应考虑可能是其他类型的肿瘤，本案例中的王某正是生殖细胞肿瘤引起的 AFP 高水平。

【任丽主任检验师专家点评】

　　肿瘤标志物在恶性肿瘤的辅助诊断方面发挥着重要的作用，每种肿瘤标志物的临床意义可能不限于我们通常认知的若干种。检验工作者不仅需要认真负责地对待每一份检验报告，熟练地掌握专业知识，同时在平时工作中也应该注重对病例的积累，运用我们掌握的知识去分析检验结果。对于检验工作者来说，本身掌握的临床知识是有限的，要真正地将检验结果与临床工作联系起来，就要积极与临床沟通，了解检验数据背后的临床信息，不断丰富自身的临床知识，做好学科之间的互联互通。检验科工作的最终目的是让检验技术服务于临床，提供对检验数据的解释及实验室相关的咨询，从而将检验数据变成重要的诊疗信息。要真正做好这项工作，闭门造车是行不通的，需要不断地与医护人员沟通交流，一方面了解疾病相关的临床特点，另一方面，也要让临床医师更深入和全面地了解检验项目在临床诊断和治疗中的意义，合理地开具和使用检验项目。

（张静雅）

案例 078　一名患者血清新型冠状病毒抗体假阳性的思考

【案例经过】

　　2020 年 2 月底，在对发热患者进行 2019 新型冠状病毒（2019 Novel Coronavirus，2019-nCoV）抗体检测的日常检验工作中，发现一位患者血清 2019-nCoV IgM 阳性。当时海南已经连续 10 天没有新增确诊的新型冠状病毒感染（coronavirus disease 2019，COVID-19）病例，我院确诊 COVID-19 的患者大部分已经治愈出院，在这疫情防控趋势逐渐好转的关键时期，该患者血清 2019-nCoV 抗体阳性，引起笔者高度关注，在检验、临床、院感之间展开了热烈讨论。

　　患者，女，66 岁，主诉"咳嗽、发热 4 天"转入本院。既往诊断为 2 型糖尿病，4 天前因出现发热，最高体温达 39℃于外院治疗，时有咳嗽、咳痰，咳少许黄白色黏液痰。由于胸部 CT 提示有少许炎症，血常规提示白细胞计数及中性粒细胞百分比均偏高，血培养提示革兰氏阴性杆菌（结果待回报），因此考虑发热为细菌感染所致，于是抗感染、补液等治疗。虽然症状较前稍改善，但仍有反复发热。为进一步治疗，遂转入本院。

医院作为收治 COVID-19 患者的指定医院，首先进行该患者血清 2019-nCoV 抗体检测，结果显示 IgM 强阳性，IgG 阳性。经流行病学调查，虽然资料不支持 COVID-19 诊断，但由于患者反复发热，D- 二聚体水平高，GOT 水平及 CRP 水平均偏高，患有糖尿病等基础疾病等，考虑到核酸检测是确诊 COVID-19 的金标准，决定进一步进行核酸检测。当咽拭子核酸检测结果显示阴性时，稍微松了一口气，一致认为该患者 2019-nCoV 抗体呈现假阳性。在与临床交流中了解到患者采样前曾静脉注射免疫球蛋白这一信息，而有研究表明静脉注射免疫球蛋白后的患儿，血清 IgG 显著增加，因此患者 2019-nCoV 抗体阳性是否与静脉注射免疫球蛋白有关，有待更多的病例资料探讨。通过血清 2019-nCoV 抗体假阳性这一病例，更加让笔者意识到临床综合信息对检验结果解读的重要性。

【沟通体会】

通常情况下，血液中 IgM 和 IgG 同时出现阳性可作为现症感染的指标，但与临床沟通，结合流行病学资料、临床症状及核酸检测后，排除了 2019-nCoV 感染，考虑为假阳性。导致结果假阳性的可能原因，除了前面提到的与静脉输注免疫球蛋白有关之外，还由于采用的试剂盒的抗原以核衣壳 N 蛋白和刺突 S 蛋白为主，而 N 蛋白在各类冠状病毒中同源性比较高，容易出现交叉反应，因此假阳性可能也与 N 蛋白具有高度保守性有关。真阳性的原因是一样的，假阳性的原因却有种种可能。

COVID-19 为新发现的 2019-nCoV 引起的一种急性传染性疾病，于 2019 年底在湖北武汉暴发，进而迅速蔓延全国。传染源主要是感染 2019-nCoV 的 COVID-19 患者，无症状感染者也可能成为感染源，因此无症状感染者在流行病学上的意义不容忽视，准确鉴别无症状感染者也是疫情防控的关键。核酸检测是确诊 COVID-19 的金标准，但患者几次连续检查才出现核酸阳性的病例并不少见，可能与检测标本主要是上呼吸道咽拭子有关。而抗体检测简单易行，可快速辅助判断机体是否被病毒感染，尤其是在流行病学调查中，有利于发现无症状感染者。

抗体检测试剂盒未经大规模临床样本进行临床验证而直接在临床一线应用，因此难以准确评估灵敏度和特异度等必要的方法学指标，只能边应用边验证，发现问题，累积经验。笔者最终考虑该患者抗体假阳性，在抗击疫情工作中多方位拉响预警，与临床沟通，不出现漏诊的这一系列检验与临床过程中，我们深刻意识到检验结果解读须与临床密切联系，也让我们深深体验到"虚惊一场"是人世间最美好的成语。

抗体检测，确保"不漏"，核酸检测，确保"不错"，多方法结合，在疫情防控中各显其职。没有什么比生命更重要，没有什么比挽救生命更崇高。

（卢 姿 裴 华）

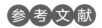

[1] 兰帝仕，翁翔. 静注免疫球蛋白与地塞米松对特发性血小板减少性紫癜患儿免疫功能的影响. 中国当代医药，2012，19(31)：35-36.

[2] 国家卫生健康委员会办公厅. 关于印发新型冠状病毒感染诊疗方案（试行第七版）的通知，国卫办医函〔2020〕184 号.

案例 079 雷诺现象导致指端与静脉血糖结果不符的原因分析

【案例经过】

雷诺现象是一种少见的自身免疫病。本文报告一例雷诺现象患者因指端血糖与静脉血糖检测结果不一致导致的临床处置失误及原因分析。患者刘某，女，19 岁。因咳嗽伴呼吸困难 2 天于 2016 年 10 月入院。体格检查：神志清楚、对答切题、步行走入病房、口唇发绀、双肺湿啰音。既往病史：雷诺现象，无糖尿病、肾脏病病史。辅助检查：胸部 CT 示"双肺大量斑片状阴影"，考虑诊断为"重症肺炎"。患者自诉头昏乏力、12 小时未进食，遂检测手指指端快速血糖，结果示指指端快速血糖 1.7mmol/L（空腹血糖正常值 3.9 ~ 6.1mmol/L），考虑"低血糖"可能。嘱患者口服糖块、饼干、50%葡萄糖 50ml，同时予以 50% 葡萄糖 20ml 静脉注射，后以 10% 葡萄糖溶液静脉滴注。15 分钟后复检指端血糖为 1.8mmol/L，同时抽取静脉血检测血生化。在血生化结果未回报的 1.5 小时内，继续补充葡萄糖及抗感染治疗。

1.5 小时后血生化结果回报葡萄糖 7.8mmol/L，与指端血糖明显不符合，停止补充葡萄糖，复检结果发现，血糖达 33.3mmol/L，尿糖阳性，考虑补糖过量。予以维持电解质平衡、降糖等治疗，后患者血糖恢复正常（指端血糖与静脉血糖检测结果见图 79-1）。

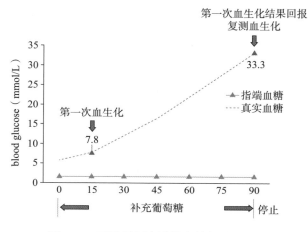

图 79-1　两种检测方法的血糖监测分析图

　　低血糖（hypoglycemia）是临床常见的急症之一。糖尿病患者由于经常使用胰岛素等降血糖药，尤易发生严重的低血糖，造成意识丧失。非糖尿病人群也会因为禁食、胰岛素腺瘤等原因导致低血糖。通常临床有两种检查血糖的方式：①用自动化生化分析仪检测静脉血糖，其特点是检测符合率高，但耗时相对较长；②用便携式血糖仪检测指端血糖，以指端血糖来近似代替静脉血糖，其特点是操作简便、检测速度快，即刻得到结果，该方法可用于血糖监测。本例患者存在低血糖病因（12 小时未进食），同时伴有肾上腺激活的症状，表现为头晕、出汗、饥饿、心慌等，需要考虑低血糖的可能性，于是首先给患者检测指端血糖。指端快速血糖值为 1.7mmol/L，提示极度低血糖，给予补糖处理。通常低血糖患者在进食、补充糖水后血糖水平可以明显升高，然而该患者经过反复多次静脉补充葡萄糖后，指端血糖值仍未有改善。指端血糖与临床症状不相符，临床症状完全没有达到指端血糖的严重程度。而此时血生化的检测仍在进行中，因此临床医师参考指端血糖值继续给予补糖治疗，最终导致补糖过量。后在血生化结果出来后立即停止补糖。在血糖调控机制的作用下，该患者血糖逐步恢复正常。

该患者既往患有雷诺现象，这可能是导致指端血糖与静脉血糖完全不相符的原因。雷诺现象是一种较少见的自身免疫病，该病多发于 20 ~ 40 岁的青年女性，病变多累及双手手指指端部位，遇冷或情绪激动可诱导发作，一般多为对称性发作。典型发作时，手指经历由苍白（缺血期）到发紫（缺氧期）继而潮红（再灌注期）的三个过程。该病主要是由手指小动脉上肾上腺素受体活性增高引起，表现为手指小动脉收缩、微循环功能障碍、局部组织缺血缺氧。正是由于局部缺血缺氧，导致指端血糖异常降低。为了证明此推测，笔者检测了该患者指端的血氧饱和度，结果显示指端血氧饱和度仅有 70%（健康人指端血氧饱和度 95% 以上，低于 90% 的患者就可能出现呼吸衰竭、昏迷），而本例患者神志清楚、对答切题，说明指端血氧饱和度与患者症状极度不符合，指端存在缺血缺氧的情况。接着检测耳垂末端血糖，结果提示耳垂的血糖与静脉血糖相符合，说明是手指末梢循环障碍导致的指端血糖异常。

【沟通体会】

对于临床医师而言，要不断学习、重视实践，了解不同检验方法之间的差异，以及这些差异对临床检验指标的影响。尤其是当检测结果与临床症状不相符合的时候，要仔细查找原因。作为检验工作者，我们一般很难看到患者的状态和留取样本的情况，遇到危急值或异常值时，要留意患者基础疾病和用药对检测结果的影响。以该患者为例，雷诺现象影响手指局部的供血供氧，那么通过患者手指采血检测的结果都是不准确的，不能反映患者体内的真实状态。

另一个非常重要的问题就是检测时效性。检验工作者做了很多工作来提高检测结果的符合率，如仪器校准、性能验证、试剂比对、质量评价。然而目前患者和医师对检验工作提出了更高的要求，对于那些变化迅速且能明显影响预后的指标，如心肌标志物、血糖、血钾、血气分析、糖化血红蛋白等，还要求我们检验速度更快，因此发展出 POCT（point-of-care testing）的检测方法。近年来，POCT 在临床的应用得到迅猛发展。POCT的特点是在采样现场即刻进行分析，快速得到检验结果。临床已经开展的POCT 项目包括血糖、血氧饱和度、血气分析、心肌标志物等，用以快速监测患者病情。当然这些快速检测手段也存在一些问题，首先是成本，通常POCT 检测成本要高于实验室检测的成本，高昂的成本给患者带来了沉重的经济负担；其次是符合率，由于 POCT 由非临床检验医师完成，如何保证 POCT 项目的符合率并对疾病合理进行解释成为 POCT 运用的难点。本文描述的一例指端血糖 POCT 结果与静脉血糖结果不相符的情况也给检验工作者警示，如何让临床急需的项目做得更快、更准将是未来研究的方向。

（杨　阳）

[1] WU F L, WU E C, CHANG Y C, et al. Factors affecting the ability of people with diabetes to avoid hypoglycemia. J Nurs Res, 2018, 26(1): 44-51.

[2] BALIJEPALLI C, DRUYTS E, SILIMAN G, et al. Hypoglycemia: A review of definitions used in clinical trials evaluating antihyperglycemic drugs for diabetes. Clin Epidemiol, 2017, 9: 291-296.

[3] ZAMMITT N N, FRIER B M. Hypoglycemia in type 2 diabetes: Pathophysiology, frequency, and effects of different treatment modalities. Diabetes care, 2005, 28(12): 2948-2961.

[4] VALDOVINOS S T, LANDRY G J. Raynaud syndrome. Tech Vasc Interv Radiol, 2014, 17(4): 241-246.

[5] AVCIOGLU G, NURAL C, YILMAZ F M, et al. Comparison of noninvasive and invasive point-of-care testing methods with reference method for hemoglobin measurement. J Clin Lab Anal, 2018, 32(3): e22309.

[6] MCINTOSH B W, VASEK J, TAYLOR M, et al. Accuracy of bedside point of care testing in critical emergency department patients. Am J Emerg Med, 2018, 36(4): 567-570.

案例 080　ACTH 检测疑难病例分析

【案例经过】

2017 年 7 月 17 日，内分泌科陈主任质疑检验科出具的一份促肾上腺皮质激素（ACTH）（09：00）检测结果与临床不符。临床对患者采用 1mg 地塞米松抑制试验，血清皮质类固醇（Cor）下降明显，但是 ACTH 没有下降，与患者情况不符。

患者龙某，女，44 岁。发现血糖升高 2 天、下腹不适，于 7 月 12 日入院。有"高血压"病史 5 年余。入院诊断：2 型糖尿病、高血压、高脂血症、肥胖症、代谢综合征。皮质类固醇节律：血清皮质类固醇（16：00）154.10nmol/L，血清皮质类固醇（00：00）24.03nmol/L，ACTH（09：00）79.80pg/ml。1mg 地塞米松抑制试验：ACTH（09：00）69.70pg/ml，血清皮质类固醇（08：00）16.79nmol/L。出院诊断：同入院诊断。经过检验科验证后得出，ACTH 检测系统运行正常，未出现系统偏差，该患者标本检测结果也未出现偶然误差。该患者标本中有未知的干扰物质影响了检测结果，使检测结果偏高。干扰物质未知。

【沟通体会】

为排除有疑问的检测结果是由于检验科检测系统误差、偶然误差因素引起，进行以下验证。

1. 将相关 1124 号和 1104 号两个标本在本科室的检测系统和苏州大学附属第一医院（苏大附一院）的另一品牌的检测系统上进行复测，所得结果如表 80-1。

表 80-1　两个标本复查比对结果

单位：pg/ml

标本	原结果	本科室复查（17 日）	苏大附一院比对（18 日）	本科室复查（19 日）
1124（龙某某 7 月 15 日）	79.8	85	28.10	98.8
1104（龙某某 7 月 17 日）	69.7	69.6	2.06	110

注：参考值 0～46pg/ml。

由检测结果可知，本科室 17 日、19 日两次复查结果没有降低，说明原结果并没有出现偶然误差。与苏大附一院的检测系统比较发现，本科室结果明显偏高。龙某的两个标本在两个实验室间检测结果差异较大，需要排除检测系统间检测差异及干扰物质的影响。

2. 排除检测系统间检测差异。从苏大附一院核医学科实验室抽取高、中、低 5 例样本进行检测，本科室检测结果与苏大附一院的检测系统基本相符，可以排除检测系统差异造成的结果不相符。具体检测结果见表 80-2。

表 80-2　本科室和苏大附一院的检测系统 ACTH 检测比对结果

单位：pg/ml

检测单位	1 号标本	2 号标本	3 号标本	4 号标本	5 号标本
苏大附一院	24.80	22.23	31.51	14.76	195.70
本科室	22.4	33.1	34.8	13.6	149.0

注：参考值 0 ~ 46pg/ml。

3. 验证干扰物质的影响。选取患者龙某的一份标本，分别进行 5 倍、20 倍稀释，观察理论值和检测值是否一致。另取一份其他 ACTH 标本在同等条件下进行 20 倍稀释，同样观察理论值和检测值的一致性。具体结果见表 80-3。

表 80-3　龙某标本稀释后理论值与检测值比较

单位：pg/ml

样本和稀释倍数	理论值	实测值
龙某某的样本		
原始样本	43.8	43.8
1 : 4	8.76	20.9
1 : 19	2.19	13.55
另一份高值样本		
稀释验证（原始样本）	223	—
稀释验证（1 : 19）	11.15	8.75

注：参考值 0 ~ 46pg/ml。

由以上结果可以看出，在相同稀释条件下，高值标本的稀释值和理论值一致，说明稀释条件不存在问题，龙某血液标本的稀释结果与理论值并不一致，实测值明显高于理论值，说明该患者血液标本中存在某种干扰物质，影响 ACTH 的检测，使结果偏高。

4. 本科室的检测系统检测结果与同系统比较。收集 4 份 ACTH 标本，送至南京核医学临床检测中心使用相同的检测系统进行检测，并比较结果。如表 80-4 所示，南京核医学临床检测中心的检测结果较本科室检测结果偏低，但并没有能颠覆临床诊断，趋势基本一致。结果偏低可能原因为，ACTH 极易发生降解，在本科室内部标本转运、标本冷冻、运送至南京时物流中的冻融，这些因素都会造成检测物质 ACTH 的降解。

表 80-4　本科室与南京核医学临床检测中心 ACTH 检测结果比较

单位：pg/ml

标本号	本实验室结果（检测日期）	南京检测结果（检测日期）
1	13.10（7 月 20 日）	＜ 5.00（8 月 1 日）
2	70.30（7 月 21 日）	55.20（8 月 1 日）
3	32.40（7 月 25 日）	21.00（8 月 1 日）
4	19.70（7 月 25 日）	5.18（8 月 1 日）

注：参考值 0 ～ 46pg/ml。

　　本次临床提出的 ACTH 检测疑问，笔者通过验证科室的检测系统与其他医院相同、不同检测系统检测结果的一致性说明临床质疑结果不存在系统误差和偶然误差，通过标本稀释验证得出该患者血液标本中存在某种未知干扰物质，导致本科室的检测系统出现结果偏高。

（朱耿超）

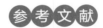

参 考 文 献

[1] 曾梅芳，李益明，何敏，等. 疑难病例析评第 357 例向心性肥胖 - 满月脸 - 紫纹 - 左下肺神经内分泌肿瘤. 中华医学杂志，2016，96(3)：224-226.

[2] 王晓晶，何威，何竑超，等. 促肾上腺皮质激素非依赖性肾上腺大结节增生的治疗效果分析. 中华泌尿外科杂志，2017，38(4)：252-255.

[3] 黎锦，李一荣. 内源性抗体对临床免疫检测的干扰及对策. 中华检验医学杂志，2016，39(11)：811-813.

[4] 唐古生，吴豫，沈茜. 免疫检测干扰因素的分析、识别和对策. 中华检验医学杂志，2009，32(7)：725-729.

案例 081　疑似类风湿因子干扰患者雌二醇检测结果的案例讨论

【案例经过】

　　患者，女，46 岁，因月经不规律 3 个月余、心慌、失眠等症状于 2017 年 8 月 8 日来院就诊，临床初步怀疑为围绝经期症状，进行性激素六项 + 抗米勒管激素（anti-Müllerian hormone，AMH）检测。其中雌二醇（estradiol，E2）检测结果明显升高，催乳素（prolactin，PRL）检测结果略高，其余检测结果在参考范围内。医师怀疑 E2 的检测结果，要求复查。具体结果见报告单（图 81-1）。

检验项目	检测方法	结果	周期	参考范围	单位
雌二醇（E2）	CLIA	1143	卵泡期： 排卵期： 黄体期： 绝经期：	27 ~ 122 95 ~ 433 49 ~ 291 0 ~ 40	pg/ml
促卵泡激素（FSH）	CLIA	4.76	卵泡期： 排卵期： 黄体期： 绝经期：	3.85 ~ 8.78 4.54 ~ 22.51 1.79 ~ 5.12 16.74 ~ 113.59	mIU/ml
促黄体生成素（LH）	CLIA	5.02	卵泡期： 排卵期： 黄体期： 绝经期：	2.12 ~ 10.89 19.18 ~ 103.03 1.20 ~ 12.86 10.87 ~ 58.64	mIU/ml
抗缪勒氏管激素	CLIA	0.27	18-25 岁： 26-30 岁： 31-35 岁： 36-40 岁： 41-45 岁： ≥ 46 岁：	0.96 ~ 13.34 0.17 ~ 7.37 0.07 ~ 7.35 0.03 ~ 7.15 0.00 ~ 3.27 0.00 ~ 1.15	ng/ml
催乳素（PRL）	CLIA	42.48	绝经前： 绝经后：	3.34 ~ 26.72 2.74 ~ 19.64	ng/ml
睾酮（T）	CLIA	0.49		0.10 ~ 0.75	ng/ml
备注：					

图 81-1　患者性激素六项 + 抗米勒管激素（AMH）检测报告单

　　当日报告审核岗位人员也发现此患者 E2 检测结果明显高出参考范围，在本实验室另一品牌的检测系统上复检，结果为 805.5pg/ml，与先前的检测结果一致。在确定对此患者血样的检测没有差错之后，及时与患者进行了沟通，患者提到其类风湿因子（rheumatoid factor，RF）结果异常。笔者查询到此患者 2015—2016 年在本院检测的 RF 水平均在 400IU/ml 左右（参考区间 0.0 ~ 15.0IU/ml）。所以怀疑 E2 的检测结果是受到了 RF 的干扰，还是患者内分泌状态的真实反映？接着，笔者采用了稀释法来降低 RF 的干扰效应：①以患者样本和稀释液为 1：19 进行稀释后，两台仪器检测 E2 结果分别为 920pg/ml 和 862pg/ml，与未稀释结果一致。②以患者样本和稀释液为 1：49 进行稀释后，两台仪器检测 E2 结果分别为 1 000pg/ml 和 1 500pg/ml，与未稀释结果一致，并且稀释结果呈线性。进一步检测患者卵巢相关肿瘤标志物及激素情况，详见报告（图 81-2 和图 81-3），除了绝经前卵巢癌风险指数轻微升高，其他均在参考范围内，建议患者做进一步检查。同时，笔者查阅了文献，RF 是一种抗人 IgG Fc 段的抗体，可分为 IgM、IgA、IgG、IgD、IgE 五型，60% ~ 78% 属于 IgM 型抗体，使用羊抗人 IgM 抗体可降低 RF 对检测项目的干扰。所以，笔者使用了羊抗人 IgM 抗体和小鼠抗人 IgG 抗体分别与患者血清按一定比例混合，反应 2 小时后进行检测，结果分别为 812.3pg/ml（羊抗人 IgM 抗体）和 808.5pg/ml（小鼠抗人 IgG 抗体）。至

检验项目	检测方法	结果	周期	参考范围	单位
促甲状腺激素（TSH）	CLIA	2.148 5	早产儿： 新生儿： 2-6 岁： 7-14 岁： ＞ 15 岁： 孕妇≤ 20 周： 孕妇＞ 20 周：	0.70 ~ 27.00 1.36 ~ 8.80 0.85 ~ 6.50 0.40 ~ 4.30 0.35 ~ 4.94 0.35 ~ 2.50 0.35 ~ 3.00	μIU/ml
甲胎蛋白 AFP（Dx1800）	CLIA	5.26	正常人： 孕妇：	0.00 ~ 10.00 0.00 ~ 400.00	ng/ml
癌胚抗原 CEA（Dx1800）	CLIA	0.95		0.00 ~ 10.00	ng/ml
糖类抗原 199	CLIA	＜ 2.00		0.00 ~ 37.00	U/ml
糖类抗原 125	CLIA	17.20		0.00 ~ 35.00	U/ml
角蛋白 CYFRA21_1	CLIA	0.55		0.00 ~ 2.08	ng/ml
组织多肽特异抗原（TPS）	ELISA	15.00		0.00 ~ 80.00	
糖类抗原 153	CLIA	14.40		0.00 ~ 31.3	U/ml

备注：

图 81-2　患者卵巢相关肿瘤标志物及激素检测报告单

检验项目	检测方法	结果	周期	参考范围	单位
抑制素 A		55.70	绝经后妇女： 月经周期 0-4 天： 第 5-10 天： 第 11-13 天： 第 14 天： 第 15-17 天： 第 18-25 天： 第 26-28 天：	0.00 ~ 2.1 1.8 ~ 17. 3.5 ~ 31.7 9.8 ~ 90.3 16.9 ~ 91.8 16.1 ~ 97.5 3.9 ~ 87.7 2.7 ~ 47.1	pg/ml
绝经前卵巢癌风险指数		7.64 ↑		0.00 ~ 7.40	%
绝经后卵巢癌风险指数		12.67		0.00 ~ 25.30	%
人附睾蛋白 4	CLIA	50.40	绝经前： 绝经后：	0.00 ~ 70.00 0.00 ~ 140.00	pmol/L

图 81-3　患者卵巢相关肿瘤标志物及激素检测报告单

此，基本排除 RF 在 E2 检测中的干扰。

8 月 10 日，再次与患者沟通，询问进一步的检查结果，获知患者盆腔核磁共振检查结果提示：右侧子宫附件占位，考虑卵巢性索间质肿瘤；颗粒细胞瘤，卵泡膜细胞瘤；左侧卵巢囊肿，子宫多发肌瘤，宫颈多发子宫颈腺囊肿。

约两周后，患者于外院住院，准备手术治疗。术前 8 月 21 日 E2 检测结果为 204.0pg/ml，PRL 检测结果为 13.75ng/ml。8 月 28 日术后常规病理结果：右侧子宫附件卵巢成熟囊性畸胎瘤，左侧卵巢滤泡囊肿伴黄素化，子宫多发性平滑肌瘤。术后 8 月 31 日 E2 检测结果为 30.0pg/ml，PRL 检测结果为 15.35ng/ml（检测系统和参考范围与我院一致）。

【沟通体会】

由于患者术后诊断非"卵巢颗粒细胞瘤"，并且在术前 E2 和 PRL 已经降至正常，所以异常增高的 E2 可能不是由盆腔肿瘤导致的。围绝经期由于卵泡闭锁加速，同时卵泡对促性腺激素的敏感性下降，会导致 FSH 和 LH 反馈性升高，进而对卵泡过度刺激，引起 E2 波动性下降。该患者虽然临床表现为月经紊乱、失眠、心慌，符合围绝经期表现，但是性激素检查结果并不支持患者进入了围绝经期，E2 异常性增高更是让人疑惑。综合分析认为，该患者 8 月 8 日在我院的检查结果（图 81-1）中，由于 FSH 并未有明显异常，而 E2 异常性增高，考虑可能是外源性食物、药物等导致。对于临床持怀疑的结果，检验人员应该在确保本实验室检测无误的情况下，积极与医师和患者沟通，尽可能获取影响检测的信息。在必要的情况下，建议患者进一步检查。

（朱晨露）

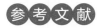

[1] 陈育凤. 类风湿因子检测在抗 -HEV-IgG 的干扰和排除方法. 齐齐哈尔医学院报，2004，25(2)：137-138.

[2] 刘东娥. 女性围绝经期的生理和病理变化. 中国实用妇科与产科杂志，2004，20(8)：473-474.

案例 082 内源性抗体对孕酮检测结果的影响

【案例经过】

患者，女，28岁，孕早期，其检测孕酮为 1.49ng/ml，β-hCG 为 188 619mIU/ml，患者反馈因前期孕酮检测结果较低，已注射黄体酮，孕酮结果仍这么低，对结果的准确性表示怀疑。

【沟通体会】

实验室质量管理组接到反馈后，立即进行分析。与当日审核报告工作人员进行沟通，审核人员告知当时发现孕酮检测结果与临床资料不符，在两台同品牌同型号的仪器上分别进行了检测，并且当日质控结果良好，仪器未发生异常状况，两台仪器检测结果吻合，认为不存在"偶然误差"的情况。经核实，审核人员确实将标本进行了复查。因而怀疑检测系统是否出现了系统偏移？将该患者样本分装后至我院北区使用同型号的仪器进行检测，孕酮检测结果为 1.0ng/ml。基本排除检测系统偏移造成孕酮结果与临床不符的可能。

实验室其他检查：肝功能、肾功能、血常规、尿常规、肝炎系列、梅毒 +HIV、产检甲状腺功能、糖化血红蛋白和 RF 均在参考区间内。

检验科初步怀疑干扰因素造成孕酮检测结果假性偏低。查阅说明书，发现孕酮的说明书上提到"对于使用抗体的分析而言，存在着被样本内嗜异性抗体所干扰的可能性"。相关文献中也有报道关于内源性抗体干扰的情况。于是使用本实验室另一套不同品牌的检测系统及配套试剂进行重新检测，检测结果为33.23ng/ml，与临床预期结果相符。进一步使用稀释液对该标本稀释20倍，重新在最早进行检测的仪器上检测孕酮，结果为21.16ng/ml。证明该标本中存在内源性抗体干扰。

上述案例中检测结果与患者实际情况和临床预期结果不符，孕酮检测结果偏低。经过分析其他检测指标，排除外源性干扰因素（标本溶血、标本污染等），因而考虑内源性干扰因素，如嗜异性抗体，自身抗体。经过更换检测系统、使用稀释法，检测结果与临床表现相符。

在以后工作中，如果发现以下几种情况时，应考虑内源性抗体干扰：①检测结果与临床表现、临床结果不符；②与其他检测结果不一致，如血hCG阳性而尿中阴性；③不同方法检测该标本测量值有明显差异；④与以前结果相差较大，且无法解释；⑤自身免疫病或者慢性疾病患者；⑥近期免疫接种、输血或者接受过单克隆抗体治疗；⑦兽医及与动物接触密切的患者；⑧样本（可稀释的项目）稀释后，结果不呈线性关系；⑨用阻滞剂处理后，结果有明显差异。

减少或者鉴别内源性抗体的方法：①稀释法。用于降低干扰成分的作用，但这种方法只能成功确认60%的内源性抗体干扰。②物理化学技术的应用和使用阻滞剂，包括离心、加热、过滤、特效阻滞剂和非特效阻滞剂（商品化试剂）等方法去除干扰物质。③利用与嗜异性抗体反应性低的物质作为捕获抗体或者标记抗体。④使用不同方法检测。

【王恺隽专家点评】

这是一例典型的实验室免疫干扰案例，所有免疫检测人员都应该知晓日常工作中的可能干扰，其中嗜异性抗体干扰是很重要的一种，患者样本中的内源性嗜异性抗体可结合试剂中多种动物源免疫球蛋白的Fc和Fab表位，从而导致假阳性或假阴性结果，如图82-1，夹心法检测至少使用两种针对抗原不同表位的抗体，捕获抗体包被在固相，标记抗体游离在溶液中。正常情况下，样本中的抗原连接两种抗体，标记抗体结合到固相的量与样本中的抗原浓度成正比（图82-1）。而当嗜异性抗体存在时，即使样本中目标物质很少甚至没有，嗜异性抗体也可以桥联捕获抗体和标记抗体，使得结合到固相的标记抗体浓度升高（图82-2），造成假阳性结果。另外，也可在目标物质存在时竞争结合而导致假阴性（图82-3C）。不同样本干扰程度不同，同一患者不同时间的样本干扰程度也可能不同，从而为临床诊疗带来困扰。

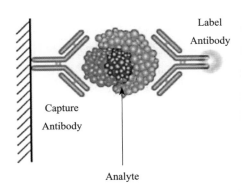

图 82-1　正常情况下双抗体夹心法工作模式图

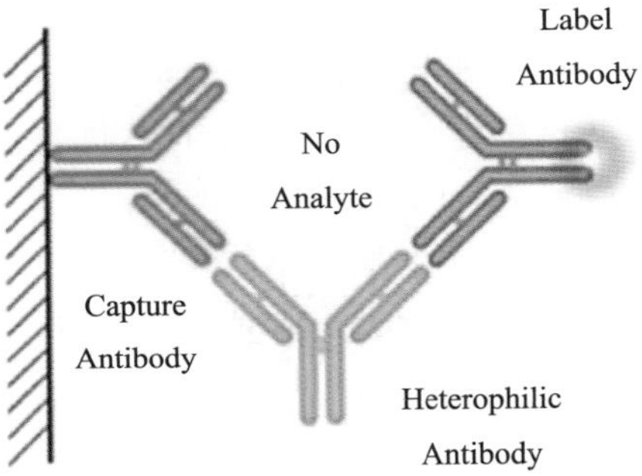

图 82-2　嗜异性抗体对双抗体夹心法检测的干扰模式图

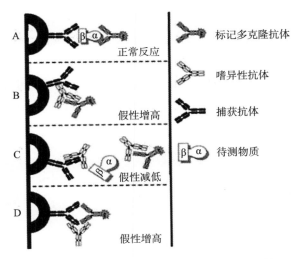

图 82-3　嗜异性抗体对双抗体夹心法检测的干扰

　　嗜异性抗体是一类物质，接触动物、接种疫苗、输血、透析、自身免疫病、使用特定药物等多种原因均可诱发嗜异性抗体。当检测结果与临床不符时，临床医师不应该单纯质疑结果，也需要与检验科沟通患者病情，实验室也要结合临床特征分析并采取一系列措施进行排查。①最简单的就是采用不同分析系统检测，因某些商品化试剂盒可以在检测同时避免嗜异性抗体干扰。②最常用的是稀释法，即将样本按一定倍数稀释后再检测，若检测结果呈非线性，说明存在干扰物。如果样本中嗜异性抗体含量不高，且它所造成的干扰不大时，稀释法也可以减少它的干扰，但不能完全消除。③最有效的是阻断法，即在样本中加入聚乙二醇或动物性抗体以沉淀样本中的嗜异性抗体后再进行检测。此外，目前很多商家推出了嗜异性抗体的阻断试剂盒，如 HAMA 类阻断剂、真正的嗜异性抗体阻断剂（HBR）等，可以评估使用。

本案例对检验结果与临床不符的现象积极进行沟通并采取稀释法、更换检测系统的方法证实了嗜异性抗体可能存在，并为临床出具正确报告，为准确诊疗提供可靠依据，也为临床检验工作积累了一定经验。

（魏衍财　杨　辰）

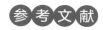

参 考 文 献

[1] 程歆琦，金成，韩松，等. 甲状腺球蛋白自身抗体对 2 种化学发光免疫方法检测甲状腺球蛋白的影响. 中华检验医学杂志，2015，38(4)：701-704.

[2] 裘宇容，李欣，孙德华，等. 嗜异性抗体对检测结果干扰的两例临床病例分析. 中华检验医学杂志，2013，36(5)：470-471.

[3] 黎锦，李一荣. 内源性抗体对临床免疫检测的干扰及对策. 中华检验医学杂志，2016，39(11)：811-813.

案例 083　抗核抗体、抗中性粒细胞胞质抗体血清学检测在狼疮性肾炎诊断中的应用

【案例经过】

2017 年 9 月 25 日 10 时（门诊）收治患者朱某，女，54 岁，因"反复水肿 24 年，肌酐升高 6 年"入肾内科治疗。病例特征：①患者中年女性，慢性病程；②患者有高血压史 17 年，血压控制欠佳，有异位妊娠手术史、输血史，"青霉素"过敏史；③患者 1 年前无明显诱因出现反复发热，伴口

腔溃疡、多关节疼痛，面部皮疹、脱发，伴尿泡沫增多、全身水肿。患者今年四月初因双足及面部水肿入院，查尿常规：尿蛋白（+++）。肾功能：血肌酐 323μmol/L，24 小时尿蛋白 9.96g。现为进一步诊治拟"慢性肾病"收治入院。

检验科于 9 月 27 日上午收到该患者自身抗体初筛及抗中性粒细胞胞质抗体的检测标本。在 ANA 与 ANCA 血清学检测过程中我们有以下发现。

1.（ANA）Hep-2：间期细胞核呈均匀荧光，分裂期细胞浓缩染色体荧光增强。肝片：肝细胞核阳性，呈均匀荧光，荧光强度与 Hep-2 基本一致，为典型核均质型；稀释滴度 1：100（图 83-1）。

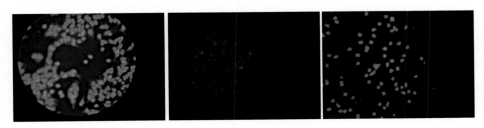

图 83-1

2.（ENA）抗 dsDNA 抗体（+），抗 SSA 抗体（+），抗 Ro-52 抗体（+）。

3.（ANCA）乙醇固定基质中，细胞核周围呈现平滑的带状荧光，细胞核阴性（pANCA 表现型）；甲醛固定基质中没有荧光；Hep-2 和粒细胞基质中，ANA 阳性，粒细胞有荧光（图 83-1）。

4. 抗髓过氧化物酶抗体（MPO），抗蛋白酶 3 抗体（PR3）定量检测均为阴性。

针对这些发现，我们提出以下疑问。

疑问 1：MPO 作为 pANCA 的靶抗原，MPO 阴性而 pANCA 阳性的结果是否矛盾？患者是否为 SLE？

疑问 2：该患者检测结果是甲醛敏感 pANCA，如何进一步区分该患者的结果是甲醛敏感 pANCA，还是 ANA 的干扰？

【沟通体会】

1. 我们随即进行了案例分析，同时联系检验服务提供商的分析专员，并且查阅了相关文献。ANA 可见于多种疾病，特别是结缔组织疾病，常作为结缔组织病的诊断、病情判断和疗效观察的指标；ANCA 多见于原发性系统性小血管炎，常作为其诊断的重要指标。该患者是否是由系统性红斑狼疮引起的肾炎呢？

2. 关于该患者是甲醛敏感 pANCA，还是 ANA 干扰？ ANA 主要会对乙醇固定粒细胞的基质产生干扰，甲醛敏感 pANCA 最易被 ANA 干扰，从而产生误报。使用多基质组合（Hep-2/ 猴肝 / 乙醇固定 / 甲醛固定）进行综合判断，可最大限度降低 ANA 的干扰。该患者 ANCA 检测中，乙醇固定基质中荧光明显（pANCA 表现型），甲醛固定基质中为阴性，Hep-2 和粒细胞基质中，虽然 ANA 和粒细胞都有荧光，但是粒细胞荧光强度明显高于 ANA 的荧光强度，由此可以判断其为甲醛敏感 pANCA。对该患者的 SLE 判断更加明确了！

3. ANCA 阳性，MPO 却是阴性的问题。pANCA 的靶抗原包括乳铁蛋白、弹性蛋白、组织蛋白 G、杀菌性 / 通透性增强蛋白、烯醇化酶、葡糖醛酸糖苷酶、溶菌酶、髓过氧化物酶等，其中髓过氧化物酶（MPO）是甲醛抗性 pANCA 的靶抗原。因此，甲醛敏感 pANCA 经常出现 MPO 阴性，但若是甲醛抗性 pANCA，MPO 则多为阳性。

在 SLE 中，常出现 pANCA 阳性，ANA 阳性，而 MPO 阳性少见，这也正好明确了对该患者 SLE 的判断。

➢ 相关疾病	ⅡF 染色型	特异性靶抗原抗体
➢ 炎症性肠病		
➢ 溃疡性结肠炎（UC，60%～80%）	p，a	BPI，lamina？其他
➢ 克罗恩病（Crohn's 病，10%～20%）	p，a	BPI，lamina？其他
➢ 自身免疫性肝病		
➢ 原发性硬化性胆管炎（PSC，70%～88%）	p，a	actin？BPI，其他
➢ 原发性胆汁性肝硬化（PBC，3%～18%）	p，a	actin？BPI，其他
➢ 自身免疫性肝炎（AIH）	p，a	actin？BPI，其他
➢结缔组织病		
➢ 系统性红斑狼疮（SLE）	p，a	LF，CG，MPO（少见）
➢ 类风湿性关节炎（RA）	p，a	LF，CG，MPO（少见）
➢ Felty 综合征	p，a	LF，CG，MPO（少见）

图 83-2　ANCA 临床意义

4. **如何进一步区分甲醛敏感 pANCA 还是 ANA 的干扰** 该患者 ANCA 检测中 Hep-2 和粒细胞基质中，由于荧光强度有明显的差异，判断其为甲醛敏感 pANCA。若是在此基质中 ANA 与粒细胞荧光强度相当，又如何判断呢？经过检验服务提供商的分析专员的细心指导，笔者发现，在稀释相同倍数时，Hep-2 和粒细胞基质中，ANA 与粒细胞的荧光强度都会相应降低，但是两者荧光强度的差异会越来越大，当进行 1∶100 稀释的时候，ANA 的荧光强度明显降低，但与此同时，粒细胞的荧光强度下降则更慢。因此，亦可以通过稀释滴度的方法来区分是甲醛敏感 pANCA 还是 ANA 的干扰。

该患者 ANA（1∶100）阳性，（ENA）抗 dsDNA 抗体阳性，抗 SSA 抗体阳性，抗 Ro-52 抗体阳性，pANCA 阳性，MPO 阴性。联系其他小组，查看报告结果如下：尿常规尿蛋白 3（＋），肾功能血肌酐 323μmol/L，24 小时尿蛋白 9.96g，评估该患者基础疾病为系统性红斑狼疮，渐出现肌酐升高，评估 SLE 处于活动期。

笔者所在小组立刻与临床取得联系，并提示对该患者进行肾脏活检，随后得到的病理报告与之前的判断相符合：肾活检示病理类型为"狼疮性肾炎Ⅳ型"，诊断为"系统性红斑狼疮、狼疮性肾炎"，依据患者既往高血压史，病程明显短于狼疮肾炎，考虑患者高血压与狼疮肾炎有关，故目前诊断肾性高血压明确。

（顾昊宇）

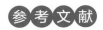

[1] 董晓微，胡朝军，张道强，等. 抗核抗体与特异性自身抗体检测结果不一致的临床意义分析. 检验医学，2011，26(9)：606-609.

[2] BOSSUYT X, LUYCKX A. Antibodies to extractable nuclear antigens in antinuclear antibody-negative samples. Clin Chem, 2005, 51(12): 2426-2427.

[3] 王蓉，杜琴. 系统性红斑狼疮患者自身抗体联合检测的意义. 临床和实验医学杂志，2008，11(7)：51.

[4] MORIMOTO S, WATANABE T, LEE S, et al. Improvement of rapidly progressive lupus nephritis associated MPO-ANCA with tacrolimus . Mod Rheumatol, 2010, 20(3): 291-294.

[5] HOSHINO A, NAGAO T, ITO-IHARA T, et al. Trafficking of QD-conjugated MPO-ANCA in murine systemic vasculitis and glomerulonephritis model mice. Microbiol Immunol, 2007, 51(5): 551-566.

案例 084　嗜异性抗体导致促甲状腺激素结果假性增高 1 例

【案例经过】

嗜异性抗体（HA）可以在免疫测定中产生干扰，它具有多特异性结合的特点，能与多种动物源试剂中的抗体结合，可造成测定的结果呈假阳性或假阴性。本文主要分析 1 例由嗜异性抗体导致的促甲状腺激素结果假性增高。

HA 是由已知的或未知的抗原物质刺激人体产生的一类具有足够滴度、能与多个物种的免疫球蛋白发生相对弱的结合的多重特异性免疫球蛋白，具有多重特异性的特点，但其亲和力较弱。研究表明，HA 是 IgG 亚类中较弱的抗体，可与许多动物免疫球蛋白的 Fc 和 Fab 表位结合，而不与抗原结合位点结合。根据 HA 结合动物免疫球蛋白的部位，可以将其分为两类，一类可以结合山羊、小鼠、大鼠等的 IgG Fab 部位，另一类可以识别小鼠、马、牛和兔子等的免疫球蛋白 Fc 段。不同物种的 Fab 片段相似，所以 HA 在牛、羊、马、豚鼠、大鼠、小鼠和猴等物种的免疫球蛋白间存在交叉反应，大鼠、小鼠来源的抗体表现得特别强烈，而兔抗体与其他物种发生的交叉反应少见。

患者，男性，53 岁，因甲状腺结节于 2010 年行手术治疗，术后甲状腺激素替代治疗（左甲状腺素钠，每天 200μg），长期在内分泌科门诊随访。2016 年 4 月 21 日查 TSH 异常增高，患者遂每日增加 25μg 左甲状腺素钠，至 2016 年 6 月 15 日复查 TSH 仍高于上限，但 2 次检查结果均显示甲状腺激素水平完全正常，患者无明显乏力、怕冷、嗜睡、水肿等临床表现，每日饮食及二便正常。自诉 2016 年 2 月因家中购买宠物狗后出现过敏，周身风团，后经皮肤科诊治，予以抗过敏治疗，将宠物狗赠送他人后症状缓解。2016 年 4 月 21 日门诊查体：血压 112/75mmHg，脉搏 74 次 /min，体温 36.8℃，呼吸 17 次 /min。周身皮肤及黏膜完好，未见明显风团及皮疹，浅表淋巴结未触及明显肿大。实验室检查结果具体见表 84-1。

表 84-1　患者 2015 年 12 月至 2016 年 6 月门诊甲状腺功能检查结果

项目	单位	2015 年 12 月	2016 年 4 月	2016 年 6 月
FT$_3$	pmol/L	5.29	6.26	7.67
FT$_4$	pmol/L	14.80	19.00	17.36
TT$_3$	nmol/L	1.73	1.85	2.03
TT$_4$	nmol/L	152.43	160.42	165.03
TSH	mIU/L	5.57	100*	100*

注：*. 系统默认当 TSH 检测结果大于 100mIU/L 时以 100mIU/L 显示；FT$_3$. 游离 T$_3$；FT$_4$. 游离 T$_4$；TT$_3$. 总 T$_3$；TT$_4$. 总 T$_4$。

　　鉴于患者 TSH 明显异常，用检测系统标配的稀释液将检测样本分别稀释 10 倍、20 倍、100 倍后进行 TSH 检测，结果分别为 176.5mIU/L、93.3mIU/L 和 30.1mIU/L。取患者血清 250μl 置入 1ml 离心管中，加入 25% 聚乙二醇 6000（polyethylene glycol，PEG6000）溶液 250L 混匀，在室温下 3 000r/min 离心 10 分钟取上清，检测 TSH 结果为 4.07mIU/L，恢复正常。

　　TT$_3$、TT$_4$ 水平正常但 TSH 水平高于正常，这可能是由于 TSH 的恢复迟于 TT$_3$、TT$_4$ 水平的变化造成的，但随着 TT$_3$、TT$_4$ 水平的持续改善，TSH 会很快恢复正常。本例患者术后 TT$_3$、TT$_4$ 水平在甲状腺激素替代治疗下始终处于正常范围，常规复查发现 TSH 异常增高，而患者饮食起居与用药情况与以往均无明显变化，且无明显甲状腺功能减退的临床表现，甚至在增加了 25μg 左甲状腺素钠导致 TT$_3$、TT$_4$ 水平略高于正常水平时，TSH 水平却连续 2 个月高于 100mIU/L。笔者用该系统标配的稀释液将检测样本稀释 10 ~ 100 倍后进行检测，结果仍偏高，但随着稀释倍数的增加，结果呈递减趋势，因此猜测检测结果受到了患者血液中某些成分的干扰。将检测样本用 PEG 预处理，去除样本中可能存在的大分子蛋白质后再行检测，TSH 水平也恢复正常。

【沟通体会】
　　HA 的产生通常是由于人类直接接触动物、污染的食品、未经高温消毒的鲜奶和免疫疗法或者接种来源于动物血清或组织的疫苗产品。在大多数情况下，直接接触宠物是导致人体产生 HA 的最常见原因。研究发现，存在于人体中的 HA 包括天然抗体和自身抗体。大多数的 HA 属于天然抗体，为干扰的主要类型。HA 最初在传染性单核细胞增多症患者血清中发现。据研究证实，在健康人群中，约 3% ~ 15% 体内含 HA。医师应仔细询问患者是否曾接触动物制品，如疫苗接种、血液制品（白蛋白、球蛋白、胸腺肽、免疫抑制剂、靶抗体对比剂、靶抗体药物）及使用后的机体反应情况。要特别询问动物源性的暴露史，包括动物饲养等密切接触史、职业史，并将相关情况告知检验科。在临床检验工作中亦进一步提高认识、认真分析，以保证检验结果的真实性与可靠性。

HA 的干扰可能伴随在每一个检测项目中，这就促使检验人员需要寻找有效的方法来消除它。尽管目前科学技术有很大的进步，人们对 HA 干扰机制有了深入了解，但是到目前为止还没有单一的技术方法可以彻底地消除 HA 的干扰。目前临床诊断越来越依赖实验室检验结果，为确保患者能得到准确的诊断、治疗，当发现患者的临床表现和实验室数据不一致时，临床医师应立即与实验室进行沟通与交流。

（李家亮　高德玉　王国洪）

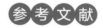
参 考 文 献

[1] JAHAGIRDAR V R, STROUHAL P, HOLDER G, et al. Thyrotoxicosis factitia masquerading as recurrent Graves' disease: Endogenous antibody immunoassay interference, a pitfall for the unwary. Ann Clin Biochem, 2008, 45(Pt 3): 325-327.

[2] SEGAL D G, DIMEGLIO L A, RYDER K W, et al. Assay interference leading to misdiagnosis of central precocious puberty. Endocrine, 2003, 20(3): 195-199.

[3] ROTMENSCH S, COLE L A. False diagnosis and needless therapy of presumed malignant disease in women with false-positive human chorionic gonadotropin concentrations. Lancet, 2000, 355(9205): 712-715.

[4] LEVINSON S S, MILLER J J. Towards a better understanding of heterophile (and the like) antibody interference with modern immunoassays. Clin Chim Acta, 2002, 325(1/2): 1-15.

[5] OLSEN T G, HUBERT P R, NYCUM L R. Falsely elevated human chorionic gonadotropin leading to unnecessary therapy. Obstet Gynecol, 2001, 98(5 pt 1): 843-845.

案例 085 奇怪的类风湿因子

【案例经过】

2017 年 8 月 21 日下午，笔者接到科主任的电话，说风湿科医师投诉，怀疑检验科类风湿因子（RF）检测结果不准确。投诉的具体内容是这样的：患者，男，70 岁，发热 4 天，8 月 9 日下午 4 时入院。8 月 10 日，CT 显示右上肺有炎症，RF 498U/ml，CRP 83.6mg/L，WBC 5.3×10^9/L，中性粒细胞百分比 61.6%、淋巴细胞百分比 24.8%、单核细胞百分比 13.3%。8 月 18 日，患者症状缓解，无发热，复查 RF 838U/ml，CRP 2.5mg/L。8 月 21 日，医师投诉，认为一周左右，RF 不可能进展到 838U/ml，而且 CRP 已恢复正常，症状已缓解，患者也没有类风湿关节炎的症状，因此认为检测结果与临床不符合，怀疑检验科的 RF 结果有问题。针对医师的投诉，接下来该怎么处理？为什么患者临床症状缓解，CRP 恢复正常，而 RF 却上升？

【沟通体会】

带着这个疑团，笔者开始一步步剖析。首先，要排除实验室的检测错误，于是查看 8 月 18 日 RF 的室内质控是否在控？RF 室内质控在控。重复检测 8 月 18 日的标本，RF 765U/ml，基本符合。排除了检测错误，笔者松了一口气。其次，要排除干扰。将标本倍比稀释为 5 个浓度，进行 RF 检测，观察结果是否呈线性？相关性如何？结果相关系数为 99.5%，证明相关性很好，排除干扰。通过实验，基本肯定 8 月 18 日的检测结果没有问题。由于标本只保存一周，8 月 10 日的标本无法追踪，遂打电话给医师，希望再次采集血样进行复查。8 月 23 日，重新采集血样并再次检测 RF，结果为 720U/ml，当日 RF 室内质控也在控，这进一步证明了之前的检测结果没有问题。那么，为什么患者临床症状缓解，CRP 恢复正常，而 RF 却上升？只有帮医师解决这个疑问，他们才能完全相信我们。

于是，笔者开始查阅患者的电子病历及相关文献资料。患者 2015 年 6 月曾经因为脑梗死住院，诊断为脑梗死后遗症，下肢体动脉硬化，出院时 RF 为 369U/ml。2017 年 8 月 10 日，因急性发热、肺炎入院，RF 498U/ml，CRP 83.6mg/L。8 月 18 日，抗炎治疗后，患者发热症状消除，RF 838U/ml，CRP

2.5mg/L。经进一步分析，实验室使用的检测仪器采用散射比浊法，检测的 RF 是 IgM 类型。患者在感染病毒或细菌后，IgM 产生的潜伏期为 5 ~ 10 天，IgM 开始上升后，5 ~ 10 天达到高峰，后开始下降，半衰期 5 天，再过 5 ~ 10 天才回到基线水平。回顾发病过程，患者大约 8 月 5 日感染，8 月 9 日 RF 开始上升，8 月 20 日左右达到高峰，后逐步开始下降。这与患者 RF 变化一致，这时可以下此结论：该患者应该不是类风湿关节炎，而是自身免疫病、血管炎，合并细菌或病毒感染，导致 RF 升高。接下来进一步验证，诱因消除后，观察 RF 在 5 ~ 10 天是否恢复到基线水平。2017 年 9 月 5 日随访，RF 380U/ml，回到该患者的基线水平。至此，可以解释为什么患者症状缓解，CRP 已恢复正常，而 RF 还处于高水平。谜团也终于解开！

通过这个案例，笔者认为要重视临床的投诉。加强与临床的沟通，不仅可以改善与临床的关系，也可以提升我们的专业水平。有时候就是因为医师对检测方法、检测原理或检验专业知识的不了解，而主观上认为检测的结果有问题。而检验人员如果能积极面对医师的投诉、积极地查找原因，从而帮助临床医师解惑、和临床进行积极交流，相信临床医师也会更加相信我们，并依赖我们，从而提升我们检验人的地位，更好地为患者服务。

（穆银玉）

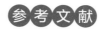

王兰兰，许化溪. 临床免疫学检验. 5 版. 北京：人民卫生出版社，2012：290.

案例 086　一名排卵障碍患者的性激素检测结果

【案例经过】

2016 年 2 月 17 日，春节后刚上班没几天，一个相对轻松的上午，电话铃声突然响起来。"我是生殖中心的，某患者的 FSH 和 LH 结果有问题，跟临床症状不符合，请帮忙再确认下"，接到这个电话笔者的神经立马紧张起来，第一反应是"报告单错了？"，立马查看当日质控结果，显示在控，再查看该患者近期检测结果，发现该患者近几个月这两个项目的结果一直相差不大，都是低的，笔者直觉上认为不应该是检测出了问题。想到生殖中心要参考检测结果决定下一步的用药量和用药时间，他们反映的问题不能只做个简单的解释就算了，于是立即召集科室质量管理组和医疗咨询组成员分析讨论该患者的检测结果问题。最终决定，医疗咨询组人员负责与医师联系，了解更多的临床资料，质量管理组负责对检测结果进一步确认。

医疗咨询组查阅患者资料：女，22 岁，结婚 2 年，性生活正常，未避孕未孕。2015 年 1 月外院行子宫输卵管造影术（HSG）示：子宫正常，右输卵管不通，左输卵管通畅。于 2015 年 1 月外院行宫腹腔镜联合输卵管通液术，术中见：盆腔广泛膜状粘连，双输卵管伞端见系膜囊肿，双卵巢皮质增厚，未见排卵痕迹，行双卵巢打孔及盆腔粘连松解，术中通液双侧输卵管均有阻力及反流，予导丝疏通并加压通液后通畅。平素月经不规则，$\frac{6 \sim 15}{15 \sim 60}$ 天，2015 年 3 月起至我院生殖中心就诊，促排卵反应欠佳，自然周期监测多个周期有自发性多卵泡发育，且月经各个时期均有卵泡发育排卵。多次检查性激素未及基础状态，AMH 3.38ng/L。查卵巢肿瘤标志物未见异常。2015 年 9 月行垂体 MRI，示垂体微腺瘤可能。

既往史：无特殊。

体格检查及妇科检查：无特殊。

辅助检查：甲状腺功能 TSH 1.09μIU/ml，FT$_3$ 4.79pmol/L，FT$_4$ 13.22pmol/L，TPO-Ab < 0.25IU/ml，TgAb 1.38IU/ml；肿瘤标志物 AFP 1.53ng/ml，CEA 1.12ng/ml，CA19-9 20.32U/ml，CA125 25.80U/ml，CA15-3 7.50U/ml，抑制素 A 62.90pg/ml，人附睾蛋白 4 39.20pmol/L，组织特异性抗原（TPS）29.05U/ml。抗子宫内膜抗体：阴性。

传染病：甲、乙、丙、戊型肝炎标志物，梅毒、HIV 均阴性。

染色体：46，XX。

垂体磁共振检查诊断：垂体微腺瘤可能性大。

基础激素水平及促排卵后激素水平见表 86-1。

多次检查性激素，未及基础状态，促排卵反应欠佳。监测多个自然周期，有自发性多卵泡发育，且月经各个时期均有卵泡发育排卵。

质量管理组确认当日检测结果。

表 86-1 患者的基础激素水平及促排卵后激素水平

项目	4月 14日	6月 1日	6月 4日	6月 1日	6月 24日	6月 29日	7月 21日	8月 6日	8月 27日	8月 28日	9月 7日	9月 30日	10月 31日
E2/ (pg·ml^{-1})	288	274	305	166	494	1 240	212	149	133	155	388	115	28
P/ (ng·ml^{-1})	0.79		1.57		1.26	2.30	0.71	0.47	1.16	0.61	0.63	< 0.83	2.12
FSH/(IU·L^{-1})			0.96	2.58	0.55	8.04	4.22		< 1.2	1.23	< 1.2	1.85	2.11
LH/ (IU·L^{-1})	2.13	0.74		0.55	3.50	2.91	3.48		0.60	0.68	0.73	0.63	< 0.33
T (/ng·ml^{-1})	0.33												0.31
AMH/ (ng·ml^{-1})		3.38											
SHBG/ (nmol·L^{-1})			92.4										

1. 考虑患者体内的 FSH 可能与正常垂体分泌不同，2 月 17 日同时比较了几家医院不同仪器方法测定其 FSH 及 LH 的结果（表 86-2），并手工稀释复查了患者血清催乳素，认为催乳素结果正常，不存在催乳素检测干扰。

表 86-2　不同医院的 FSH 和 LH 检测结果

	本院	A 医院	B 医院	C 医院
FSH/（IU·L⁻¹）	0.97	0.69	0.52	0.67
LH/（IU·L⁻¹）	0.37	0.38	0.2	0.24

注：本院与其他 3 家医院的检测设备的品牌均不相同。

2. 2015 年实验室参加的国家卫生健康委临床检验中心性激素室间质评结果合格，2015 年参加的伯乐 EQAS 实验室间比对计划 FSH 和 LH 结果未发现明显偏移。

医疗咨询组与临床进一步沟通检测结果，并跟进该患者的诊疗经过。临床用超长方案治疗促排过程实验室检查结果见表 86-3。

表 86-3　超长方案促排过程的实验室检查结果

项目	2 月 27 日	3 月 1 日	3 月 4 日	3 月 6 日	3 月 7 日	3 月 8 日	3 月 9 日
E2/（pg·ml⁻¹）	81	519	1 529	2 776	3 858	3 868	4 234
P/（ng·ml⁻¹）		1.59	1.86	1.14	0.97	1.21	15.02
LH/（IU·L⁻¹）	< 0.33		0.39	< 0.33	0.33	< 0.33	3.48
FSH/（IU·L⁻¹）	9.76	< 0.33	20.44				
β-hCG（mIU·ml⁻¹）							157.21

助孕结局：2016-05-18 行胚胎移植。妊娠结局：良好，育一健康婴儿。

【沟通体会】

1. 类似病例在临床非常少见，目前为止我院生殖中心未再发现类似病例，据生殖中心医师介绍，在国内其他生殖中心也有遇到类似病例，但目前尚未找到 FSH 和 LH 结果偏低的原因。

2. 该患者在整个治疗过程中 FSH 和 LH 检测结果均低于临床预期水

平，但 E2 反应正常，考虑存在以下问题：①该患者垂体分泌的 FSH 和 LH 可能存在异构体，目前的检测手段尚不能检测到；② FSH 和 LH 的受体异常。

3. 加强与临床的沟通，不仅能保证检验质量，并且能拓展我们的知识面。通过这个病例了解到 FSH 和 LH 有异构体，并且不同的异构体的作用是不同的，目前已和临床达成合作意向，准备对该方面问题做进一步的研究。

4. 科室从来没有接到生殖中心医师及患者的投诉，这是内部团结协作的结果，是临床对大家的肯定和认可。

【张婷研究员专家点评】

内分泌激素检测及动态观察对于生殖中心的医师及患者具有非常重要的指导意义。患者血清激素水平决定了临床治疗方案的选择和治疗时机，因此，检验科为患者提供准确、快速、及时的激素检测结果至关重要。临床上经常会遇到一些患者激素检查结果和临床其他检查结果及临床预期判断不符的现象，这就需要我们检验专业人员走出实验室，走入临床，多和临床沟通，共同探讨可能的原因并进行深入分析，找到原因、积累经验，以便更好地服务患者。此案例充分说明了临床与检验沟通的重要性和意义。

（石　燕）

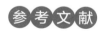
参考文献

[1] JIANG C, HOU X, WANG C, et al. Hypoglycosylated hFSH has greater bioactivity than fully glycosylated recombinant hFSH in human granulosa cells. J Clin Endocrinol Metab, 2015, 100(6): E852-E860.

[2] WALTON W J, NGUYEN V T, BUTNEV V Y, et al. Characterization of human FSH isoforms reveals a nonglycosylated beta-subunit in addition to the conventional glycosylated beta-subunit. J Clin Endocrinol Metab, 2001, 86(8): 3675-3685.

[3] BOUSFIELD G R, BUTNEV V Y, BIDART J M, et al. Chromatofocusing fails to separate hFSH isoforms on the basis of glycan structure. Biochemistry, 2008, 47(6): 1708-1720.

[4] PADMANABHAN V, LANG L L, SONSTEIN J, et al. Modulation of serum follicle-stimulating hormone bioactivity and isoform distribution by estrogenic steroids in normal

women and in gonadal dysgenesis. J Clin Endocrinol Metab, 1988, 67(3): 465-473.

[5] BOUSFIELD G R, BUTNEV V Y, BUTNEV V Y, et al. Hypo-glycosylated human follicle-stimulating hormone [hFSH(21/18)] is much more active in vitro than fully-glycosylated hFSH [hFSH(24)]. Mol Cell Endocrinol, 2014, 382(2): 989-997.

[6] WIDE L, ERIKSSON K. Dynamic changes in glycosylation and glycan composition of serum FSH and LH during natural ovarian stimulation. Ups J Med Sci, 2013, 118(3): 153-164.

案例 087 | 美国临床实验室标准化协会 EP12-A2 标准在梅毒定性检测性能评价试验中的应用

【案例经过】

ELISA 定性试验在临床疾病的诊断、筛查及监测中得到广泛应用，而定性试验是用临界值来判断样本检测结果是阴性或者阳性。但是，在平时临床工作中常遇到定性检测标本结果为阴性，而再用化学发光法检测却为阳性，同时临床诊断也不支持阴性的情况，因此确定定性试验、定量检测试验结果的一致性极为重要。

实验室在做梅毒试验过程中发现一位患者前后两次检测结果不一致，患者第一次定性检测结果梅毒为阴性，而第二次使用化学发光法检测发现结果为阳性，并且两次检测间隔时间仅为 1 天。发现问题后实验室没有发出检测结果报告，而是第一时间去解决问题，首先将 2 次采集的血样拿出，并未发现溶血及脂血现象，采血管为分离胶促凝管，因此排除干扰的存在。然后实验室人员咨询患者是否为同一人采血，并未存在采血错误或患者不为同一人的情况，咨询临床后医师提出因为该患者的症状疑似梅毒的临床症状，因此让患者重新用定量方法复查。实验室工作人员将第一次定性检测为阴性的血清用定量方法检测，结果为阳性，用定性方法检测第二次血清结果依然为阴性。重新核对不同方法的检测过程，并未发现差错，而且两台仪器质控结果良好，仪器也按要求定期校准，实验人员分析可能因为两种检测方法灵敏度不同而造成检验结果的不一致，因此实验人员需验证两种检测方法的一致性是否符合要求。

患者，男，37 岁，因疑似梅毒疹来我院就诊，临床诊断：梅毒。实验室检查肝肾功能、电解质、心肌酶谱和血脂、血糖均正常；乙型肝炎病毒表面抗原（HBsAg）阴性，抗链球菌溶血素 O（ASO）、类风湿因子（RF）、C 反应蛋白（CRP）、免疫球蛋白正常，其他检查均正常。

【沟通体会】

1. 实验人员在发现上述情况后，发现在实验过程中部分定性检测阴性标本用定量方法复查后结果为阳性或弱阳性，定性检测出现假阴性的现象。而定性试验仪器的加样系统、洗板系统、比色系统也在校准周期内，校准结果也合格，日常室内质控结果良好，因此出现检验结果假阴性可能与不同检测方法的灵敏度有关，于是实验室根据美国临床实验室标准化协会（CLSI）EP12-A2 文件的要求计算两种检测方法的一致性。

2. 截止（cut off）值定义为同样一份样本在多次重复实验中各有 50% 的概率获得阳性或阴性结果时该分析物的浓度。根据 EP12-A2 文件，使用近临界值浓度（C_{50}）的标本重复测定 40 次，如果阳性结果达到 14～26 次（或阳性结果百分数达到 35%～65%），说明该方法的 C_{50} 估计正确。寻找定量方法的 C_{50} 则是将检测强阳性标本稀释成多个浓度点，每个浓度点标本重复测定 40 次，如果能得到 14～26 个阳性结果（阳性率 35%～65%），说明该试验的 C_{50} 是正确的。本实验确定实验室梅毒的 cutoff 浓度为 1.215（表 87-1）。而化学发光法检测的 cutoff 浓度为 1.00，因此定量方法的灵敏度较定性方法更高，也就存在定性检测为阴性而定量检测为阳性的现象。

表 87-1　实验室梅毒的 cutoff 浓度

样本	批内重复次数	TP 发光值 /COI	批内阳性结果（%）
1∶20	40	1.568	38（95%）
1∶25	40	1.215	19（47.5%）
1∶30	40	0.868	2（5%）
1∶35	40	0.635	0（0%）

3. 两种检测方法一致性验证。试验人员选取 400 个住院患者血清（包括阳性与阴性），检测 5 天，每天检测 80 例标本，按照 EP12-A2 文件的公式，计算两种检测方法一致性的 95% 可信区间（CI），计算两种检测方

法的一致程度为 96%。计算 Kappa 值评价一致性，若 Kappa 值 ≥ 0.75 提示两者一致性较好，0.75 > Kappa 值 ≥ 0.4 提示两者一致性一般，Kappa 值 < 0.4 提示两者一致性较差。经计算，两种检测方法一致程度的 95%*CI* 为 93.6% ~ 97.5%，Kappa 值为 0.96，表明两种检测方法一致性较好（表 87-2）。

表 87-2 两种检测方法的一致性验证数据

检测方法		定量		合计
		阳性	阴性	
定性	阳性	316	6	322
	阴性	10	68	78
合计		326	74	400

（李 全 钱世宁）

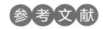

[1] Clinical and Laboratory Standards Institute. User protocol for evaluation of qualitative test performance; approved guideline: EP12-A2. 2nd ed. Wayne, Pennsylvania: Clinical and Laboratory Standards Institute, 2008.

[2] 徐飚，姜庆五，陆嘉良，等. 慢性乙型肝炎患者血清 HBeAb 转归与疾病发展的关系. 临床肝胆病杂志，2003，19(1)：16-18.

案例 088　抗 Jo-1 抗体与间质性肺病

【案例经过】

患者女，73 岁，2017 年 4 月 27 日无明显诱因出现乏力、伴胸闷，未予以重视，1 周后胸闷症状加重，2017 年 5 月 15 日当地医院查血常规：白细胞计数 7.74×10^9/L，单核细胞百分比 12.4%，单核细胞计数 0.96×10^9/L。全胸部 X 线检查：两下肺叶片状密度增高影，两膈面，两肋膈角模糊。予以头孢哌酮舒巴坦联合左氧氟沙星抗感染治疗，10 天后复查胸部 CT 提示

"两肺炎症性病变可能，不能除外肺水肿；纵隔结节，心脏增大，两侧胸膜增厚"。肺部病灶较前加重，遂至我院就诊，病程中患者无发热、无咳嗽、咳痰，无咯血、无盗汗、无胸痛、无头晕头痛、无四肢酸痛，饮食睡眠一般，二便正常，近期体重无明显下降。高血压史 20 余年。入院查体：双肺听诊呼吸音粗，两肺可闻及较多湿啰音。诊断：肺部病灶性质待查（感染？肿瘤？炎症？）；慢性心功能不全？

入院后辅助检查（仅列出异常结果），血常规 +CRP 测定：CRP 28mg/L（参考区间 0 ~ 8mg/L），单核细胞计数 $0.71 \times 10^9/L$（参考区间 $0.10 ~ 0.60 \times 10^9/L$）。凝血五项组合组套纤维蛋白原（FIB）4.66g/L（参考区间 2.00 ~ 4.00g/L），D- 二聚体 2.58mg/L（参考区间 < 0.55mg/L）。生化全套Ⅰ ALB 33.8g/L（参考区间 40.0 ~ 55.0g/L），UA 386μmol/L（参考区间 55 ~ 357μmol/L），K 3.36mmol/L（参考区间 3.50 ~ 5.30mmol/L），Ca 1.99mmol/L（参考区间 2.20 ~ 2.65mmol/L）。pro-BNP 438.10ng/L（参考区间 0 ~ 301.0ng/L）。肿瘤标志物 6 项 CA19-9 42.69U/ml（参考区间 < 39.00U/ml），CYFRA21-1 8.94ng/ml（参考区间 < 3.30ng/ml），NSE 21.08ng/ml（参考区间 < 16.30ng/ml）。风湿三项组套 + 免疫五项组套（IgG+IgA+IgM+C3+C4）：CRP 21.10mg/L（参考区间 0 ~ 8mg/L），IgA 7.02g/L（参考区间 0.70 ~ 4.00g/L）。GM 试验 0.056（参考区间 0 ~ 0.5）。痰培养白念珠菌阳性。抗核抗体分型组套 + 抗 ENA 抗体组套 12 项（2017-05-30）：抗核抗体（ANA）斑点型（参考值：阴性），抗核抗体滴度（ANA-T）1：100（参考区间 < 1：100），抗 Jo-1 抗体弱阳性（参考值：阴性）。心肌标志物、PCT、G 试验、隐球菌荚膜抗原检测、结核分支杆菌涂片检查（浓缩法，痰液）、呼吸道病原体谱、巨细胞病毒 DNA 定量、EB 病毒 DNA 定量、T.SPOT、抗中性粒细胞胞质抗体组套未见异常。

【沟通体会】

根据患者现有的检查结果再次进行分析。

1. 感染　患者痰培养白念珠菌阳性，但住院患者口咽部常出现白念珠菌定植，易污染痰标本。CRP 为急性时相反应蛋白，为感染的非特异性指标。PCT 及特殊病原体等检查未见异常，暂不考虑感染因素。

2. 肿瘤　患者胸部 CT 未见肺实质性占位，即使存在胸部 CT 不可见的微小病灶也不至于引起胸闷症状，故肿瘤引起患者主诉的可能性较小。

3. 非感染性炎症　患者胸部 CT 显示肺间质病变，考虑机化性肺炎。

抗核抗体分型组套和抗 ENA 抗体组套 12 项提示抗核抗体（ANA）斑点型，抗核抗体滴度（ANA-T）1：100，抗 Jo-1 抗体弱阳性。考虑机化性肺炎与自身免疫疾病有关，即结缔组织病相关性间质性肺病。

4. 慢性心功能不全　患者 pro-BNP 438.10ng/L，稍高于参考范围，心力衰竭可能性较小。

经放射科、风湿免疫科、血液科会诊及患者住院期间病情变化，诊断为：隐源性机化性肺炎；结缔组织病相关性间质性肺病，抗 Jo-1 抗体综合征可能。予以泼尼松联合环孢素治疗，患者症状好转后出院。

抗 Jo-1 抗体与针对苏氨酸、丙氨酸、氨基乙酰等 10 余种氨酰基合成酶的抗体一起统称为抗氨基酰 tRNA 合成酶抗体。抗氨基酰 tRNA 合成酶抗体阳性的多发性肌炎（PM）和皮肌炎（DM）患者常出现一组相对特异的临床表现，包括肌炎、肺间质病变、多发关节炎、发热、雷诺现象、"技工手"等，被称为抗合成酶抗体综合征（ASS）。其中以抗 Jo-1 抗体最常见，在 PM/DM 患者中阳性率为 15%～30%。抗 Jo-1 抗体阳性的 ASS 患者中 70%～90% 合并肺间质病变，远高于抗 Jo-1 抗体阴性的患者，被称为抗 Jo-1 抗体综合征。在混合性结缔组织病（MCTD）、干燥综合征（SS）、硬皮病（PSS）、类风湿关节炎（RA）患者中，该抗体阳性率均为 0。在多发性系统性红斑狼疮（SLE）患者中阳性率为 3.2%，但也不能排除重叠综合征可能。可见抗 Jo-1 抗体对 PM/DM 具有高度特异性。抗体滴度与肺纤维化严重程度之间无关。当肌炎的炎症静止时，患者的抗 Jo-1 抗体滴度下降甚至消失，而抗体滴度与疾病活动度并非一定平行。

临床上以间质性肺病为首发症状的结缔组织病越来越多见，虽然抗 Jo-1 抗体综合征是一种少见病，发病率在 1.5/100 000，但近年时有个案报道，病死率在 12%～40%，肺部受累是影响其病死率的重要原因，多主张早期应用免疫抑制剂联合激素治疗，尽早控制肺纤维化，应当引起高度重视。

【谢而付副教授专家点评】

目前，不明原因肺部炎症是临床诊断一大难点，极易误诊。本案例以胸闷为主诉，影像学表现两下肺叶片状密度增高影，排除感染性因素与恶性肿瘤后，隐匿性机化性肺炎诊断明确，对抗合成酶抗体综合征（ASS）有提示意义。以抗 Jo-1 抗体为代表的抗合成酶抗体是 PM/DM 最常见的肌炎特异性抗体，除 PM/DM 外，ASS 中亦可见，且与肺间质病变（ILD）明显相关。并发急性 ILD 的患者，常因呼吸衰竭而死亡。本例患者肌酶谱未见异常，且无典型肌无力表现，诊断多发性肌炎依据不充分。抗核抗体及抗 Jo-1 抗体阳性，提示患者病情严重，临床及时加用免疫抑制剂控制住了病情。肌炎抗体谱在本案例的诊断、鉴别诊断及治疗中起到了关键作用。虽然抗 Jo-1 抗体特异度高，但灵敏度差，近年来使用新型肌炎抗体谱（抗 MDA5、抗 TIF-1γ 和抗 SRP 等）联合检测，灵敏度和特异度分别为 50% 和 76.7%，能明显提高肌炎早期诊断率，有利于指导治疗。

（穆春艳）

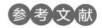

[1] 汪新良. 急诊常见临床指标在急性心力衰竭分型诊断和预后中的作用探讨. 广州：南方医科大学，2015.

[2] 邓文静，张秋红，张玉萍，等. 以肺部为主要表现的抗 Jo-1 抗体综合征 1 例及文献复习. 中华肺部疾病杂志（电子版），2015，8(1)：54-57.

[3] 宫志美. 抗 ENA 抗体检测对常见自身免疫病临床诊断价值研究. 中国实用医药，2010，5(2)：124-125.

[4] 姜杉，丛珊，林苏杰，等. 抗 Jo-1 抗体综合征 1 例及文献复习. 中国实验诊断学，2017，21(7)：1181-1184.

案例 089 健康体检者食用大王蛇后致糖类抗原 72-4 非病理性升高 1 例

【案例经过】

患者，男，32 岁。无任何身体不适，2016 年 4 月 1 日正常来院进行健康体检，行血常规、尿常规、肿瘤标志物、肝肾功能、血糖、血脂等实验室项目检测，同时行体格检查和胸部影像学检查，检测结果显示 CA72-4 异常升高，结果为 316.7U/ml（参考区间 0～6.9U/ml），其余肿瘤标志物结果均正常，其他实验室指标无异常。查体显示，体温、脉搏、呼吸、血压，以及腹部触诊均无异常，胸部影像学结果无异常，无其他慢性疾病史，无身体异常。询问饮食，饮食规律，体检前一晚和朋友聚餐，食物和以往无异常，后回忆晚餐曾食用约 300g 大王蛇肉。考虑患者无其他身体不适，仅 CA72-4 异常升高，因此未进行进一步检查，建议停止食用大王蛇肉，其余饮食基本如以前，定期复查 CA72-4。后患者先后 4 次复测 CA72-4，2016 年 4 月 4 日结果为 51.4U/ml，2016 年 4 月 14 日结果为 8.2U/ml，2016 年 7 月 20 日 CA72-4 恢复到正常水平，结果为 2.5U/ml。

【沟通体会】

糖类抗原 72-4（carbohydrate antigen 72-4，CA72-4）是一种高分子黏蛋白类癌胚抗原，是消化道肿瘤常用的肿瘤标志物之一，正常组织或良性肿瘤中含量极少。CA72-4 常用于胃癌患者治疗效果及早期预测胃癌患者术后是否复发的重要标志物。有些良性疾病也偶见血清 CA72-4 升高，如胰腺炎、肝硬化、肺部疾病、风湿性疾病等，升高幅度一般不大。

曾有病例报道接受过香菇多糖静脉注射、食用灵芝孢子粉营养保健品和野生榛蘑等导致 CA72-4 异常升高。目前尚未见健康体检者 CA72-4 异常升高的报道。2016 年 4 月 1 日我院检验学部发现一例健康体检者因食用大王蛇而导致 CA72-4 异常升高。现将该患者报道如下。

本实验室 CA72-4 采用电化学发光免疫分析法测定，原理是利用 B72-3 和 CC49 两种单克隆抗体按照双抗体夹心法原理进行测定。这两种抗体可与多种肿瘤组织包括乳腺癌、结肠癌、非小细胞肺癌、上皮性卵巢癌、子宫内膜癌、胰腺癌和胃癌，而不与成人正常组织发生反应。此外，血清 CA72-4 升高可见于各种良性疾病，如胰腺炎、肝硬化、肺部疾病、风湿性疾病、妇科病、良性卵巢疾病、良性乳腺疾病和良性胃肠道疾病，但升高幅度很小。因此，CA72-4 对良、恶性疾病具有特别高的诊断特异度。

值得关注的是，一些研究表明服用以下食物或者药物可以引起 CA72-4 假性升高：①服用保健品，如螺旋藻、金蝉花和灵芝孢子粉等；②服用野生榛蘑、海参和酵母片；③服用秋水仙碱（治疗风湿药物）。导致 CA72-4 假性升高的原理是这些食物和药物中的某些物质会干扰 CA72-4 测定，以致出现非病理性升高。目前，尚未见食用蛇类食物导致 CA72-4 异常升高的病例报道。

CA72-4 作为一种特别的分子，或由肿瘤细胞本身产生，或与机体对肿瘤细胞免疫应答有关。以上一些食物和药物本身不含有 CA72-4 组分，推测患者可能是食用蛇类食物所致。

【张炳峰主任技师专家点评】

　　CA72-4 是一种常用的肿瘤标志物，在发生消化系统肿瘤时会出现明显升高，可用于肿瘤的辅助诊断、疗效监测和预后判断。近年来，陆续有报道 CA72-4 出现假性升高。正如笔者所描述，某些生理或者病理情况下会出现 CA72-4 假性升高，这些都给 CA72-4 在临床上准确应用带来困惑。案例中是一名健康体检者，其体检时发现 CA72-4 异常升高，后来发现是食用大王蛇所导致。这一案例的创新之处在于，以前未见有食用蛇肉导致 CA72-4 异常升高相关的案例报道。

（谢而付　赵中建）

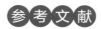
参考文献

[1] BYRNE D J, BROWNING M C, CUSCHIERI A. CA72-4: A new tumour marker for gastric cancer. Br J Surg, 1990, 77(9): 1010-1013.

[2] 小林浩. 婦人科疾患，とくに卵巣癌における CA72-4 の臨床的有用性. 日本産科婦人科學會雜誌，1989，41(5): 585-589.

[3] 颜兵，何志华，秦志丰，等. 灵芝孢子粉引起胃肠道肿瘤患者 CA72-4 升高 3 例并文献分析. 中国中西医结合杂志，2012，32(10): 1426-1427.

[4] JOHNSTON W W, SZPAK C A, THOR A, et al. Phenotypic characterization of lung cancers in fine needle aspiration biopsies using monoclonal antibody B72.3. Cancer Res, 1986, 46(12 Pt1): 6462-6470.

[5] 潘志文，张毅敏，王明丽，等. 服用营养滋补品致 CA72-4 异常升高 5 例并文献分析. 浙江医学，2016，38(12): 1022-1023.

[6] 李志友，孙丽华. 胃癌术后患者食用野生榛蘑致血清 CA72-4 非病理性升高一例. 中华检验医学杂志，2011，34(2): 180-181.

[7] 袁丹聆. 血清 CA72-4 一过性异常增高 1 例原因分析. 基层医学论坛，2016，20(5): 721.

案例 090 冷球蛋白影响尿轻链测定的案例分析

【案例经过】

患者女，61 岁，因腰痛间断发作 3 年余来院就诊。患者 3 年前无明显诱因出现左下肢疼痛、腰痛明显，伴全身乏力，明显消瘦，时有头晕、气短，无出血征，遂于当地医院就诊，查血常规提示贫血，予输注成分血支持治疗。查腰椎 MRI 示"$L_2 \sim L_3$、$L_3 \sim L_4$、$L_4 \sim L_5$、$L_5 \sim S_1$ 椎间盘膨出；腰椎退变；骶管囊肿"。后于外院就诊，查全腹部 CT 示"直肠右侧肿大淋巴结；腰胸椎、胸骨、骶骨多发穿凿样低密度病灶，不排除多发性骨髓瘤可能，建议进一步检查"。骨 ECT 示"左侧第 10、11 后肋异常浓聚灶，提示骨代谢活跃，建议进一步检查"。骨髓涂片提示浆细胞百分比 31.0%，未予系统治疗，2014 年 2 月 27 日患者入住我院血液科。入院查血 κ 轻链 474mg/dl，λ 轻链 5 550mg/dl；血 β_2-MG 6.39μg/ml；免疫八项 IgA 84.90g/L，IgM 0.33g/L，补体 C3 0.73g/L，CRP 10.50mg/L；血清免疫固定电泳 IgA 阳性（+），L 阳性（+）（图 90-1）。

患者于 2014-03-02 接受 VAD 化疗方案，2016-02-22、2016-05-07、2016-06-03 起行 VD 化疗方案。患者于 2017 年 4 月出现乏力，双眼视物模糊，左眼睑下垂，畏光，复视，入院查 IgA 65.40g/L，血 λ 轻链 5 530mg/dl。骨髓细胞形态学结果显示浆细胞异常增生，百分比为 22.0%（图 90-2），诊断为疾病进展，合并髓外浆细胞瘤。2017-04-28 起行 VDT 方案化疗。化疗后视力逐渐恢复，复视明显减轻。2017-08-11 再次于我院行 VD 方案化疗。

2017-09-11 检查患者尿 κ 轻链和尿 λ 轻链时，笔者发现尿 λ 轻链结果迟迟不出，尿 κ 轻链略有升高（3.52mg/ml，

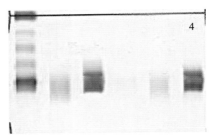

图 90-1　免疫固定电泳结果

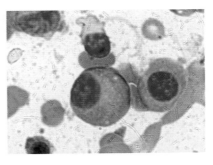

图 90-2　骨髓细胞形态学结果

参考范围 0 ~ 1.85mg/ml）。结合临床多发性骨髓瘤的诊断，笔者怀疑使用的特种蛋白分析仪测定尿 λ 轻链的原始稀释倍数（1：36）偏小，遂进行 1：108 和 1：216 稀释，但仍然没有得到结果。回顾患者尿常规结果（表 90-1），发现尿液呈明显混浊。根据试剂说明书，笔者取部分尿样 3 000r/min 离心 10 分钟，以除去任何细胞或其他碎片。将离心后的尿液标本重新检测，令人诧异的是，即使进行 1：216 稀释，仍得不到 λ 轻链结果。

表 90-1　患者尿常规结果

检验项目	结果	参考范围	单位
干化学项目			
颜色	琥珀色	淡黄色	
透明度	明显混浊	清	
隐血	阳性（+）	阴性（-）	
白细胞	阴性（-）	阴性（-）	
胆红素	阴性（-）	阴性（-）	
亚硝酸盐	阴性（-）	阴性（-）	
维生素 C	阴性（-）	阴性（-）	
尿胆原	弱阳性	弱阳性	
酮体	阴性（-）	阴性（-）	
尿蛋白	阳性（+）	阴性（-）	
葡萄糖	阴性（-）	阴性（-）	
pH	5.0	4.5 ~ 8.0	
比重	1.025	1.003 ~ 1.030	
尿沉渣项目			
红细胞计数	33	0 ~ 24	/μl
白细胞计数	0	0 ~ 26	/μl
白细胞团	阴性（-）	阴性（-）	
鳞状上皮细胞	0	0 ~ 5	/μl
细菌	阴性（-）	阴性（-）	
透明管型	0	0 ~ 1	/LPF
颗粒管型	0		/LPF

检验项目	结果	参考范围	单位
红细胞管型	0	0	/LPF
白细胞管型	0	0	/LPF
蜡样管型	0	0	/LPF
细胞管型	0		/LPF
黏液	大量	阴性（−）	
未分类结晶	阴性（−）	阴性（−）	
酵母菌	阴性（−）	阴性（−）	

那究竟是什么原因呢？笔者也百思不得其解。在回顾患者入院后其他检查结果时，笔者发现该患者血小板结果均出现升高，分别为 $449 \times 10^9/L$、$471 \times 10^9/L$、$451 \times 10^9/L$、$324 \times 10^9/L$、$332 \times 10^9/L$。突然想起，多发性骨髓瘤因血浆中冷球蛋白增加，引起血小板计数值假性增高的报道。那在这份尿液标本中，会不会也存在冷球蛋白的干扰？

为证实该猜想，笔者取 5ml 尿液于清洁尿管，37℃水浴 1 小时后 3 000r/min 离心 5 分钟，取上清液置 4℃冰箱 2 小时后观察，但并没有沉淀或絮状物出现。考虑到不同类型的冷球蛋白血症，出现冷球蛋白沉淀的时间各不相同，笔者将处理后的尿液放置冰箱 24 小时，这时标本出现絮状物沉淀，再置于 37℃水浴后，发现沉淀溶解，最后再置于 4℃冰箱，沉淀复现。至此已证实冷球蛋白的存在，但具体的鉴定还需要将冷沉淀物离心洗涤后做定性与定量分析。酶联免疫吸附实验、色谱分析法、电泳等方法可用于鉴定冷球蛋白的种类。最终，将该患者的尿液标本置 4℃冰箱过夜后重新检测，得到尿 λ 轻链结果为 1 110.00mg/ml。

【沟通体会】

1. 冷球蛋白是指在 4℃条件下凝集沉淀，而在 37℃溶解的免疫球蛋白。这是一种在体外观察到的现象，形成这一现象的机制尚不清楚。冷球蛋白血症（cryoglobulinemia，CG）是指人体血液中含有冷球蛋白的一类疾病。本病可分为原发性、继发性和家族性 3 种。继发性冷球蛋白血症常见于病毒、细菌等感染，系统性红斑狼疮、类风湿关节炎等自身免疫病，以及淋巴瘤、慢性淋巴性白血病、骨髓瘤等淋巴增生性疾病，甲、乙、丙型肝炎和胆汁性肝硬化等肝病。根据病因及冷球蛋白成分可将此病分为 3 型：
Ⅰ型，单克隆免疫球蛋白型，最常见的是 IgM 型，其次为 IgG、IgA。临床
上多见于多发性骨髓瘤、慢性淋巴细胞白血病等血液系统恶性疾病；Ⅱ型，
多克隆单免疫球蛋白型，此型以 IgM-IgG 冷球蛋白最常见，多见于乙型和
丙型肝炎、EB 病毒感染等；Ⅲ型，多克隆免疫球蛋白型，此型也是以 IgM
和 IgG 多克隆抗体的联合最常见，多继发于结缔组织疾病。

2. 冷球蛋白沉淀物中有两种冷球蛋白成分，即冷球蛋白（cryoglobulin）
及冷球蛋白原（cryofibrinogen）。由于 CG 患者的免疫球蛋白成分复杂，因
此目前常以病因结合蛋白电泳结果对 CG 进行诊断、分型。血清冷球蛋白
测定是 CG 的确诊方法。受到检测条件及方法的限制，临床上尚未普遍开
展此项检查，使诊断 CG 存在一定的困难。CG 不仅可能造成自身检测的误
差，也可以导致其他检查项目的误差。由于在离体血液中冷球蛋白呈"云
絮状"，血常规细胞分析仪误将其视为血小板，由此影响血小板测定。CG
对白细胞计数结果也可能会有影响，随着冷球蛋白浓度的增加，血液白细
胞计数也增加，当 CG 患者需要接受介入操作和有感染风险时，医师应注意
患者的白细胞计数是否受到 CG 影响而偏高。

3. 由冷球蛋白沉淀而引起免疫球蛋白测定异常的现象，极易造成工作
人员的失误，此类报道也较少，重要的是临床医师、检验人员对冷球蛋白
的了解和认识还不够。本例是由于冷球蛋白引起血小板假性升高从而揭开
真相。当在日常工作中遇到血或尿轻链标本，最大稀释倍数下仍检测不出
结果时，检验人员应查询患者病历，研究病史，排除是否有冷球蛋白的干
扰。观察血常规血小板直方图，是否有血小板异常聚集的警报。回顾患者
其他检查结果，如血清免疫固定电泳（是否有异常蛋白带）、输血前筛查
（是否感染乙型肝炎或丙型肝炎）、抗 ENA 抗体谱（是否有自身抗体）等。
同时，作为检验医师，不仅要学习检验专业知识，同时也要拓展其他学科
相关疾病的相关知识，遇到不能解决的问题应积极找寻原因，并把自身的
业务知识运用到实际工作中去。

（徐　敏）

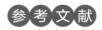

参 考 文 献

[1] 杜秀敏，王海燕. 冷球蛋白对五分类血液分析仪计数白细胞及血小板的影响. 临床
检验杂志，2003，21(3)：145.

[2] 杨辛，林洁，吴颖稚，等. 免疫固定电泳分型技术在 M 蛋白相关疾病诊断中的应用. 国际检验医学杂志，2015，36(21): 3128-3130.

[3] D'AGOSTINO M, BOCCADORO M, SMITH E L. Novel immunotherapies for multiple myeloma. Curr Hematol Malig Rep, 2017, 12(4): 344-357.

[4] 张宇，温志华，靳雅丽，等. 继发性冷球蛋白血症 1 例. 中国麻风皮肤病杂志，2013，29(4): 274-276.

案例 091　免疫球蛋白检测揪出隐匿的多发性骨髓瘤病变

【案例经过】

7 月 13 日上午，笔者坐在电脑前审核当日已出结果的生化报告，其中一份来自心内科患者的入院生化检查报告引起笔者的重视：患者女，70 岁，临床诊断为心律失常，生化结果总蛋白 80.4g/L，白蛋白 19.3g/L，球蛋白 61.1g/L，白球比 0.32，球蛋白升高，白球比例倒置。笔者猜测这位患者不是肝脏就是免疫系统出了问题，那到底是免疫系统还是肝脏出了问题？笔者继续查看其他结果，甘油三酯 0.64mmol/L，胆固醇 1.88mmol/L，胆碱酯酶 1 835U/L，谷丙转氨酶、谷草转氨酶、γ- 谷氨酰转移酶均在正常范围。胆碱酯酶结果偏低，说明肝脏合成功能降低，难道是有慢性肝炎或者肝硬化？可是酶类检测结果都在正常范围内，这让笔者比较困惑，查血常规结果：血红蛋白 55g/L，红细胞 1.77×10^{12}/L，平均血红蛋白浓度 302g/L，于是自行使用特定蛋白仪进行免疫球蛋白检测，结果示免疫球蛋白 IgG 52.50g/L，IgA < 0.246g/L，IgM < 0.173g/L，C3 1.17g/L，C4 0.088g/L。这个结果让笔者高度怀疑多发性骨髓瘤病变，查看此患者病历，以突发胸闷、心慌入院，初步诊断为心房颤动和心力衰竭，似乎与多发性骨髓瘤病变并不相关，于是笔者立即打电话告知心内科管床医师徐医师，并告知加做的免疫球蛋白检测结果，建议请血液肿瘤科会诊并进行多发性骨髓瘤相关检查。

后徐医师联系血液肿瘤科医师会诊，血液肿瘤科医师建议执行骨髓穿刺细胞学检查，涂片结果提示多发性骨髓瘤，后结合免疫固定电泳结果：免疫球蛋白 G 阳性，免疫球蛋白轻链 Lambda 型阳性，确诊为多发性骨髓瘤，DS 分期 III 期 B 型，给予患者 TD 方案治疗和抑制骨破坏等对症治疗。

【沟通体会】

1. 免疫球蛋白是指一组具有抗体活性的球蛋白，由浆细胞合成与分泌，存在于机体的血液、体液、外分泌液和部分细胞的细胞膜上，分 IgG、IgA、IgM、IgD 和 IgE 五类。其中 IgG 血清含量最高，大多数抗感染抗体与自身抗体都为 IgG 类；IgA 分泌型是参与黏膜局部免疫的主要抗体；IgM 又称巨球蛋白，是抗原刺激诱导的体液免疫中最早出现的抗体；IgD 含量低，功能尚不清楚；IgE 含量最少，为亲细胞抗体，可引起 I 型超敏反应。血清中免疫球蛋白 IgG、IgA、IgM 均升高可见于慢性肝脏疾病（慢性活动性肝炎、原发性胆汁性肝硬化、隐匿性肝硬化）；慢性细菌性感染 IgG 可升高；各型结缔组织病常见各型 Ig 升高；SLE 患者以 IgG、IgA 升高较多见；类风湿关节炎患者以 IgM 增高为主。此患者血清中某一类免疫球蛋白含量显著增多，大多在 30g/L 以上，这种异常增多的免疫球蛋白其理化性质十分一致，称为单克隆蛋白（MP），即 M 蛋白，多无免疫活性，又称副蛋白，多见于多发性骨髓瘤、巨球蛋白血症、恶性淋巴瘤、重链病、轻链病等。

2. 多发性骨髓瘤（MM）是一种浆细胞恶性肿瘤，其特点是骨髓中浆细胞克隆性增殖，并分泌单克隆免疫球蛋白或轻链。由于多发性骨髓瘤的临床表现可以出现在全身多个系统，患者首诊科室较杂，常会造成误诊和漏诊，最终导致病情延误。因此，应将患者的临床表现与各项辅助检查相结合，以便早期发现和诊断 MM。

3. 通过此次案例，笔者深刻体会到搭建检验技师和临床医师之间和谐沟通桥梁的重要性。笔者所在科室一直强调和要求每一位检验技师能够积极主动地与临床医师进行业务沟通，参与病例讨论，并根据临床诊断需求提出相关项目检测建议。医学检验不仅仅是追求数据的精准，更重要的是以患者为中心，将"检验数据"转化为"临床诊疗信息"。

（袁俊菲）

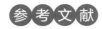
参 考 文 献

[1] 全国卫生专业技术资格考试专家委员会. 2015 全国卫生专业技术资格考试指导临床
    医学检验与技术（中级）. 北京：人民卫生出版社，2014.

[2] ESLICK R, TALAULIKAR D. Multiple myeloma: From diagnosis to treatment. Aust Fam
    Physician, 2013, 42(10): 684-688.

[3] 杨蕊雪，高露，施菊妹. 多发性骨髓瘤的诊断进展与分期. 中国癌症杂志，2014，
    24(10)：727-731.

[4] 顾兵，郑明华，陈兴国，等. 检验与临床的沟通：案例分析 200 例. 北京：人民卫
    生出版社，2011.

案例 092 患者要的只是真实结果

【案例经过】

　　时间记得很清楚，国庆节的前一天，笔者正在机房忙着，就听外面一
声紧急地呼叫，"老师，快点来！"说实话，听到这样的喊声，既习以为常，
又免不了还是心头一紧：不好，又有"纠纷"来了。出来只见一位中年女
士挥舞着两张检验报告单在质问："我就搞不懂了，我妈前几天在 Z 医院住
院做的 CA19-9 有 235U/ml，今天到你们这里怎么一下子就降到了 20U/ml，
你让我到底相信哪家的结果？"接过她的报告单一看，两家医院、两次结
果的确相差甚远。

　　笔者先安慰好患者家属，并让她先耐心等待，承诺 1 小时后给予答复。
立即让当天做肿瘤标志物项目的同事找出该标本，叮嘱他分别用两台不同
发光仪重新检测，并且同时检测当天的正常和异常标本各一个。等待过程
中，笔者了解到 Z 医院用的发光仪的品牌，而我院同时拥有与 Z 医院相同
品牌的（检测病房标本为主）和不同品牌的（检测门诊标本为主）发光仪。
两台发光仪今天的质控数据均在控，但笔者同时也知道，肿瘤标志物的检
测，不同的仪器、试剂原理不同，导致最终检测结果会出现假阳性或假阴
性。近 1 小时的等待后，消息传来，同时做的正常和异常标本在两台发光
仪上的结果与早上的结果一致，而该例门诊患者在与 Z 医院不同品牌的仪

器上检测的结果与早上一致，而在与 Z 医院相同品牌的仪器上的检测结果与 Z 医院的一致。

当把最终情况告知该患者家属时，虽然经过耐心解释和沟通，患者家属还是以差错事故为由投诉到了医务科。

【沟通体会】

1. 重温理论　肿瘤标志物的测定方法很多，不同的测定方法有自己的精密度和重复性，不同检测试剂对结果也有较大影响，结果差异可达100%。例如①嗜异性抗体的存在：肿瘤标志物测定中常用两种鼠单克隆抗体与肿瘤标志物反应，若患者血液中存在嗜异性抗体，就可能在两种鼠单克隆抗体之间起到桥梁作用，导致肿瘤标志物检测出现假阳性结果，这种现象存在于被啮齿动物或宠物咬过的患者，或使用过动物源单克隆抗体的人群。②钩状反应：由于抗原与抗体的比例不相适宜，而产生的假阴性现象，若待检测标本中肿瘤标志物浓度过高即可出现此效应，多次稀释标本可避免这种干扰。③某些药物会对抗原抗体有抑制干扰，造成假阴性。

2. 深入探讨　经过了解，此例患者是消化系统肿瘤患者，之前使用过很多药物治疗，笔者再次用患者的血清标本做了肿瘤标志物的联合检测，发现 CEA 也偏高，至此，认为此例 CA19-9 的结果应该是异常的。事后，笔者与两家仪器生产厂商的技术人员做了交流，得到的信息如下：一家厂商使用了生物素标记的单克隆抗体（鼠）+ 钌复合物标记的单克隆抗体（鼠）与抗原形成夹心复合物；另一家则采用小鼠单克隆抗 CA19-9 抗原 - 生物素结合物 + 小鼠单克隆抗 CA19-9 抗原 - 碱性磷酸酶结合物与抗原形成夹心复合物。抗原抗体的取材提取不尽相同，反应时试剂针对的抗原决定簇也不同，从而导致标志物的检出结果差异。因此，不能就个例得到"哪台仪器好，哪台仪器差"的结论。

3. 加强整改　作为检验人员，平时一定要严格按照标准操作规程、做好室内质控、不同仪器做好比对，尤其对特殊患者要做好备案，并做好告知，以免下次复查出现同样的问题。例如，我科对 EDTA 依赖性血小板聚集患者就会特别关照，复查血常规时要与工作人员讲明情况，以便做特殊处理。

4. 换位思考　虽然现代化的设备越来越先进，但不是所有设备尽善尽美，仍然会有这样那样的特殊情况出现，希望临床、患者能够理解。同时，患者并不关心检测的方法、原理，而只是想知道最终真实的结果，遇到特殊案例，我们检验人员有必要也有义务深入分析，为临床、为患者提供真实的数据。临床不能过度依赖某一项检查，还要与辅助科室多交流沟通，有疑问时，求助于更多的辅助检查来佐证，如肿瘤标志物的联合检测、影像、超声、病理等。

【邵建伟主任技师专家点评】

随着科学技术发展，不同单位甚至同一单位都会存在对同一检验项目使用不同仪器、不同方法学来检测的情况。因仪器、试剂、方法学等差异，势必会出现检测结果不尽相同，甚至差异很大的现象。随着检测结果同城认证活动的展开，这种情况彰显，尤其是一些目前无国际标准化溯源项目，只有各个厂家自定标准项目，导致这种现象更为突出。对于我们检验工作者，在操作规范、做好各项室内质控的前提下，在同一实验内更加要做好相关比对工作，才能保证该项目检验结果的准确性。对于相关假阳性或假阴性有较大偏差的项目，更要做好调控，采取有针对性归类检测，并建议使用相对固定的同一仪器随访复查，结合临床观察该项目动态变化，并与检测者提前做好必要解释和沟通。通过这些努力，势必会改善医患关系，更加体现检验结果的诊断价值。

（董永康）

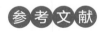

黄杰，曲守方，高尚先. 肿瘤标志物免疫测定的标准化. 药物分析杂志，2010，30(9)：1800-1803.

案例 093　新生儿梅毒抗体酶联免疫吸附法检测假阳性分析 1 例

【案例经过】

患儿出生 28 天，因其母亲先兆子痫早产而入住新生儿病房，床位医师为该患儿检测艾滋病、梅毒等项目。

梅毒抗体应用 ELISA 法筛查，检测其特异性抗体，使用全自动酶免仪检测。检测结果显示，该标本所在检测号 *OD* 的 S/CO 为 2.845，强阳性结果，同时本批次所带质控样本均显示在控，阴、阳性对照都在规定范围，见图 93-1。

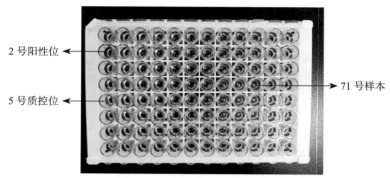

2 号孔为阳性检测位，5 号孔是质控检测位，71 号位为本例血样检测位

图 93-1 患儿 ELISA 法检测梅毒抗体的结果

审核该批次结果时，发现此标本来源是一例新生儿，患儿的样本无溶血、无明显黄疸，查阅之前检测结果，发现其母亲因先兆子痫入院，但梅毒血清学试验正常，无梅毒史，于是产生疑问。延后签发报告，并将此批次全部样本重新检测，且再为此样本做了梅毒 RPR 和 TPPA 两种试验。结果第二批重新检测的样本全为阴性，该样本的 RPR 和 TPPA 试验也为阴性。根据第二批检测结果及 RPR、TPPA 试验结果，再结合临床判断，判断样本第一次 ELISA 检测为假阳性结果，签发为阴性报告。

【沟通体会】

梅毒螺旋体（TP）是人类梅毒的病原体，是性传播疾病中危害较为严重的一种，近年来在我国增长迅速。梅毒可分为后天性梅毒和先天性梅毒两种，前者主要通过性接触感染，后者从母体通过胎盘垂直传播感染胎儿。

TP 感染机体后会产生一定数量的特异性抗体和非特异性抗体，特异性抗体主要以抗梅毒螺旋体为抗原，有 IgM 和 IgG 两种，IgM 持续时间短，IgG 可终生存在。非特异性抗体主要是抗心磷脂抗体（反应素），临床常通过检测这两类抗体来辅助诊断梅毒。

根据检测抗原的不同，实验室检测梅毒血清学试验分为两大类。①梅毒非特异性抗体检测：常用快速血浆反应素试验（RPR），甲苯胺红不加热血清试验（TRUST），不加热血清反应素试验（USR），性病研究实验室试验（VDRL）等法。此类方法灵敏度较高，但特异度较差。②梅毒特异性抗体检测：常用酶联免疫吸附法（ELISA），明胶颗粒凝集试验（TPPA），梅毒螺旋体血凝试验（TPHA），FTA-ABS 试验。TPPA 也常作为筛查梅毒螺旋体抗体的确认试验。

产生梅毒 ELISA 法的假阳性原因有很多，国内也有许多报道。

1. 方法学因素　①因试剂采用双抗原夹心 ELISA 法检测血清或血浆梅毒螺旋体抗体，在微孔预包被基因表达梅毒抗原，包被的抗原常为 TpN17 和 TpN47 两种混合多肽抗原，为使小分子多肽能很好吸附在微孔上，又常用人血清白蛋白作为桥联，这就增加了对人血清白蛋白抗原位点产生交叉反应而造成假阳性的可能。②试剂以辣根过氧化物酶（HRP）为标志物与底物结合，某些酶类如血红蛋白等可与 HRP 非特异性结合，使底物显色，吸光度升高而产生假阳性。

2. 样本因素　①样本如有黄疸、溶血，可与底物发生非特异性结合，催化底物与过氧化氢显色使吸光度升高，引起假阳性。②样本采集过程如被细菌污染，细菌体内可能含有类似辣根过氧化物酶的物质，产生非特异性干扰，出现假阳性结果。③老年人相关的一些慢性病、妊娠、吸毒者、一些自身免疫病患者、某些药物或免疫接种等内源性干扰因素可诱导机体产生抗特异性抗原的交叉反应抗体，与底物结合，产生显色反应，出现假阳性。

3. 操作因素　①试剂准备：试剂在检测开始前应提前取出，放室温平衡，且应避免反复冻融使酶活性减低，使检测结果出现误差。②加样：微量加样器应定期维护和校准，如加样不准或加样时触碰孔底，损坏包被膜，可造成检测结果的不准确。③洗涤：洗板时加注洗涤液不匀，使孔内的非特异性物质没完全去除，而造成假阳性。

分析本案例，极可能因试剂包被工艺的技术限制，或洗板不匀的因素而致第一次结果出现假阳性。针对这种无法避免的结果，建议平时应定期校准仪器，做好维护和保养，一旦检出阳性结果，一定要用同种方法或另一种方法进行复查，同时再结合 RPR 和 TPPA 检测结果，综合分析作出最终判断，避免因假阳性而产生误诊。

（赵　英）

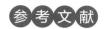

[1] 梁慕明. 上海市宝山区 1994—2003 年梅毒流行病学分析. 职业与健康，2005，21(1)：68-70.

[2] 韩蔚伟，王斌. 酶联免疫试验法检测梅毒的影响因素及结果分析. 世界最新医学信息文摘，2013，13(9)：23-25.

[3] 林益振，陈爱金. TP-ELISA 和 RPR 联合检查梅毒抗体的缺陷分析与对策. 中国卫生检验杂志，2012，12(22)：2919-2921.

[4] 赵花，李军民. TP-ELISA 法检测梅毒抗体假阳性结果的影响因素. 武警医学，2014(10)：1003-1004.

[5] 张佑贵. 酶联免疫吸附试验检测梅毒抗体产生假阳性的原因分析. 检验医学与临床，2012，9(1)：122-123.

[6] 王玉，胡轶. 新生儿血清梅毒抗体酶联免疫法假阳性一例. 饮食保健，2016，3(21)：213.

案例 094　瓦尔登斯特伦巨球蛋白血症患者 M 蛋白干扰前白蛋白测定的案例分析 2 例

【案例经过】

患者一，男，63 岁，因"乏力伴活动后胸闷"至当地医院查血常规示贫血（Hb 88g/L），ALB 28.1g/L，免疫固定电泳发现 IgM-κ 型 M 蛋白。当时伴有膝盖、腰背部疼痛，指关节肿大，骨髓穿刺发现骨髓增生活跃，见浆细胞样淋巴细胞，浆细胞比例高，占 7.5%，结合免疫病理，符合 B 淋巴细胞增殖性疾病。检查发现，血清游离轻链为 κ 100mg/L，λ 10.3mg/L，κ/λ：9.71，免疫固定电泳发现 IgM-κ 型 M 蛋白，M 蛋白 16.7%（11.72g/L）。脐周表皮下纤维胶原组织增生，刚果红（＋），结晶紫（＋）。诊断为瓦尔登斯特伦巨球蛋白血症合并淀粉样变性。经回输自体干细胞治疗后复查发现，M 蛋白 9.5%（6.45g/L），血清游离轻链为 κ 39.0mg/L，λ 10.0mg/L，κ/λ：3.9，M 蛋白较初始下降 44.97%。

患者二，男，65 岁，因"头晕乏力 5 个月余，加重 2 个月余"入院。患者外周血涂片显示成熟红细胞呈缗线状排列，免疫固定电泳发现 IgM-κ 型 M 蛋白，M 蛋白 44.7%（51.0g/L），血 β-MG 6.48mg/L。全身低剂量 CT

示双侧颈部、纵隔、双侧腋窝、腹膜后和腹股沟区淋巴结肿大，外周血 *MYD88* 突变（＋），*CXCR4* 突变（－），骨髓活检示小 B 细胞弥漫浸润，考虑小 B 细胞淋巴瘤累及骨髓。免疫病理：瘤细胞 CD20（＋），CD79a（＋），CD3（－），CD10（－），CD5（－），cyclinD（－），CD56（－），Ki-67（5%），MPO（－），CD43（灶＋），TDT（－），CD23（－），c-myc（－），κ（个别＋），λ（个别＋），CD138（少量散在＋），确诊为瓦尔登斯特伦巨球蛋白血症。

两位患者在行生化全套检测时均产生前白蛋白（prealbumin，PA）报警，检测结果均为负值。患者一在住院期间共进行 8 次生化全套测试，患者二共进行 5 次生化全套测试，所有的 PA 项目均为负值，但其他 26 项生化测试无异常结果。将样本使用生理盐水进行 1 : 10 稀释，重新测试后干扰消除，获得正常结果。

【沟通体会】

本实验室检测 PA 采用的方法为免疫透射比浊法，检测原理是将抗人前白蛋白抗体加入到一定比例的样本和缓冲液中，抗体和样本中的前白蛋白产生凝集反应，导致反应体系中混合物浊度增加，然后在 340nm 波长处检测浊度。厂家说明书注明 PA 受严重脂血或溶血的影响，黄疸、脂血、溶血也是最常见的影响生化结果的因素，但是值得关注的是，近年来越来越多的报道提示血清 M 蛋白同样也是生化反应的干扰因素之一。

M 蛋白又称副蛋白，通常不具备正常的免疫球蛋白功能，但是数量异常增多，性质均一，常见于巨球蛋白血症、恶性淋巴瘤、多发性骨髓瘤、单克隆丙种球蛋白病，其本质为免疫球蛋白或其轻链、重链片段等。除淋巴造血系统肿瘤之外，慢性肝病、肾病综合征、病毒感染、部分恶性肿瘤、类风湿关节炎等自身免疫系统疾病都可能会存在 M 蛋白血症。大量存在的 M 蛋白可引起高黏滞综合征，干扰正常的生化反应。目前已发现 M 蛋白可能对血生化检测产生干扰的项目包括：总胆红素、直接胆红素、肌酐、无机磷、钙、血糖、尿素氮、尿酸、γ- 谷氨酰转移酶、铁、低密度脂蛋白、高密度脂蛋白、前白蛋白等。还有关于对如庆大霉素、万古霉素等检测产生干扰的报道。涉及的检测方法包括比色法、免疫比浊法、免疫分析法等多种方法。研究调查显示发生干扰的 M 蛋白类型主要为 IgG 或 IgM κ 或 λ 轻链。本案例中亦符合此项特征。涉及多克隆抗体的疾病也偶见对生化测定的干扰。

　　研究显示，本案例中 PA 受干扰的可能原因为患者血清的 M 蛋白与 PA 检测的试剂 1 部分组分产生较强的浊度反应，吸光度值较高；待试剂 2 加入后，体系被稀释，抗原 - 抗体反应开始，待反应达到平衡时，仪器检测到的吸光度值低于试剂 2 加入前的吸光度值，从而导致计算结果为负，即原本应当为吸光度值空白低点期间发生了强的沉淀反应。而当用生理盐水对样本进行稀释时大大减少了 M 蛋白的干扰效应，从而使测试结果正常。M 蛋白的干扰程度与其浓度存在一定的关系，但同时还与反应环境的物理化学因素（pH、离子强度、表面活性剂及试剂中存在的其他物质）相关。沉淀可能为前述多种因素共同作用的结果，在此条件下，环境 pH 可能处于蛋白等电点附近，蛋白携带电荷为零，大量沉淀产生。因此，呼吁在常见干扰项目之外，试剂厂商尚需检测并研发尽量减少高浓度 M 蛋白影响的检测方案。

　　错误的实验室检测结果可能影响临床医师对患者病情的正确判断，引起不必要的检查工作甚至是错误的诊断和治疗。在日常工作中，实验室应严格关注检验结果的正确性，避免类似错误发生。一个可行的方案是实验室应制定适当的审核预警规则和复检规则，有效识别可能存在谬误的检验结果，避免错误报告发出。通常临床实验室对 IgM 的干扰采取生理盐水稀释法、超滤离心法或抗体吸附去除法去除干扰。除了常规采用的稀释法外，其他方案可能不适用于大批量的常规检验工作。当样本来源于疑似 M 蛋白血症的患者时，检验人员需要悉心查阅其病程资料和反应曲线，识别可能存在的干扰，尽量减少来自检验中的错误，减少实验室误差带来的后续影响。

（申　及）

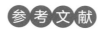
参 考 文 献

[1] YANG Y S, HOWANITZ P J, HOWANITZ J H, et al. Paraproteins are a common cause of interferences with automated chemistry methods. Arch Pathol Lab Med, 2008, 132(2): 217-223.

[2] SMOGORZEWSKA A, FLOOD J G, LONG W H, et al. Paraprotein interference in automated chemistry analyzers. Clin Chem, 2004; 50: 1691-1693.

[3] KING R I, FLORKOWSKI C M. How paraproteins can affect laboratory assays: Spurious results and biological effects. Pathology, 2010, 42(5): 397-401.

[4] 沈敏娜，吴炯，郭玮，等. M 蛋白干扰对血清样本常规生化检测项目的影响. 检验医学，2011，26(11)：730-735.

[5] 李江，王立伟，赵兴波，等. 罕见的 IgA 型 M 蛋白对临床化学检测的干扰及分析. 标记免疫分析与临床，2011，18(6)：398-402.

[6] 何静，王治伟，胡远明. IgM 型 M 蛋白干扰对临床生化检测的影响. 中国医药指南，2013，11(15)：432-437.

[7] SONG L, KELLY K A, BUTCH A W. Monoclonal and polyclonal immunoglobulin interference in a conjugated bilirubin assay. Arch Pathol Lab Med, 2014, 138(7): 950-954.

[8] DIMESKI G, BASSETT K, BROWN N. Paraprotein interference with turbidimetric gentamicin assay. Biochem Med (Zagreb), 2015, 25(1):117-124.

[9] ROY V. Artifactual laboratory abnormalities in patients with paraproteinemia. South Med J, 2009, 102(2): 167-170.

[10] BERTH M, DELANGHE J. Protein precipitation as a possible important pitfall in the clinical chemistry analysis of blood samples containing monoclonal immunoglobulins: 2 case reports and a review of the literature. Acta Clin Belg, 2004, 59(5): 263-273.

[11] BARBIER A, VUILLAUME I, BARAS A, et al. Interference by a monoclonal IgM in biochemical analyses: Detection and recommendations. Ann Biol Clin, 2007, 65(4): 411-415.

案例 095 妊娠晚期患者血清 AFP 高浓度案例分析 1 例

【案例经过】

　　笔者日常工作中遇到一份标本甲胎蛋白（AFP）高达 1 032ng/ml，而大于 400ng/ml 多考虑原发性肝癌可能。追溯该患者病历：23 岁已婚女性，平素月经规则，2015-02-27 因"停经 32 周，多次间歇性阴道流血，加重 3 小时"入院。超声检查：胎儿斜头位，双顶径 76mm，头围 288mm，腹围 271mm，股骨 55mm，胎盘右前壁，右侧壁，后壁，左侧壁下段，分级 Ⅰ 级，胎盘覆盖宫颈内口。羊水深度 72mm，S/D 2.5，宫颈管长度 25mm，宫颈外口下方见 42mm×35mm 不均质回声。子宫右后方见范围约 74mm×74mm

中等回声包块，轮廓不清。宫颈外口下方不均质回声，考虑血凝块可能。子宫右后方包块，性质不明。查肿瘤标志物：AFP 1 032ng/ml，癌胚抗原 0.43ng/ml，CA125 168.2U/ml，CA19-9 26.47U/ml，NSE 17.05ng/ml，细胞角蛋白 19 片段 4.22ng/ml。血常规、CRP 结果示 C 反应蛋白 12.00mg/L，白细胞计数 17.05×10^9/L，中性粒细胞百分比 80.80%，血红蛋白 119g/L。行剖宫产术，娩出一男婴，1 550g，阿普加评分 9 分（皮肤颜色扣 1 分），外观无畸形。后转入新生儿科治疗。

【沟通体会】

　　AFP 合成于胎肝、卵黄囊及胃肠道，正常成人血清中 AFP 含量 < 20ng/ml。胎儿的 AFP 经肾脏排泄到羊水中，以主动扩散的方式从胎盘或胎膜两侧进入母体血液循环。母体血清 AFP 在妊娠的第 12 ~ 14 周开始上升，第 32 ~ 34 周时达高峰，大样本平均水平为 380 ~ 500ng/ml，之后缓慢下降。AFP 的免疫抑制功能对胎儿有利，因为对于母体而言，胎儿及其附属物均为"异物"。研究表明，AFP 可抑制母体 NK 细胞活性、抑制 T 细胞的增殖及 T 细胞诱导的有丝分裂反应、降低巨噬细胞吞噬功能等。妊娠期间一些自身免疫疾病（如类风湿关节炎、多发性硬化症）可得到缓解，这些缓解一般发生在孕晚期，与孕产妇血清 AFP 水平增加相一致。

　　有资料显示，AFP < 0.25MoM（0.25 倍中位数）与流产、死胎相关。孕 15 周母体血清 AFP ≤ 10ng/ml 预示胎儿危险，血清 AFP ≤ 5ng/ml 将有 30% 胎儿不能存活。AFP 也并非越高越好。孕中期母体血清 AFP 升高有利于检测腹壁缺损和开放性神经管缺损。建议对孕中期 AFP > 2.0MoM 的孕妇要密切观察胎儿的活动、早产和子痫前期的体征，进行超声检查随访，直到妊娠结束。

　　本案例患者停经 32 周，已是孕晚期，经检查确诊中央性前置胎盘伴阴道流血，肝功能未见明显异常，无肝炎病史，血清 AFP 却呈现高水平。其一，患者子宫右后方包块性质不明，需要与子宫及子宫附件肿瘤相鉴别，不排除两者共同作用使 AFP 升高的可能。其二，患者血常规和 CRP 检测结果提示 C 反应蛋白 12.00mg/L，白细胞计数 17.05×10^9/L，中性粒细胞百分比 80.80%，血红蛋白 119g/L。由于 AFP 的免疫抑制作用，可能存在长期慢性感染致 C 反应蛋白和中性粒细胞反应性升高。其三，需结合临床考虑妊娠期母体血清高水平 AFP 对胎儿及其出生后生长发育可能造成的影响，应对其进行跟踪随访。

【谢而付副教授专家点评】

　　AFP 作为肿瘤标志物，特别是肝癌特异性血清标志物，在检验科应用已久。近年来随着临床案例的逐渐积累，研究者对这些经典"标志物"的认知不断拓展。本文描述了孕晚期孕妇血清 AFP 异常升高的一个特殊案例，提出其可能与中央性前置胎盘早剥有关。未来需要持续加强临床沟通，不断提升检验标志物的疾病诊疗地位。

（穆春艳　张洁心）

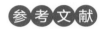

[1] 周晓萍，张玲. 血清甲胎蛋白检测方法及临床应用研究进展. 内科，2015，10(2)：264-266.

[2] 王菡，杨江民. 甲胎蛋白含量测定的临床意义. 青海医药杂志，2011，41(11)：81-83.

[3] 吴满武，俞信忠，杨志浩，等. 孕中期异常甲胎蛋白与不良妊娠结局的相关性. 中国优生与遗传杂志，2012，20(11)：82-83.

案例 096 **血清总 IgG 等于各 IgG 亚型浓度之和？没这么简单！**

【案例经过】

　　患者钟某，男，73 岁，因"咳嗽近 3 个月"入院，入院体格检查除双侧颈部可触及直径约 2cm 的活动性淋巴结外，其他未见明显异常。自述有"过敏性鼻炎"4 年，每日吸入丙酸氟替卡松鼻喷雾剂（辅舒良）2 次。1 年前因"咳嗽查因"入院，诊断为"变应性支气管肺曲霉病"，服用伏立康唑症状好转。入院完善相关检查，其中 IgG 为 43.5g/L，IgG4 为 89.2g/L，隔日临床提出异议。本实验室启动调查程序，询问该样本操作人员并调取当日室内质控，均未见明显差错或异常。重新检测该样本结果为 IgG ＞ 40g/L，IgG4 ＞ 80g/L。当日请护士重新采血进行检测，IgG 为 44.2g/L，IgG4 为

63.8g/L。结合其他临床症状，风湿科会诊考虑该患者为 IgG4 相关性疾病。临床使用甲泼尼龙治疗，患者病情稳定。一周后复查体液免疫球蛋白项目，IgG 为 36.4g/L，IgG4 为 47.8g/L。患者相关指标好转，准予出院。

【沟通体会】

IgGtot：血清总 IgG

公式 1：IgGsum=IgG1+IgG2+IgG3+IgG4

公式 2：IgGDiff(%)=100 × [(IgGsum−IgGtot)/IgGtot]

公式 3：IgGRDiff(%)=100 × [(IgGsum−IgGtot)/Average(IgGsum−IgGtot)]

1. IgG 为血清中含量最高的 Ig，占血清总球蛋白的 75% ~ 80%。患者入院生化指标检测球蛋白为 56g/L，这与 IgG（43.5g/L）比例不存在问题。而 IgG4 仅为 IgG 的一种亚型，并且是含量最低的一种亚型，理论上其含量不可能超过总 IgG。经仔细询问工作人员操作过程，并回顾分析室内质控，均不存在问题。结合生化检测的球蛋白含量，初步考虑为 IgG4 检测不准确，结合其含量较高，故考虑稀释后重新检测。两次结果未见明显差异。

2. 在排除本实验室操作问题后，笔者通过设备供应商联系了外籍专家，专家回复总结为以下几点。

（1）存在单克隆抗体干扰线性关系，可利用更高的稀释度重新检测。

（2）检测另外三种 IgG 亚型，然后比较 IgGsum（公式 1）与 IgGtot，IgGsum 应该可以降至 IgGtot 的 80% ~ 120% 之内，否则存在单克隆抗体或其他干扰物质。

该患者进行血清免疫固定电泳检测，结果为"未检出单克隆免疫球蛋白抗体"。利用更高的稀释度稀释样本重新检测未见明显差异。已有的实验结果：IgGDiff(%)100 × [(IgG4−IgGtot)/IgGtot]=105%，若加上其他三种 Ig 亚型（IgG1、IgG2 与 IgG3），根据公式 2，IgGsum 超过 IgGtot 的比例会更高。为清楚了解这种差异的原因，有必要检测其他 Ig 亚型。但经过近一个月的咨询，并未找到国内医院或检验所使用与本单位相同品牌的试剂同时检测四种 IgG 亚型。

3. 文献检索发现 IgGsum 与 IgGtot 差异的普遍性，如果以 IgGDiff(%) ≥ 15% 为标准判断差异，IgGsum 与 IgGtot 的差异是普遍存在的。虽然 IgGsum 与 IgGtot 具有较好的线性关系，但在常规样本中，10.9% 样本的 IgGsum 与 IgGtot 存在差异。同时应指出，IgGDiff(%) 的 95% 置信区间为 −13.4% ~

21.2%，超出可信区间的样本需要重新检测。采用此可信区间而不是试剂厂家推荐的 –15% ~ 15% 作为可信区间，可减少样本复查的比例。由于 IgG2、IgG3、IgG4 高浓度或比例可影响 IgGDiff(%) 的值，因此 Mattman 等修订 IgGDiff(%) 并建议使用 IgGRDiff(%) 评价 IgGsum 与 IgGtot 的差异，并提出 IgGRDiff(%) 的 95% 可信区间为 –22% ~ 22%。不论采用 IgGDiff(%) 公式还是采用 IgGRDiff(%) 公式，对超出 95% 可信区间的样本，需要稀释后重新进行检测。

4. 检索文献寻找 IgGsum 与 IgGtot 差异的可能原因，包括：①单克隆免疫球蛋白；②脂浊；③溶血；④高胆红素；⑤类风湿因子；⑥循环免疫复合物；⑦总 IgG 检测所用抗体对各亚型的特异性差异；⑧钩状效应。

5. 针对本病例，分析 IgGsum 与 IgGtot 差异的原因，根据入院生化与免疫相关检查结果可排除单克隆免疫球蛋白、脂浊、溶血、高胆红素、类风湿因子、循环免疫复合物等影响。本例 IgGsum 与 IgGtot 差异原因可能为总 IgG 检测所用抗体对各亚型的特异性差异。有人指出，本单位使用的检测血清总 IgG 的试剂的品牌，使用的混合血清抗体中针对 IgG4 的灵敏度有限。IgG 的主要亚型为 IgG1，利用人 IgG 免疫动物制备的混合血清主要含抗 IgG1 的抗体，微量的抗 IgG2、IgG3 与 IgG4 的抗体，特别是 IgG4 对应抗体含量低，造成三种亚型的检测灵敏度比 IgG1 低。

虽然未能联系到国内其他医疗单位或检验所可检测其余三种亚型（IgG1、IgG2、IgG3）的含量，本例样本 IgG 亚型与总 IgG 显著差异的确切原因并未明了。但通过本案例分析，应认识到 IgGsum 与 IgGtot 差异的客观存在性、普遍性，同时对超出 95% 可信区间的样本应稀释后重新检测，特别是做好室内质控的同时，做好临床沟通。

（陈克平　万　青　杨传坤　王春玲　李　丽）

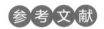

参 考 文 献

[1] MCLEAN-TOOKE A, O'SULLIVAN M, EASTER T, et al. Differences between total IgG and sum of the IgG subclasses in clinical samples. Pathology, 2013, 45(7): 675-677.

[2] MATTMAN A, WONG S, URQUHART N, et al. Total IgG method insensitivity to the presence of IgG4 immunoglobulins. Clin Biochem, 2014, 47(12): 1124-1127.

案例 097 时间分辨荧光检测乙型肝炎核心抗体假阴性报告分析

【案例经过】

2016 年 8 月 19 日笔者使用全自动时间分辨荧光分析仪检测乙型肝炎标志物五项和传染病三项，在同一批次的标本中出现以下几份结果，如表 97-1 ~ 表 97-4。

表 97-1　33 号标本的乙型肝炎标志物五项的定量检测结果（IU/ml）

项目名称	英文名称	结果	参考范围
乙型肝炎表面抗原定量检测	HBsAg	> 210.000	0 ~ 0.2
乙型肝炎表面抗体定量检测	HBsAb	0.276	0 ~ 10.0
乙型肝炎 e 抗原定量检测	HBeAg	0.000	0 ~ 0.5
乙型肝炎 e 抗体定量检测	HBeAb	> 6.000	0 ~ 0.2
乙型肝炎核心抗体定量检测	HBcAb	0.800	0 ~ 0.9

表 97-2　38 号标本的乙型肝炎标志物五项的定量检测结果（IU/ml）

项目名称	英文名称	结果	参考范围
乙型肝炎表面抗原定量检测	HBsAg	> 210.000	0 ~ 0.2
乙型肝炎表面抗体定量检测	HBsAb	0.051	0 ~ 10.0
乙型肝炎 e 抗原定量检测	HBeAg	0.000	0 ~ 0.5
乙型肝炎 e 抗体定量检测	HBeAb	> 6.000	0 ~ 0.2
乙型肝炎核心抗体定量检测	HBcAb	0.081	0 ~ 0.9

表 97-3　42 号标本的乙型肝炎标志物五项的定量检测结果（IU/ml）

项目名称	英文名称	结果	参考范围
乙型肝炎表面抗原定量检测	HBsAg	> 210.000	0 ~ 0.2
乙型肝炎表面抗体定量检测	HBsAb	6.540	0 ~ 10.0
乙型肝炎 e 抗原定量检测	HBeAg	0.000	0 ~ 0.5
乙型肝炎 e 抗体定量检测	HBeAb	> 6.000	0 ~ 0.2
乙型肝炎核心抗体定量检测	HBcAb	0.787	0 ~ 0.9

表 97-4　48 号标本的乙型肝炎标志物五项的定量检测结果（IU/ml）

项目名称	英文名称	结果	参考范围
乙型肝炎表面抗原定量检测	HBsAg	> 210.000	0 ~ 0.2
乙型肝炎表面抗体定量检测	HBsAb	5.435	0 ~ 10.0
乙型肝炎 e 抗原定量检测	HBeAg	0.000	0 ~ 0.5
乙型肝炎 e 抗体定量检测	HBeAb	0.320	0 ~ 0.2
乙型肝炎核心抗体定量检测	HBcAb	0.679	0 ~ 0.9

同一天出现 4 个 HBsAg 和 HBeAb 阳性的标本，在乙型肝炎标志物的模式中 HBsAg 和 HBeAb 阳性一般表示少见的急性乙型肝炎感染恢复期，以及慢性 HBsAg 携带者易转阴。既然是少见模式，那么同一天怎么可能会同时出现 4 个此种模式的乙型肝炎结果，这一下子让笔者紧张了起来，今天 HBcAb 会不会存在假阴性结果。连忙调出质控图查看今天的 HBcAb 的质控水平，发现虽然没有失控，但是比靶值水平低很多，这就更加证实了笔者的想法。

时间分辨 HBcAb 检测采用的是免疫荧光中和抑制法，回顾分析今天的人员、仪器、试剂、方法学、环境各个方面，那么到底是哪个环节出错导致了假阴性结果的出现呢？

1. 人员　主要是参与了排放包被反应板，有没有可能把其他项目的反应板放到了 HBcAb 中，导致结果假阴性呢？如果是此种原因，HBcAb 应该会出现连续的阴性结果，观察检测结果，并不符合此种情形，所以排除。

2. 仪器　如果出现清洗针堵针，导致洗板不全会造成铕标志物残留，导致测量荧光偏高，HBeAb、HBcAb 出现假阴性。首先检测了洗板部件的清洗针，并没有出现堵针的现象。另外，如果是此种原因，那么同时 HBeAb 也应该出现假阴性结果，HBsAg、HIV 等项目会出现假阳性，但是当天并没有 HIV 阳性结果，所以排除。

3. 方法学　检测方法学没有改变，故排除。

4. 环境　环境温度比前几天要高，不能排除。

5. 试剂　当天使用的试剂的批号没有改变，与之前使用的是一样的，HBcAb 在测定时需要先加入样本处理液，今天使用的是昨天剩余下来的，没有更换新的，那么会不会是标本处理液导致的假阴性呢？不能排除。

第二天笔者将标本处理液换成新的，对此前的 4 个 HBcAb 阴性标本进行复查，结果如表 97-5 ～表 97-8。

表 97-5　33 号标本的乙型肝炎标志物五项的定量检测结果（IU/ml，复查）

项目名称	英文名称	结果	参考范围
乙型肝炎表面抗原定量检测	HBsAg	＞ 210.000	0 ～ 0.2
乙型肝炎表面抗体定量检测	HBsAb	0.276	0 ～ 10.0
乙型肝炎 e 抗原定量检测	HBeAg	0.000	0 ～ 0.5
乙型肝炎 e 抗体定量检测	HBeAb	＞ 6.000	0 ～ 0.2
乙型肝炎核心抗体定量检测	HBcAb	3.257	0 ～ 0.9

表 97-6　38 号标本的乙型肝炎标志物五项的定量检测结果（IU/ml，复查）

项目名称	英文名称	结果	参考范围
乙型肝炎表面抗原定量检测	HBsAg	＞ 210.000	0 ～ 0.2
乙型肝炎表面抗体定量检测	HBsAb	0.051	0 ～ 10.0
乙型肝炎 e 抗原定量检测	HBeAg	0.000	0 ～ 0.5
乙型肝炎 e 抗体定量检测	HBeAb	＞ 6.000	0 ～ 0.2
乙型肝炎核心抗体定量检测	HBcAb	5.264	0 ～ 0.9

表 97-7　42 号标本的乙型肝炎标志物五项的定量检测结果（IU/ml，复查）

项目名称	英文名称	结果	参考范围
乙型肝炎表面抗原定量检测	HBsAg	＞ 210.000	0 ～ 0.2
乙型肝炎表面抗体定量检测	HBsAb	6.540	0 ～ 10.0
乙型肝炎 e 抗原定量检测	HBeAg	0.000	0 ～ 0.5
乙型肝炎 e 抗体定量检测	HBeAb	＞ 6.000	0 ～ 0.2
乙型肝炎核心抗体定量检测	HBcAb	5.058	0 ～ 0.9

表 97-8　48 号标本的乙型肝炎标志物五项的定量检测结果（IU/ml，复查）

项目名称	英文名称	结果	参考范围
乙型肝炎表面抗原定量检测	HBsAg	＞ 210.000	0 ～ 0.2
乙型肝炎表面抗体定量检测	HBsAb	5.435	0 ～ 10.0
乙型肝炎 e 抗原定量检测	HBeAg	0.000	0 ～ 0.5

项目名称	英文名称	结果	参考范围
乙型肝炎 e 抗体定量检测	HBeAb	0.320	0 ~ 0.2
乙型肝炎核心抗体定量检测	HBcAb	4.246	0 ~ 0.9

这 4 个标本全部变成了"小三阳"模式，果然是标本处理液导致的 HBcAb 假阴性。那么为什么没有更换新的标本处理液会导致假阴性结果呢？原来标本处理液是乙酸 - 乙酸钠缓冲液，易挥发，温度越高、越干燥，挥发越快，会形成胶状物。由于当天标本处理液使用过久，同时环境温度也升高，导致缓冲液挥发快，形成胶状物残留在反应孔中，进而吸附铕标志物，最终导致测量荧光偏高，出现假阴性。

【沟通体会】

时间分辨荧光测定乙型肝炎标志物是目前临床常用方法之一，具有较高的灵敏度和符合率。但是在临床实际工作中经常会碰到各种原因导致的假阴性和假阳性。所以要对整个检测系统的试剂、仪器及人工操作等熟练掌握和理解。就像本文中的乙型肝炎核心抗体标本处理液，由于其理化性质，可能在冬天其挥发的影响不太明显，但是一旦到了夏天，温度升高就会显著影响结果，所以这时就要采取相应的措施来避免假阴性的出现。

在日常工作中大家对检测系统中的试剂、仪器等方面的关注可能比较多，对于环境温度关注的可能比较少，但是环境温度也是检测系统重要的组成部分。从该案例中不难看出环境温度对检测结果有重大的影响，所以在日常工作中要切实做好环境温度检测。

【龚芳副主任技师专家点评】

乙型肝炎在临床上的表现千变万化，给临床医师，也给我们实验室检测结果的准确解读带来了困难。人们常说的"乙肝两对半"，即乙型肝炎表面抗原（HBsAg）、乙型肝炎表面抗体（HBsAb）、乙型肝炎 e 抗原（HBeAg）、乙型肝炎 e 抗体（HBeAb）、乙型肝炎核心抗体（HBcAb）。前两对抗原抗体的意义比较容易理解，但许多人经常对最后一项 HBcAb 的意义不太重视。HBcAb 不是保护性抗体，相反，HBcAb 阳性提示病毒仍具有一定的复制力，因此不容忽视。在临床检验过程中，遇到异常结果，特别是批量出现的异常结果，一定要还原检验全过程，逐步分析和排除，确保发出的每一张检验报告都准确、可靠。

（宛　剑）

案例 098　忽高忽低的肿瘤标志物结果

【案例经过】

患者，男，58 岁，咳嗽 1 个月余入院。既往高血压、冠心病 10 余年。该患者入院前多次测定促胃液素释放肽前体（pro-gastrin-releasing peptide，pro-GRP）。患者于 2014 年 4 月 14 日首次检测 pro-GRP 61.3pg/ml（参考区间 0~50pg/ml），4 月 26 日复查 pro-GRP 48.6pg/ml，5 月 19 日再复查 pro-GRP 64.1pg/ml。医师建议胸部 X 线及胸部 CT 检查，CT 发现占位病变，收入院治疗。为何 3 次 pro-GRP 测定结果忽高忽低呢？

【沟通体会】

笔者首先与临床医师沟通，初步了解了患者的基本情况。患者吸烟 30 余年，每天 30 支，4 年前改为每天 10 支。3 次测定过程中，患者未进行任何治疗，生活方式无改变。同时笔者回顾了检测系统性能指标。3 次测定使用同一检测系统，室内质控均值、SD 无明显变化，CV < 8%。随后回顾 3 次检测流程。患者第一次为周一上午 8：42 采血，9：20 标本上机检测。第二次周六上午 7：42 采血，标本离心分离血清后 2~8℃ 保存，周一上午 9：02 上机检测。第三次周一上午 8：05 采血，8：50 标本上机检测。根据以上情况，考虑是否因标本保存条件及放置时间不同对 pro-GRP 检测结果产生了影响。再次与临床医师沟通，询问对该项目检测的意见，临床医师反馈也曾遇到过同一患者检测结果异常波动的情况。

为明确这一问题，笔者首先重新阅读了试剂说明书，说明书中提出该项目检测建议使用血浆样本，但并未提出不能使用血清样本检测 pro-GRP。经查阅文献，日本学者对 pro-GRP 的稳定性问题进行过报道，指出血浆中 pro-GRP 的稳定性明显优于血清，如在血清标本中加入丝氨酸蛋白酶抑制剂，则具有与血浆标本相同的稳定性。本实验室进一步对 pro-GRP 在血清和血浆中的稳定性进行了评估，结果发现新鲜的血清标本室温储存 2 小时后 pro-GRP 浓度下降 10%，4 小时后下降 15%，6 小时后下降 22%，24 小时后下降 40%，血清标本 2~8℃储存 24 小时后下降约 12%，48 小时后下降 21%，-20℃储存 24 小时后下降 7%，48 小时后下降 15%，-40℃储存 24 小时后下降 5%，48 小时后下降 12%。血浆标本相对稳定，在室温超过 6 小时或 2~8℃超过 48 小时浓度变化在 10% 以内。为了避免稳定性问题对检测结果产生较大影响，干扰临床决策，笔者与临床医护人员进行了沟通，要求样本采集后应尽快送检，并修改工作流程，增加了周末样本检测，保证在标本采集后及时分离血清检测。如遇特殊情况不能完成检测时，应及时分离血清冻存于 -20℃（最好在 -40℃以下），但冻存时间不宜超过 48 小时。

针对血浆样本中 pro-GRP 稳定性明显好于血清样本的现象，进一步查阅资料并与制造商的技术人员进行沟通，明确了可能是由于 pro-GRP 结构内含有一个凝血酶的剪切点，当凝血过程启动后，凝血酶原被激活转变为凝血酶，从而对 pro-GRP 进行了剪切所致。而血浆样本因为未发生凝血过程，没有形成凝血酶，所以 pro-GRP 不被剪切，从而在血浆中以较稳定的形式存在。

2015 年初了解到有其他 pro-GRP 检测系统在国内获得注册，该系统为了解决凝血酶剪切引起的 pro-GRP 不稳定问题，检测用抗体的选择避开了易被凝血酶剪切的抗原表位。为更好保证结果的准确性，笔者评估了该检测系统的性能并与当时在用系统进行了充分的比对，之后就评估和比对数据与临床医师进行了有效的沟通，最终更换了结果稳定性好的检测系统。

【闫存玲副主任技师专家点评】

样本稳定性是检验前阶段需关注的重要问题之一，针对稳定性差的待检项目须严格规范样本前处理流程，这对于保证检测结果的准确性尤为重要。

本案例涉及常规工作中肺癌相关标志物 pro-GRP 的检测，其试剂说明书推荐的样本类型为血浆样本。根据实验室质量管理的要求，应按照说明书的要求进行操作，但由于实验室大多数肿瘤标志物检测以血清标本为主，所以单独采集一管血浆样本进行该项目检测不仅增加了患者的采血负担，也增加了实验室的工作量，在实际工作中不易实现。本案例通过评估血清样本中 pro-GRP 在不同存储条件下的稳定性，并以评估数据为依据与临床沟通，制定适宜的送检、样本储存、检测流程，较好地解决了因待检项目稳定性差可能给临床带来的困扰。

本案例也提示我们，在常规工作中，尤其是在新项目开展之前，除常规性能验证外，还应该关注项目本身的特点，如稳定性等各项因素；而在科研工作中如样本库建立时，也同样需关注样本稳定性问题，否则科研数据的可靠性和推广价值也会大打折扣。此外，在工作中我们也会遇到因各种原因需要更换检测系统的情况。如果更换的是免疫分析系统，应尤为慎重，并提前做好必要的性能评估、与旧系统的比对和充分的临床沟通，以避免因不同免疫分析系统间结果不一致给临床和患者带来的困扰。

（李志艳　欧海利　闫存玲）

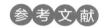

[1] YOSHIMURA T, FUJITA K, KAWAKAMI S, et al. Stability of pro-gastrin-releasing peptide in serum versus plasma. Tumour Biol, 2008, 29(4): 224-230.

[2] KORSE C M, HOLDENRIEDER S, ZHI X Y, et al. Multicenter evaluation of a new progastrin-releasing peptide (ProGRP) immunoassay across Europe and China. Clin Chim Acta, 2015, 438: 388-395.

案例 099　两份"满意的答卷"

【案例经过】

午后的寂静被副院长发来的三张检验报告单打破，在肾内科坐诊的副院长提出，他的三位患者均出现人附睾蛋白4（HE4）结果的明显异常，但结合症状、病史等基本排除卵巢癌可能，询问是否存在结果误判。

这三位患者年龄均超过65岁，处于绝经期，HE4检测结果分别是582.90pmol/L、1 284.90pmol/L 和 2 366.80pmol/L，明显高于绝经期的参考范围（0～140pmol/L），其他肿瘤指标均正常。检测结果与病情的严重性不符，让人不得不怀疑结果的准确性。谨慎起见，笔者利用 LIS 软件回顾了近一年的 HE4 阳性结果，意外发现，除卵巢癌患者外，大部分阳性为肾内科和呼吸内科的患者，且部分患者经多次复查，结果均呈阳性。这提示我们，非卵巢癌患者自身可能存在某些影响因素引起了 HE4 的升高。文献的查阅进一步帮助笔者拨开迷雾，有文章提及肾功能状态对 HE4 水平有显著影响。考虑到部分患者也诊断为肾脏疾病，于是查找患者的肾功能检测结果，发现 HE4 升高的肾脏疾病患者中血肌酐、尿素水平均明显升高。此外，其他疾病患者也大多伴随肾功能的损伤，且肌酐水平与 HE4 呈正相关。带着统计数据和文献，笔者与副院长及相关科室进行沟通，交上了一份"满意的答卷"。然而事情并没有到此结束，进一步探究文献后发现卵巢癌患者并发肾功能损害的情况并不少见，而 HE4 常用于卵巢癌的辅助诊断和疗效观察，如不纳入肾脏因素，很有可能抬高 HE4 在卵巢癌诊断中的灵敏度或者对患者病情估计过重。再次统计我院一年来卵巢癌患者 HE4 及肾功能结果，发现与文献所述相符，于是又带着数据和参考文献，与肿瘤科和妇科医师进行交流，交上了第二份"满意的答卷"。

【沟通体会】

1. HE4 是一种新型肿瘤标志物，最早在附睾上皮细胞内被发现，常与 CA125 及卵巢癌风险预测模型（ROMA）指数联合，进行卵巢癌的早期诊断、治疗监测及预后评估。近年来研究发现 HE4 还与子宫内膜癌、乳腺癌、肺癌、肾纤维化及心力衰竭存在一定的相关性，不能将其作为判断存在恶性疾病的绝对指征，不宜将 HE4 用于癌症的筛查。本案例中，HE4 升高的非肿瘤患者中，大多伴随血肌酐、尿素水平的升高，这可能与肾脏免疫损伤、肾远曲小管分泌 HE4 蛋白增加有关，也可能与肾纤维化进展相关，伴随肾脏损害程度加重，血清 HE4 升高，且与肌酐水平有明显的正相关。

2. 目前，HE4 在卵巢癌的诊断及预后研究中并未纳入肾功能的影响，实际上卵巢癌患者合并肾功能受损的情况不少见，化疗过程中肾功能不同程度受损更为常见。所以，HE4 用于卵巢癌患者的诊断和病情监测时应考虑肾功能的影响，减少临床对疾病及其进展的误判。

3. 与临床沟通要掌握技巧，生硬地强调室内质控"在控"，结果就没问题，远不如数据事实和可靠文献有说服力。善于利用与时俱进的检验软件和网络资源，提升检验科软实力，小小的检验科也可能获得大大的话语权。

网络软件为工具，数据文献作支撑，临床沟通难也易。

【高明珠副研究员专家点评】

文章中提到"检验科软实力"，这是一个非常重要的概念。传统检验会给临床医师和患者留下依据仪器论结果的操作工形象，但在实际工作中，检验人员除了对机器性能、质控结果保持高度敏感之外，还应对文中提到的类似案例保持敏锐。人附睾蛋白 4 在用于卵巢癌诊断和病情监测时是否有充分考虑肾功能的影响？答案不是仪器设备能给到我们的，也不是质控数据能分析出来的，这提示我们每一位检验人都要充分利用文献数据库和网络资源，在实际工作中发现问题，主动提出问题，并能积极和临床反馈异常结果的由来，用高效有力的临床沟通提升检验科的软实力。

（彭 蓁）

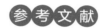

[1] 王莲子，李涛. 人附睾蛋白 4 检测及其临床诊断应用的研究进展. 临床检验杂志，2018，36(7)：517-519.

[2] 江丽霞，朱亚飞，何华，等. 肾功能对血清 HE4 水平及 ROMA 指数的影响研究. 中国卫生检验杂志，2015，25(14)：2333-2335.

案例 100　乙型肝炎标志物五项全阳性，为什么？

【案例经过】

2017 年 5 月 8 日，笔者在审核感染性疾病筛查报告的过程中，发现一个来自介入血管外科的标本，乙型肝炎标志物五项结果呈现全阳性，并且 HBsAg > 250IU/ml，这种情况在临床上并不多见。回顾患者的既往结果，两周前该患者的乙型肝炎标志物五项结果显示只有其中三项为阳性，并且 HBsAg 是阴性。具体结果见表 100-1。

表 100-1　患者的乙型肝炎五项的两次结果

项目	单位	2017-04-24	2017-05-08	参考区间
HBsAg	IU/ml	0.02	＞ 250	＜ 0.05
HBsAb	mIU/ml	41.79	28.35	＜ 10.0
HBeAg	S/CO	0.63	2.71	＜ 1.0
HBeAb	S/CO	0.09	0.11	＞ 1.0
HBcAb	S/CO	1.22	1.53	＜ 1.0

结果前后相差如此巨大，其中一定有问题。笔者决定先不审核报告，从实验室和临床两方面查找原因。

【沟通体会】

笔者首先对实验室检测环节进行了排查。包括核对标本条码上患者信息；观察标本性状，排除溶血、黄疸、脂血等可能的检测干扰因素；明确当天乙型肝炎五项检测质控在控；重复测定乙型肝炎五项，检测结果一致。至此，认为检测结果是真实可靠的，是可以为这个标本负责的。

可为什么前后差距这么大呢？难道是两周前后的标本不是来自同一个患者？有采血错误的可能？笔者又进一步与临床医师沟通。了解到该患者因消瘦、乏力半年，右上腹痛 1 周入院。患者 1 个月前查肝内多发占位，半年内体重下降 40 斤。此次患者入院检测发现多项肿瘤标志物升高，AFP ＞ 2 000ng/ml、CA19-9 46.59U/ml、CA125 121.4U/ml、NSE 74.98U/ml，确诊为原发性肝癌，行肺动脉栓塞术化疗。两次乙型肝炎五项检查正是于入院时和术后两周采血检测，确定为同一患者的前后两次标本，排除了采血错误的可能。另外，同一个患者，往往会因为免疫球蛋白输注或输血治疗，引起血清乙型肝炎五项结果的变化。因此特意询问了医师，明确了该患者未进行上述的相关治疗。

那会是什么原因导致前后结果不一致呢？笔者百思不得其解，决定上网查找原因。针对该患者术后乙型肝炎五项检测 HBsAg 和 HBsAb 同时阳性的少见情况，可能的原因有三种。第一，患者处在血清转换期，HBsAg 逐渐降低，HBsAb 逐渐升高，这种情况出现的概率较低。第二，患者感染一种乙型肝炎病毒后，机体通过自身的免疫力清除了乙型肝炎病毒，处于机体康复期，已经产生了乙型肝炎表面抗体，在此时又感染了不同类型的乙型肝炎病毒，已经产生的乙型肝炎表面抗体不能中和不同类型的乙型肝炎表面抗原，此时的乙型肝炎五项检查结果出现乙型肝炎五项全阳性。第三，HBV 再激活，常见于如下几种情况：实体器官移植后使用免疫抑制剂，恶性血液疾病使用化疗药物，自身免疫病应用免疫抑制剂治疗。患者前次的乙型肝炎五项检测 HBsAb 及 HBeAb、HBcAb 阳性说明患者曾经感染过 HBV，已经痊愈，HBsAb > 10mIU/ml 说明机体具有保护力。此次患者乙型肝炎五项检测全阳性，与临床医师沟通明确患者在肺动脉栓塞术中使用了化疗药物治疗，HBV 再激活的可能性最大。HBV 再激活指有 HBV 感染史的患者在接受化疗或者免疫抑制剂治疗后 HBV 被激活。在急性感染治愈后的患者体内，由于免疫系统的调节，HBV 病毒可以持续存在数十年。正是由于这种作用，如果患者的免疫细胞受到抑制，即可能改变 HBV 的自然病程，从而激活 HBV，继而在实验室检查中表现为 HBsAg 和 HBsAb 同时阳性甚至乙型肝炎五项检测全阳性，此时如果检测 HBV DNA，病毒载量呈现级数增加。

经过分析，找到了结果变化的原因，这份报告可以放心审核了。同时，在备注中建议患者行 HBV DNA 检测。很快，临床医师回复，患者 HBV DNA 结果为 3.97×10^5 拷贝 /ml，显著高于参考范围上限 500 拷贝 /ml，说明乙型肝炎病毒复制活跃，进一步说明检测结果的真实可靠。

【闫存玲专家点评】

同一患者前后两次检验结果差异巨大，一定要从实验室和临床两方面查找原因，减少差错的同时提高诊疗水平及服务质量，更好地为患者服务。

乙型肝炎五项检测阳性结果的任何组合形式都可能出现，要结合患者的临床情况综合分析。在接受化疗的癌症患者中，HBV 再激活是乙型肝炎病毒携带者的严重临床问题。因为这可能会导致严重肝损伤，并可能使化疗终止。化疗前筛查乙型肝炎病毒是必需的，预防性抗病毒治疗不仅可减少 HBV 再激活的发生率，也可使 HBV 相关疾病的发病率和死亡率下降。这种潜在的致命的并发症可通过使用口服抗病毒药物防治，因此在开始化疗前及化疗过程中，医师须密切监测 HBV 携带者的 HBsAg、HBeAg，以及 HBV DNA 结果。

在肿瘤患者的化疗过程中，其他一些病毒，比如巨细胞病毒、EB 病毒由于潜伏在细胞内，当机体免疫力低下时也会再激活，因此同样需要给予关注和检测。

（史晓敏　闫存玲）

案例 101 一名新生儿的"花柳病"

【案例经过】

　　星期二是艾滋病实验室最忙的一天，笔者和同事小朱准时到岗，分工合作，临床工作任务完成得比较顺利。到了下午审核报告的时候，同往常一样发现很多梅毒螺旋体抗体阳性标本，逐一排查发现一个出生 9 日的新生儿梅毒螺旋体抗体结果：阳性（+）1.049。结果本来就在灰区，患者年龄 9 日，很是可疑。标本进行梅毒快速血浆反应素实验结果阴性，梅毒螺旋体抗体复查之后还是弱阳性（图 101-1）。

★HIV+TP+HCV-Ag+HCV-Ab★			
1 丙型肝炎病毒抗体	HCV-Ab	阴性(-) 0.222	<1
2 梅毒螺旋体抗体	TP-Ab	阴性(-) 0.449	<1
3 梅毒快速血浆反应素实验	RPR	阴性	阴性
4 艾滋病病毒抗体	HIV-Ab	阴性(-) 0.248	<1
5 丙型肝炎病毒核心抗原(ELISA法)	HCV-Ag	阴性(-) 0.1615	<1

TP-Ab报告前初检结果阳性(+) 1.049

图 101-1　患者最终报告结果

　　对于这样一个还有待查证的结果，必然是要与临床医师进行沟通。沟通中发现这是一个新生儿高胆红素血症住院的患儿，治疗中采集血样前接受了人血白蛋白输注，其母亲梅毒螺旋体抗体阴性。

【沟通体会】

　　梅毒俗称花柳病，在全世界流行，WHO 估计全球每年约 1 200 万新发病例，其在我国增长迅速，已经是报告病例数最多的性病。梅毒患者皮肤、黏膜中含有梅毒螺旋体，未患病者与梅毒患者性接触中，皮肤或黏膜若有细微破损即可被传染，极少数可通过输血途径传染。早期梅毒患者是传染源，95% 以上是通过危险或无保护的性行为传染，少数通过污染的衣物、亲吻、输血等传染。梅毒为人类独有疾病，显性或隐性梅毒患者是传染源，人感染梅毒后的分泌物、血液或受损皮肤中含有梅毒螺旋体。感染后的前 2 年最具传染性，4 年后性传播的传染性大为下降。梅毒螺旋体可通过胎盘传给胎儿，梅毒早期的孕妇传染胎儿危险性很大。

患儿，女，新生儿，起病急，病程短。胎龄 39 周，顺产分娩，否认窒息及羊水吸入史，出生体重 2 700 克。三天前患儿全身皮肤出现黄染，未予治疗，黄疸渐加重，无发热、咳嗽、气促、吐沫、呻吟、腹胀、抽搐等症状。体温 36.5℃，脉搏 144 次 /min，呼吸 42 次 /min。入院后予监测胆红素，予输注人血白蛋白，蓝光照射退黄及对症支持治疗。与临床医师沟通发现患儿采血前有输注人血白蛋白治疗史。导致梅毒螺旋体抗体假阳性原因有自身免疫病、孕期妇女、HIV 感染、肿瘤、注射药瘾者、生殖器疱疹、皮肤病、热性病、莱姆病、麻风、地方性密螺旋体病（品他病、雅司病）等。此外，输注含有免疫球蛋白的血制品及患者自身个体差异也与梅毒螺旋体抗体假阳性有关。第二天从患儿血清电解质检查标本中取 50μl 血清复查梅毒螺旋体抗体，结果为阴性（-）0.449。

免疫检验易受患者自身状态、疾病和用药等的影响，出现共同抗原干扰抗原 - 抗体反应，梅毒螺旋体抗体是免疫检验中常见且易受干扰的检测项目。梅毒螺旋体抗体阳性表示患者现在或过往曾感染过梅毒，梅毒快速血浆反应素试验阳性表示患者处于梅毒感染期。此案例患儿是出生 9 日的新生儿，其母亲梅毒阴性，排除垂直传播；梅毒快速血浆反应素实验阴性，排除梅毒感染期。因此，患儿梅毒螺旋体抗体初检弱阳性存在干扰的可能性很大，沟通临床发现其有输注人血白蛋白史，第二次检测时血清中输注的人血白蛋白被代谢后干扰减弱，复检梅毒螺旋体抗体阴性。

通过这个案例，笔者深刻体会到临床工作中的检验人员应该自觉、主动学习临床相关知识，这样才能在审核报告时心里有数，甚至通过患者疾病及用药情况逆推检验结果可能存在的干扰，从而排除假阳性和假阴性对患者造成的影响。从检验和临床相结合的角度出发对待每一份检验单的审核，有助于我们更全面地把握患者的病情，减少误诊和漏诊，让我们所有的检验工作者真正从心里出发为患者服务。

（陈志平）

案例
102
乙型肝炎相关性肾炎 1 例

【案例经过】

患者，男，47 岁，已婚，于 2018 年 8 月入院。患者主诉双下肢水肿 10 天，无明显诱因，且逐渐加重，无恶心、呕吐，无皮肤黄染，无畏寒，无咯血、盗汗，无腰痛不适，无头晕、头痛，无胸闷、气促，无多饮、多食、多尿，无关节疼痛，无皮肤红斑。

体格检查：体温 36.6 ℃，脉搏 70 次 /min，呼吸 18 次 /min，血压 120/80mmHg，神志清楚，双肺呼吸音清，未闻及明显干湿啰音，心律齐，各瓣膜区无杂音和心包摩擦音，腹平软无压痛、反跳痛，肝脾未触及，肠鸣音正常，双下肢中度水肿，双眼睑水肿。

辅助检查：门诊尿常规蛋白（+++）、潜血（++）；生化 TP 37.73g/L，ALB 15.88g/L，白球比 0.73，Ca 1.91mmol/L，CR 62μmol/L，CK 150.89IU/L，LDH 226.07IU/L，α-HBDH 155U/L，SOD 27.6U/ml，餐后 2 小时血糖 8.86mmol/L；血凝 FIB 4.58g/L，D- 二聚体 250ng/ml；血常规 WBC 6.48×10^9/L，Hb 138g/L，RBC 4.44×10^{12}/L，HCT 39.4%，CRP 80.54mg/L；胸部 X 线检查无异常；心电图无异常；超声无异常；载脂蛋白 A1（ApoA1）1.71g/L，ApoB 1.42g/L，TG 4.42mmol/L，CHOL 7.73mmol/L，LDL 4.35mmol/L；HBsAg > 150IU/ml，HBsAb 0.01mIU/ml，HBeAg 9.7PEIU/ml，HBeAb 0.31PEIU/ml，HBcAb > 8.45IU/ml，HBV 外膜大蛋白（HBV-LP）阳性，HIV 阴性，HCV 阴性；肿瘤标志物 TSH 7.36μIU/ml；糖化血红蛋白 5.60%；24 小时尿蛋白 8 404.3mg/24h；C3 29mg/dl，C4 8mg/dl，IgG 466mg/dl；尿比重 1.03，尿微量白蛋白 ≥ 150mg/L；ESR 43mm/h；ASO 65IU/ml；RF 8IU/ml。

嘱低盐、低脂、低磷、低嘌呤、优质蛋白饮食，治疗上给予护肾、抗病毒、降蛋白及激素治疗等处理。入院 15 天后，双下肢水肿消退，病情基本稳定。

【沟通体会】

乙型肝炎病毒（HBV）是人类传染病中最常见的病原体之一，研究发现，当今世界有超过 30% 的人口有过或正在感染 HBV，而我国人口中

HBV 感染率更高。自从 Combes 等首次报道了 HBV 与肾小球肾炎有关后，在 1989 年我国正式将此疾病命名为乙型肝炎病毒相关性肾炎（HBV-GN）。成人 HBV-GN 若不及时治疗，大部分容易进展为肾功能不全或肾衰竭，因此，加强 HBV-GN 的防治研究非常重要。这里报告 1 例拟诊为 HBV-GN 的患者，希望引起临床重视。

当前在国际上对 HBV-GN 的诊断还没有统一的标准，一般情况下需要进行血清学检查、肾脏组织活检病理及排除其他肾脏疾病，综合分析后作出 HBV-GN 的诊断。在临床工作中，多数学者参照 1989 年的北京座谈会上制定的 HBV-GN 诊断建议：①血清中乙型肝炎病毒标志物阳性；②患者有肾小球肾炎并可除外其他一些继发性肾小球疾病；③肾脏组织活检中能发现 HBV 病毒抗原或者是 HBV DNA。这份建议中，③为必要条件。随着乙型肝炎治疗技术的提高，HBV 变异情况在临床越发普遍，单纯使用传统诊断标准很容易出现假阳性或假阴性的结果。Shi 等对诊断为 HBV-GN 的患者的血清 HBV 抗原检测结果的分析研究发现，联合 PreS1/S2 抗原和血清 HBeAg 检测来诊断乙型肝炎病毒相关肾炎有良好的阳性预测值，即灵敏度（89%），也有比较好的阴性预测值，即特异度（77%），阴性预测值和本质上的一致基于科恩 kappa 系数（$\kappa=0.660$，$P < 0.001$）。而且 PreSl/S2 抗原具有很强的抗原性，推荐可将 PreSl/S2 抗原的检测作为 HBV-GN 诊断的补充。

男性 HBV-GN 的发病率明显高于女性，临床表现以大量蛋白尿或肾病综合征为主，其中以肾病综合征最为常见，有些会同时伴有镜下血尿、血肌酐增高、高脂血症及转氨酶升高等。HBV-GN 有多种病理表现类型，其中以膜性肾病（MN）最为常见，此外还少见膜增生性肾小球肾炎（MPGN），以及系膜增生性肾小球肾炎（MSPGN）。李辉兰将 50 例乙型肝炎相关性肾炎患者随机分为观察组和对照组，对他们的病理资料进行分析发现，观察组的病理主要表现为膜性肾病（52.9%）、膜增生性肾小球肾炎（29.4%）；对照组的病理主要表现为膜性肾病（34%）、膜增生性肾小球肾炎（36%）。尽管当前对 HBV-GN 的发病机制研究尚无统一的标准，但总结下来普遍认为 HBV-GN 的发病机制主要包括：①免疫复合物沉积导致肾脏组织损伤；②乙型肝炎病毒直接损伤肾脏组织；③机体免疫介导的损伤。由于 HBV-GN 患者的临床症状以大量蛋白尿为主或以肾病综合征为主要表现，因此在其治疗上以降尿蛋白和抗病毒为主。同时，因为免疫复合物沉积及免疫介导的损伤对 HBV-GN 的发病均有重要作用，近几年使用抗 HBV 病毒药物联合适量的激素或其他类型的免疫抑制剂治疗 HBV-GN 也逐步得到临床认可，且疗效可靠，副作用较少。

　　HBV-GN 的确诊需要依靠肾脏穿刺活检病理结果，由于具有损伤性，因此大部分患者均拒绝接受该项诊断方法，而免疫荧光方法和电镜检查尚未普及。为了增强 HBV-GN 的诊断符合率，王韵琴等提出以下 3 点拟诊条件：①具有水肿、蛋白尿等肾炎或肾病症状，临床表现具有多型性、不典型性的特点；②具有 HBV 感染的证据；③临床可排除链球菌感染后肾炎、单纯性肾病、过敏性紫癜性肾炎和狼疮性肾炎等原发性或继发性肾小球肾病。本例患者在除外其他类型肾炎，同时考虑 HBeAg 阳性的基础上，拟诊断为 HBV-GN。

（姚家庚）

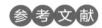

[1] SORRELL M F, BELONGIA E A, COSTA J, et al. National Institutes of Health consensus development conference statement: Management of hepatitis B. Hepatology, 2009, 150(2): 104-110.

[2] ELEWA U, SANDRI A M, KIM W R, et al. Treatment of hepatitis B virus-associated nephropathy. Nephron Clin Pract, 2011, 119(1): c41-c49.

[3] DEJEAN A, LUGASSY C, ZAFRANI S, et al. Detection of hepatitis B virus DNA in pancreas, kidney and skin of two human carriers of the virus. J Gen Virol, 1984, 65(Pt 3): 651-655.

[4] SHI C G, HUANG J Y, LIU X, et al. Diagnostic significance of hepatitis B viral antigens in patients with glomerulonephritis-associated hepatitis B virus infection. Diagn Microbiol Infect Dis, 2012, 72(2): 156-160.

[5] 任红艳. 乙型肝炎病毒相关性肾炎的临床及病理特点分析. 中国现代医生，2015，53(27)：53-55.

[6] NANGAKU M, COUSER W G. Mechanisms of immune-deposit formation and the mediation of immune renal injury. Clin Exp Nephrol, 2005, 9(3): 183-191.

[7] WANG X, WANG L, ZHU N, et al. Hepatitis B virus X protein modulates renal tubular epithelial cell-induced T cell and macrophage responses. Immunol Cell Biol, 2016, 94(3): 266-273.

[8] ZHEN J H, ZHANG L, PAN J C, et al. AIM2 mediates inflammation-associated renal damage in hepatitis B virus-associated glomerulonephritis by regulating caspase-1, IL-1β, and IL-18. Mediators Inflamm, 2014, 2014: 190860.

[9] 王改峰. α-干扰素治疗乙型肝炎相关性肾炎疗效观察. 临床医学，2013，33(6)：65-66.

[10] 王韵琴. 小儿乙型肝炎病毒抗原相关性肾小球肾炎. 新医学，1986，17(7)：347.

案例 103 糖类抗原 19-9，虚惊一场

【案例经过】

李某，男性，44 岁，于 2018 年 7 月 3 日来体检中心进行健康体检，发现糖类抗原 19-9（CA19-9）为 638.34U/ml，甲胎蛋白、癌胚抗原、肝功能等指标均在正常范围，7 月 21 日复查 CA19-9 为 801.03U/ml。李某 8 月 17 日在其他医院检测 CA19-9 为 6.96U/ml，并于 9 月 4 日再次在我院复查 CA19-9 结果为 706.20U/ml。李某非常紧张，在此期间做了一系列影像学检查和胃、肠镜检查，PET-CT，均未发现肿瘤。随后向我院查体中心提出疑问，查体中心于 9 月 5 日联系检验科。笔者再次核查了几个检测日的室内质控，均在控。为何在我院三次 CA19-9 结果均显示异常增高，而外院检测结果正常？李某的 CA19-9 结果该怎么评判？CA19-9 升高是否意味着体内有肿瘤存在？

【沟通体会】

难道是结果出现问题？于是重新核查李某检测样本时的室内质控，均在控。9 月 5 日重新检测了 9 月 4 日标本，结果为 720.00U/ml，同时排除了仪器、试剂、样本状态、LIS 传输等因素。另外复测几个其他标本，发现结果重复性很好。带着疑惑，查阅了大量文献，并和试剂厂商工程师联系，希望寻求帮助。首先将该标本拿到另外 2 家医院，用 2 种不同检测方法检测，发现结果均在正常范围。该患者的凝血功能、血常规、肝肾功能等生化指标都没有问题，鳞状细胞癌抗原 11.30μg/L。腹部 CT 显示有脂肪肝、

肝多发囊肿、胆囊壁稍厚、右肾多发小囊肿；胸部 CT 显示两肺间质纹理增多，左肺下叶多发钙化结节影，考虑陈旧性病变。胃镜结果显示上皮有肠化生。这些均不足以导致 CA19-9 极度升高。与其他医院检测结果不同，到底哪家结果是真实的呢？

CA19-9 作为胰腺癌和结直肠癌的标志物，发现这种异常升高势必会给患者带来一定的心理压力。虽说良性疾病往往呈现"一过性"升高，但其浓度多低于 120U/L，CA19-9 在不同平台检测，其结果有可能存在差异，但无论患者还是医师都想更准确地知道 CA19-9 的真实情况。

李某的影像学检查排除了肿瘤的可能性，肝功能正常，也没有导致 CA19-9 升高的良性疾病。通过文献复习，笔者认为患者体内可能有干扰因素，影响了检测结果。最终在试剂厂家的协作下将样本送至试剂厂商研发中心，用嗜异性抗体阻断剂（HBT）处理该患者标本，然后进行检测，结果为 22.54U/ml，在正常参考范围之内。而对照组质控用 HBT 处理，结果没有发生明显改变，表明 HBT 对实验本身不产生影响，该患者体内存在嗜异性抗体。至此，证实李某体内 CA19-9 的"升高"是由嗜异性抗体引起的假阳性，并将这个结果反馈给查体中心和患者，最终还原事实真相。

嗜异性抗体（heterophile antibody，HA）是由已知的或未知的抗原物质刺激人体产生的一类具有足够滴度、能与多个物种的免疫球蛋白发生相对弱的结合的多重特异性免疫的免疫球蛋白。HA 的产生通常是由于人类直接接触到动物、污染的食品、未经高温消毒的鲜奶和免疫疗法或者接种来源于动物血清或组织的疫苗产品后产生。在大多数情况下，直接接触宠物小鼠或实验室小鼠是导致人体产生 HA 最常见的原因。目前所使用的免疫试剂抗体大多源于实验动物，因此，体内含 HA 的患者在做血清免疫检测时，HA 可与试剂抗体结合而导致干扰。

通过本案例，应该明确 CA19-9 的升高不一定发生了肿瘤，而且如果患者异常升高的检测结果与临床表现明显不符，一定要注意是否有嗜异性抗体的干扰，排除假阳性。

【董作亮专家点评】

肿瘤标志物是患者非常关注的一个指标，通常只要有升高就会给患者造成一定的心理负担，因此对于肿瘤标志物的结果审核更应格外关注，预防和避免假性结果造成困惑。这就需要检验人员有扎实的专业知识，以及丰富的临床经验积累。当遇到检测结果明显异常时，要认真分析和及时处理。

CA19-9 是胰腺癌和结直肠癌的标志物，胰腺癌患者 85%～95% 为阳性。结直肠癌、胆囊癌、胆管癌、肝癌和胃癌的阳性率也很高，若同时检测 CEA 和 AFP 可进一步提高阳性检测率。但是某些良性疾病如胰腺炎、胆管炎、肝硬化、黄疸、结核和支气管炎，CA19-9 浓度也可增高，但往往呈"一过性"，且浓度多低于 120U/L。该患者检测结果在本平台异常升高，患者的临床表现、血清学相关指标、影像学系列检查均不支持该检测结果，患者本人也并未患有能引起该指标升高的良性疾病，且该患者在其他检测平台结果均为正常。后经标本复测，回顾核查相关检测资料及系统状态均未发现问题。所以明确升高的真实性非常关键。最后经过查体中心、患者及家属的沟通，工作人员查阅大量文献，并与厂家工程师联系将标本送检厂商研发中心，才得以证实存在嗜异性抗体的干扰。通过事件的整个过程不难发现，这是由患者向查体中心质疑结果后才引起关注，也给我们提了个醒，对于部分极度异常的检验结果，检验人员应该把工作前移，对患者的相关检查资料进行评估后与临床科室沟通，变被动为主动。

（张晓方　董作亮）

案例 104　批量体检神经元特异性烯醇化酶阳性率偏高？

【案例经过】

临床上关于神经元特异性烯醇化酶（NSE）阳性率受到溶血因素影响的案例屡见不鲜，我院实验室在近期与某体检中心对接过程中发现，该中心送检样本神经元特异性烯醇化酶（NSE）的阳性率太高，中心负责人质疑本实验室结果是否存在问题。

收到反馈后，笔者调取该体检中心当月送检的全部神经元特异性烯醇化酶（NSE）检验数据，经汇总，送检总例数为 234 例，其中大于 16.30ng/ml（阳性）一共为 149 例，阳性率高达 63.68%。在这之中 16.30～20.00ng/ml（弱阳性）范围内的为 75 例，20～30ng/ml 范围内的为 70 例，30ng/ml 以上的为 4 例。查看当天该体检中心送检标本，发现多数标本采用黄色分离胶管离心，离心后血清呈轻度溶血且中层分离胶混浊有一定残留物。

据查证，该体检中心在标本采集后并未按照说明书上的要求 1 小时内进行分离血清，故结合之前信息初步判断有以下两方面原因：①标本未及时分离；②采血管质量不合格。

通过沟通，该体检中心用实验室采血管、体检中心采血管同时采血送检 5 例标本，并按要求编号进行离心，结果对比如表 104-1 所示。

表 104-1　使用不同采血管的送检标本对比检测结果

单位：($ng \cdot ml^{-1}$)

标本编号	本实验室采血管	体检中心采血管	差值
1	13.75	22.65	8.90
2	7.51	10.47	2.96
3	13.32	18.22	4.90
4	10.86	12.15	1.29
5	9.87	13.85	3.98

注：参考区间 0～16.30ng/ml。

通过 5 例标本比对结果可看出，及时离心后，使用本实验室采血管的 5 例标本结果均为阴性，而使用该体检中心采血管的 5 例标本中 2 例为阳性。后与该体检中心再次沟通，选取 5 例标本使用本实验室采血管，及时离心后，与本实验室采血管同时送检，结果如表 104-2 所示。

表 104-2　不同处理方式的标本对比检测的结果

单位：($ng \cdot ml^{-1}$)

标本编号	本实验室采血管	及时分离血清干燥管	差值
1	12.00	9.45	2.55
2	14.18	9.95	4.23
3	14.32	10.91	3.41
4	11.30	7.67	3.63
5	14.13	10.30	3.83

注：参考区间 0～16.30ng/ml。

通过这 5 例标本比对结果可以看出，使用本实验室采血管的标本结果均为阴性，但与及时分离血清的结果还是存在一定差异。

最后实验人员将几次分析数据与结果告知该体检中心，建议更换采血管的同时在标本采集后及时离心送检。事后跟踪 1 个月该体检中心送检 NSE 项目的情况，送检 NSE 共 145 例，其中阳性为 15 例，阳性率为 10.34%。另外，这 15 例阳性标本中，位于 16.3~20ng/ml（弱阳性）范围内的为 11 例，20~30ng/ml 范围内的为 4 例，无 30ng/ml 以上结果。从送检结果来看，阳性率由之前的 63.68% 降为现在的 10.34%，降幅很大，说明原因找到，问题得到解决。

【沟通体会】

1. 一方面，从 2018 年 2 月国家癌症中心发布的全国最新癌症报告中可以看到，肺癌的发病率已处于所有癌症的前列（男性第一位、女性第二位），使得临床与体检人群对 NSE 检测的需求大增；另一方面，因红细胞中含有大量的 NSE，未及时离心或样本溶血均会使红细胞中的 NSE 释放至血清中，参与免疫反应体系，导致仪器检测到的 NSE 含量比血清中的实际含量明显增多。这要求我们检验人员多关注分析前因素对检测结果的影响。该事件处理过程证实了标本采集管与标本是否及时处理是该批体检样本阳性率升高的主要原因，从后期送检结果来看，阳性率显著下降，说明改进后的效果很明显。

2. 在检验前过程中，应选用正确的耗材、及时离心并分离血清。另外，正确执行采血流程操作，在运送标本的过程中避免摇晃和碰撞也同样重要。身为检验人员，我们理应加强检验前环节把控，将影响因素控制到最小，同时严格遵守检验操作规程，及时离心是确保该项目结果符合率最重要的因素之一。

（张明亮）

案例 105　"乙肝两对半" 结果的疑惑

【案例经过】

　　患者陈某，男性，46 岁。2017 年 12 月 19 日采血检查乙型肝炎病毒标志物，当日一位培训合格的工作人员用 ELISA 方法检测的标本结果是"1245 阳性"（HBsAg、HBsAb、HBeAb、HBcAb 阳性），当天仪器完成检测的其他标本结果正常，所用到的试剂和操作流程都没有问题。考虑这个结果比较少见，决定留下标本第二天复检，第二天用同样的方法、试剂、仪器、血清标本检测，检测结果跟前一天一致，也是"1245 阳性"，而且 S/CO 值接近，当天以"1245 阳性"发布结果。可是患者不接受这个结果，表示自己每年都检查，没有一次检测 HBsAg 是阳性，而且在来医院之前他在当地另一家二甲医院检测的结果只有 HBcAb 阳性，后来得知该医院检测乙型肝炎标志物的方法是胶体金法。患者又去了另一家市级三甲医院做了这个项目，得到的结果是 HBeAb 和 HBcAb 阳性，后来咨询发现，该三甲医院检测乙型肝炎标志物的方法是时间分辨化学发光法。患者拿着外院的报告单投诉我院并且要求赔偿。笔者对这些结果产生了很大的疑惑，为患者重新采集了血样检测 HBV DNA，结果是阴性的。用时间分辨发光法把 12 月 19 日的标本重新复检乙型肝炎病毒标志物，结果是 HBsAb、HBeAb、HBcAb 阳性，再把 12 月 19 日的标本送到外院分别用 ELISA 和时间分辨发光法再次检测，结果都是 HBsAb、HBeAb、HBcAb 阳性。具体结果如表 105-1、表 105-2。

表 105-1　同一个标本使用 ELISA 的方法检测乙型肝炎病毒标志物

单位：S/CO

项目	12 月 19 日	12 月 20 日	12 月 23 日	正常参考范围
HBsAg	3.42	4.85	0.514	< 1
HBsAb	13.93	23.40	11.62	< 1
HBeAg	0.04	0.01	0.06	< 1
HBeAb	0.00	0.00	0.15	> 1

续表

项目	12 月 19 日	12 月 20 日	12 月 23 日	正常参考范围
HBcAb	0.01	0.01	0.018	> 1
检测方法	全自动酶免仪	全自动酶免仪	手工	

注：12 月 19 日和 12 月 20 日使用相同试剂进行检测，12 月 23 日使用与先前不同品牌的试剂进行检测。

表 105-2　同一个标本使用时间分辨化学发光的方法检测乙型肝炎病毒标志物

项目	12 月 19 日	12 月 20 日	12 月 23 日
HBsAg	0.01IU/ml	< 0.05IU/ml	0.00ng/ml
HBsAg 正常参考范围	< 0.10U/ml	< 0.05IU/ml	< 0.50ng/ml
HBsAb	159.33mIU/ml	169.80IU/ml	8.35mIU/ml
HBsAb 正常参考范围	< 10.00mIU/ml	< 10.00IU/ml	< 10.00mIU/ml
HBeAg	0.01PEIU/ml	0.12COI	0.00PEIU/ml
HBeAg 正常参考范围	< 0.50PEIU/ml	< 1.00COI	< 0.50PEIU/ml
HBeAb	7.91PEIU/ml	0.006COI	18.0DRU/ml
HBeAb 正常参考范围	< 0.50PEIU/ml	> 1.00COI	< 2.00DRU/ml
HBcAb	12.62IU/ml	0.012COI	3.54DRU/ml
HBcAb 正常参考范围	< 1.00IU/ml	> 1.00COI	< 0.10DRU/ml

注：三次检测使用的试剂和仪器来自于不同厂商。

【沟通体会】

这个结果让笔者疑惑，首先联系临床医师咨询该患者的情况，得知该患者多年前患有乙型肝炎并且进行治疗，然后咨询了主任和其他医院同学、老师。他们给出的建议基本一致，即不同的方法和试剂得到结果不同确实存在，一般来说，化学发光方法灵敏度高，假阳性率高，而 ELISA 的方法假阳性率要低一点。而我们实验室做出来的结果却不能如此解释。我们使用两家厂商提供的检测试剂，其中一家厂商的试剂得到的结果灵敏度比发光的要高，另一家厂商的试剂 ELISA 的方法和发光的结果一致。

治疗后的乙肝患者会出现乙型肝炎病毒标志物的血清学转换，随着患者免疫力的提高，HBsAb 也会出现，也可能出现"1245 阳性"的结果。可是同一个标本不同的检测方法出现不同的检测结果；同一个患者不同的医院出现不同的检测结果；同一个标本，同一种方法，不同的试剂出现不同的检测结果，没有一个标尺用来参考，如果患者不理解，又该如何解释呢？虽然说 HBsAg 弱阳性不能说明什么，而且存在 HBsAb，HBsAg 存在的意义不大，可是难免给患者带来恐慌和不理解，这样的报告发出去势必引起纠纷，必须慎重，可是如何慎重呢？以什么样的形式发报告呢？复查的结果以什么方法为准呢？

【胡志刚主任技师点评】

影响乙型肝炎表面抗原检测试剂灵敏度的主要因素有两个：用于结合乙型肝炎表面抗原的抗体的质量（对不同抗原位点的检测能力），以及检测信号的放大能力（酶联免疫分析的检测灵敏度一般为 9 ~ 10mol/L，化学发光分析的检测灵敏度一般为 10 ~ 15mol/L，时间分辨荧光免疫分析的检测灵敏度一般为 10 ~ 18mol/L）。不同的检测方法和试剂得到的结果确实存在不一致的情况。一般来说，化学发光和时间分辨荧光免疫分析的灵敏性高，假阳性多，而 ELISA 方法的灵敏度低，假阳性也要少一点。而该实验室得到的结果却不适用这种解释，可能是血清中有干扰物质所致的非特异性结合（主要干扰物质有嗜异性抗体、自身抗体、类风湿因子、补体、溶菌酶等），可以采用 HBsAg 中和试验来进行确认，加入患者血清的同时加入适合浓度的乙型肝炎表面抗体，根据抑制率来判断该样本 HBsAg 是真阳性还是假阳性。

（杨　阳）

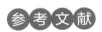
参 考 文 献

尚红，王毓三，申子瑜. 全国临床检验操作规程. 3 版. 北京：人民卫生出版社，2015.

<table>
</table>

> **案例 106** 梅毒复诊的患者，梅毒特异性抗体检测结果却是阴性？

【案例经过】

患者倪某，男，50 岁，在皮肤科就诊，当时医师的诊断记录是梅毒复诊和生殖器疱疹。我们使用全自动酶免分析仪，通过 ELISA 方法进行梅毒初筛试验。当天的质控结果在可控范围，阴性对照和阳性对照结果也是正确的。此患者梅毒螺旋体特异性抗体检测的结果是 0.66S/CO，外院检测单纯疱疹病毒 Ⅰ 型和 Ⅱ 型抗体 IgG 都是阳性。梅毒筛选试验是由一位一直从事该项目的经验丰富的副主任技师完成的，未稀释标本的检验结果是阴性，明显与临床症状不符。后来用 TPPA 的方法重测梅毒特异性抗体，检测结果是强阳性。考虑以下三点。

1. 钩状效应导致 ELISA 和 TRUST 未稀释标本检测结果阴性。

2. 该患者感染的梅毒螺旋体产生基因变异，导致使用的试剂盒无法检测到血清中的抗体。

3. 单纯疱疹会影响梅毒螺旋体特异性抗体的检测结果？

目前本实验室能解决的疑惑是钩状效应对试验结果的影响。当时的操作是用蒸馏水对该患者标本进行倍比稀释，用原来的试剂和仪器做梅毒特异性抗体和非特异性抗体试验，检测结果如表 106-1 所示。

表 106-1　倍比稀释检测梅毒特异性抗体和非特异性抗体的结果

项目名称	未稀释	2 倍稀释	4 倍稀释	8 倍稀释	16 倍稀释	32 倍稀释
梅毒特异性抗体 /（S/CO）	0.66	0.65	1.20	1.41	0.49	0.17
TRUST	阴性	阴性	阳性	阳性	阳性	阳性

从以上的表格可以看出，该患者是由钩状效应引起的梅毒特异性抗体未稀释样品检测结果阴性，是个高滴度的梅毒患者。虽然梅毒患者血液中的梅毒特异性抗体会持续存在，但如果没有医师的诊断提示，很可能发出一个阴性报告。笔者的疑问是，临床上检测梅毒特异性抗体的 S/CO 值达到多少需要做 TPPA 复查？可以肯定，是由于钩状效应导致的 TRUST 试验检

测未稀释标本和 2 倍稀释后标本的结果是阴性。临床上经常遇到梅毒非特异性试验阳性，而梅毒特异性抗体检测的 S/CO 值可高达十几，那么，为什么无论稀释倍数是多少，本科室使用的试剂盒用 ELISA 方法检测出来患者血清中特异性抗体的结果都在低范围呢？至于第 2 点和第 3 点疑问，本实验室无法解答，希望有经验的专家们能够给予解释。

【胡志刚主任技师点评】

梅毒的血清学检测主要是特异性抗体（ELISA、TPPA、化学发光等）和非特异性抗体（TRUST、RPR、USR 等）。特异性抗体检测特异度高，用于判定试验，但是它不能判定治疗效果，一旦患有梅毒，这一检测结果可能终身阳性。非特异性抗体检测特异度较低，常用于临床筛选，并可作定量，用于疗效观察。不同的检测方法和试剂得到的结果确实存在不一致的情况。特异性抗体和非特异性抗体均阳性可能为现症梅毒，特异性抗体阴性而非特异性抗体阳性可能是生物学假阳性，特异性抗体阳性而非特异性抗体阴性可能是临床治愈的早期梅毒或极早期梅毒或技术性假阳性，特异性抗体和非特异性抗体均阴性排除梅毒或是极早期梅毒。总的来说，应排除技术性（试剂或操作技术）、生理性（孕妇）和其他疾病，特别是胶原病、自身免疫病，如麻风、红斑狼疮、类风湿性关节炎、风湿性心脏病，某些急性发热病后如风疹、疟疾、水痘、肺炎、传染性单核细胞增多症和免疫接种等情况下出现的抗体暂时性假阳性。所以，单次实验结果阳性均不能确诊梅毒，需要临床医师综合患者的生活史和临床症状作出正确的诊断。此外，进行样品稀释时采用的稀释缓冲液是否和血清有相同的基质效应，对稀释结果是否呈线性有较大的影响。

（杨　阳）

案例 107　临界值附近的梅毒螺旋体特异性抗体值得注意

【案例经过】

患者高某，男，29 岁。在泌尿外科就诊，医院就泌尿道相关疾病做一些排除检查，其中包括梅毒特异性抗体检测。本实验室使用全自动酶免分析仪，当天试验梅毒质控结果在控，临界值是 0.20S/CO，阳性对照是 15.46S/CO。该患者标本检测的结果是 1.85S/CO。对于这样的结果，笔者首先想到了可能是个假阳性，先检查了患者血清，我院用的分离胶促凝管，血清分离得很清晰，排除标本不好引起的干扰。当然这样的结果也会选择用 TPPA 的方法复检，结果为强阳性。该患者的梅毒非特异性抗体检测 TRUST 试验的结果是 1∶8。如此高滴度的患者为什么 ELISA 方法检测梅毒抗体的 S/CO 值不高呢？联系临床，该患者无其他基础疾病，只是类似泌尿道感染的症状。考虑是钩状效应引起的。用蒸馏水对该患者的血清进行倍比稀释，使用相同方法对稀释后的血清进行检测，结果如表 107-1 所示。

表 107-1　患者血清倍比稀释后的检测结果

检测项目	未稀释	2 倍稀释	4 倍稀释	8 倍稀释	16 倍稀释	32 倍稀释
梅毒抗体 /（S/CO）	1.85	2.04	3.57	3.33	2.74	1.52
TRUST	阳性	阳性	阳性	阳性	阴性	阴性

从上面的表格不难看出，倍比稀释后梅毒特异性抗体的 S/CO 值确实有增高的趋势，可是结果仍然在很低的范围，与通常在临床遇到的梅毒患者滴度高，其特异性抗体也会高产生矛盾。我们知道梅毒螺旋体特异性抗体和非特异性抗体检测的结果并不对应，可是对于梅毒活跃期的患者，患者体内的梅毒特异性抗体不会高吗？为什么 TPPA 方法对于抗体滴度很高的未稀释标本能显示很明显的阳性呢？这种 ELISA 方法检测稀释后标本，S/CO 值小范围的增高属于钩状效应吗？

【胡志刚主任技师点评】

梅毒的血清学检测主要是特异性抗体（ELISA、TPPA、化学发光等）和非特异性抗体（TRUST、RPR、USR 等）。特异性抗体和非特异性抗体检测原理不同，得到的结果确实存在不一致的情况。此外，进行样品稀释时采用的稀释缓冲液是否具有和血清相同的基质效应对稀释结果是否呈线性有较大的影响（蒸馏水、生理盐水、阴性患者血清），建议采用不同的稀释缓冲液进行对比试验。

（杨　阳）

案例
108　无限放大的"稀释倍数"

【案例经过】

几个月前某天，笔者正在检验大厅忙得不可开交，突然窗口人员很着急地叫了笔者好几声，笔者赶紧起身询问，窗口人员说："门口有一个姑娘拿着检验报告单来咨询一个项目的结果问题，我们都解释了好几遍了，姑娘还是不停追问，赶紧去解决一下吧。"没顾得上细问，笔者赶紧向窗口奔去。到了门口，只见一位姑娘一脸愁容，都快急哭了，见笔者出来，一个箭步冲到笔者面前，手里拿着报告单指给笔者看，报告单上写着 AFP > 24 200μg/L。姑娘着急地说："这个是什么意思？为什么没有具体数值呀？我上次检查的时候还有，为什么这次没有？我妈妈用了好多药了，不知道有没有效果，我们家人都很着急。"

【沟通体会】

笔者知道又遇上了可报告稀释倍数上限的问题了，赶紧安慰姑娘几句，解释道："报告结果的意思是 AFP 的检测结果超过了 24 200μg/L，AFP 的检测上限是 1 210μg/L，这个 24 200μg/L 是将标本稀释 20 倍后的检测结果，而 > 24 200μg/L 提示这个标本真实的检测数值比 24 200μg/L 还要大。但是本实验室 AFP 检测项目的性能验证报告中指出，可报告最大的稀释倍数是 20 倍，如果稀释倍数超过 20 倍，那检验结果的符合率将无法保证，对于指导临床用药及监测疾病治疗效果的临床意义不大。所以对于样本稀释 20 倍后检测 AFP 仍超过检测上限的情况，本实验室将结果统一报告为 > 24 200μg/L。"经过一番解释，姑娘终于解开心中谜团，不再纠结。笔者不禁感叹实验室与临床的沟通真的很重要。

【贾兴旺专家点评】

要想解答好该家属的咨询，检验者首先得熟悉掌握检验项目的线性范围和临床可报告范围的概念及临床意义。线性范围（linear range）是指系统最终的输出值（浓度或活性）与被分析物的浓度成正比的范围。临床可报告范围（clinically reportable range）为采用标本稀释、浓缩或其他预期处理方法用于延长直接的分析测量范围下的分析物数值的范围，其范围一般较线性范围宽，是考虑方法检测限和预处理流程后的测量范围的延伸。具体到实验室检测 AFP 的项目，仪器的线性范围只能做到 1 210μg/L，查阅说明书，并且经过验证，最大稀释倍数是 20 倍，所以 AFP 的临床可报告范围上限为 24 200μg/L，在此范围内的稀释误差在 12.5% 内。超出此范围，稀释误差就超出了实验室规定的误差范围，无法保证检测结果符合率。检验者掌握了这两个概念并且耐心地向家属做了解释，是一个与患者沟通较好的案例。

（门莎莎）

案例 109　糖类抗原 19-9 结果异常带来的警示 1 例

【案例经过】

　　在日常检验工作过程中发现的一件事情，经过是这样的：病房的住院患者检查肿瘤标志物，AFP、CEA、CA125、CA15-3 均正常，CA19-9 ＞ 2 085U/ml，当班人员结果就直接发到临床了。当天因为笔者到总院有工作需要处理，下午回到新院，检查当天的工作，发现这个患者的结果，询问当班工作人员是否就这个结果和临床医师沟通，当班工作人员否认，随即联系临床医师，询问这个患者的病情。医师说也正准备和检验科联系探讨这个结果，医师讲了患者上次在外院检查，CA19-9 好像是正常的，你们检查的结果会不会有问题？笔者听到这个情况，和医师说会找一下原因，重新复查，看看结果会是什么情况。首先直接复查一遍，结果还是 CA19-9 ＞ 2 085U/ml。笔者还是不放心，检查仪器上 CA19-9 试剂，这个正在使用的试剂包还剩余 2 次检测，考虑试剂会不会有问题，更换一个新的试剂包再检测一次，结果是 17.1U/ml。质控和样本再同时检测一次，质控通过，患者结果依然是正常结果。遂与临床医师再次沟通，对检验结果进行修正。

【沟通体会】

　　1. 工作人员在工作中对结果的审核，需要提高的内容是多方面的，检验质量的控制包括分析前、分析中、分析后，要注重全过程的质量控制。

2. 工作人员在工作过程中或者在学习过程中要不断提高临床相关知识的理解运用能力，对仪器、试剂、患者病情等进行综合分析，才能更好地审核检验结果，保证结果的可靠性，为临床诊断提供依据。

3. 工作过程中与临床医护有效、合理沟通非常重要。检验人员在工作过程中遇到危急值、重度异常结果，以及不能解释的结果，或者有疑问的结果均要及时向上级汇报并与临床医护人员进行及时沟通，保证结果的准确可靠。

【钱晨副主任技师专家点评】

实验室报告的失真，数据会有悖于临床症状，造成临床医师的困惑甚至误判，进而引起其对实验室的不信任。从临床的角度，出现异常结果更多考虑病理性、生理性或药物因素，而实验室因素常常容易被忽略，所以建立和形成与临床及时有效的沟通机制，对于避免误诊及假性结果原因排查有着极其重要的意义。对于实验室结果的质量保证，我们通常借助严格的质量管理机制，通过全过程管理制定策略，但是各家实验室的自身条件与标本状况各不相同，还有容易忽略的试剂开瓶有效期与试剂残余等因素，所以质控时机的选择需要额外关注与验证，以便进行相应调整。

（陈劲松）

案例 110　降钙素原升高就是细菌感染?

【案例经过】

降钙素原（procalcitonin，PCT）是降钙素的前肽，是一种无激素活性的糖蛋白，也是一种内源性非类固醇类抗炎物质，多在细菌感染时诱导产生，主要的生物学效应有次级炎症因子作用、趋化因子作用、抗炎和保护作用等，在调控细胞因子网络中发挥着重要作用。正常情况下，血液中的降钙素原浓度很低。经过近 20 年的研究和实践，降钙素原与感染和脓毒症的相关性很好，已经被推荐用于细菌感染性脓毒症的诊断、分层、治疗监测和预后评估。

近年来，降钙素原的检测应用十分广泛，成为普遍使用的细菌感染生物标志物。在不同的科室、病种中的应用情景有所不同。临床上也会遇到这样的困扰："是不是 PCT 升高就意味着细菌感染呢？""有些患者明明有感染，为什么 PCT 又没升高呢？"理论上说，PCT 反映了全身炎症反应的活跃程度，自身免疫、过敏和病毒感染时 PCT 不会升高，局部有限的细菌感染、慢性炎症不会导致其升高，当严重细菌、真菌、寄生虫感染，以及脓毒症和多器官功能衰竭时 PCT 水平升高。除了细菌感染之外，仍然还有很多疾病会导致 PCT 水平升高。接下来就来聊一聊降钙素原检测的相关问题。

【沟通体会】

1. 导致 PCT 升高的常见疾病，除了细菌感染导致的全身炎症反应外，还有术后、严重创伤（多发伤）、严重烧伤、持续性心源性休克、严重的灌注不足、多器官功能障碍综合征（MODS）、重症胰腺炎、严重的肾功能不全和肾移植后、严重的肝硬化、急/慢性病毒性肝炎、新生儿出生的最初几天、中暑、真菌感染、某些自身免疫病、肿瘤晚期、副肿瘤综合征、横纹肌溶解综合征、持续心肺复苏后；药物因素如使用抗淋巴细胞球蛋白、抗CD3 或鸟氨酸转氨酶抗体、大剂量的促炎因子后等。

2. 降钙素原检测具有如下特点

（1）疾病的早期诊断：PCT 通常在疾病发生后的 2 ~ 6 小时就升高。

（2）与病情发展呈正相关：随着病情严重程度增加，血浆 PCT 浓度明显增高，PCT 对严重脓毒症和脓毒症休克的诊断特异度非常高，明显高于CRP、WBC 等指标。

（3）疗效观察与疾病预后：PCT 水平下降表明炎症反应的降低及感染灶的清除，提示良好预后。

3. 降钙素原检测的临床意义　降钙素原检测对检测细菌性感染稳定有效，且对其他感染相关因素不敏感，PCT 可作为严重细菌感染临床鉴别诊断的首选指标，可作为监控高度细菌感染危险患者的生物指标，具体见表 110-1。

表 110-1 对于 PCT 结果判断的建议

PCT 浓度 / (ng·ml⁻¹)	临床意义	处置建议
< 0.05	正常值	无须处理
< 0.5	无或轻度全身炎症反应，可能为局部炎症或局部感染	建议查找感染或者其他导致 PCT 升高的原因
0.5 ~ 2	中度全身炎症反应，可能存在感染，也可能是其他情况，如严重创伤、大型手术、心源性休克	建议查找可能的感染因素，如果发现感染，建议 6 ~ 24h 后复查 PCT
2 ~ 10	很可能为脓毒症、严重脓毒症或脓毒症休克，具有高度器官功能障碍风险	建议每日复查 PCT，如果 PCT 持续高水平（> 4d），应重新考虑脓毒症治疗方案
≥ 10	几乎均为严重细菌性脓毒症或脓毒症休克，常伴有器官功能衰竭，具有高度死亡风险	建议每日检测 PCT 以评价治疗效果

注：PCT 水平必须结合临床情况进行判读，应避免脱离患者具体病情而进行判读，并应考虑假阳性和假阴性的可能性。

4. 此外，在临床工作中还应注意以下非细菌感染 PCT 升高的情况，见表 110-2。

表 110-2 非细菌性感染 PCT 升高的临床意义

疾病	临床意义
川崎病	有部分研究表明： ①川崎病患儿血清 PCT 水平明显高于正常，并提出 PCT > 3μg/L 是患儿合并冠状动脉病变的临界值； ②治疗前，完全性川崎病患儿 PCT 水平在急性期均明显高于不完全性川崎病患儿； ③合并冠状动脉瘤患儿血清 PCT 值高于无冠状动脉瘤患儿
急性病毒性腹泻	有部分研究表明： ①轮状病毒感染后血清 PCT 升高时提示轮状病毒感染可能引起肠外多个脏器功能损害； ②患儿 PCT 水平升高可能与器官灌注不足时促进全身脏器组织，特别是肠道内神经的内分泌细胞大量释放 PCT 有关，尤其在伴随血容量不足、休克或 MODS 患儿中 PCT 水平明显升高，提示 PCT 对细菌感染性肠炎的诊断可能缺乏特异性

续表

疾病	临床意义	
新生儿出生早期	新生儿出生后受多种因素影响，PCT 有不同程度的生理性升高，早产新生儿和足月新生儿 PCT 升高情况有所区别。有研究表明，足月新生儿出生后 24h PCT 可达高峰，最高 20μg/L，后逐渐下降，出生后第 4 天与儿童正常水平相仿；早产儿生后 28h 可达高峰，峰值较足月儿低，此后逐渐下降，至 72h 左右与足月儿数值相当。出生早期免疫系统发育尚未完善，抵抗力较低，感染性疾病概率较高，其中重症细菌感染所致的脓毒症或脓毒症休克最为常见	
捂热综合征（IMS）	①捂热等可造成的缺氧、因高热等导致的有效循环血量减少、组织低灌注和微循环障碍，MODS 是常见的并发症； ②非感染性疾病，但患儿的 PCT 明显增高，可能与 IMS 病理过程中急性应激和炎症因子激活有关； ③可能存在全身炎症反应综合征（SIRS）和炎性损伤，PCT 作为一项炎症指标，检测值可能与患儿病情的严重程度有关，可早期预测 MODS 的发生	
百草枯中毒	①常累及多个器官，患者甚至死于 SIRS 及 MODS； ②有研究显示，患者早期 PCT 水平与中毒剂量及尿百草枯浓度显著相关，可作为反映百草枯中毒严重程度的指标； ③ PCT 升高可能与体内组织细胞破坏，继发局部或全身炎症反应，刺激机体产生大量的炎症因子（IL-6 和 TNF-α 等）导致 PCT 升高有关。PCT 越高，提示病情越重，预后越差	
多发伤和术后伤	①创伤和术后引起 PCT 变化的原因尚未完全阐明，有研究表明创后 IL-2、IL-6、TNF-α 和植物血凝素等可诱导和刺激 PCT 的产生，但此过程是一种时间依赖性细胞活化模式； ② PCT 的二次升高提示重大创伤后 SIRS 期间并发脓毒症可能	

PCT 检测对诊断患者是否存在或合并细菌引起的感染有非常重要的意义，仅在细菌感染导致的严重炎症反应时才显著增高。PCT 以高特异性而被用于炎性细菌感染的临床鉴别诊断、抗生素指导用药、治疗效果及预后判断等，广泛应用于重症 ICU、外科、儿科、血液科等相关科室，临床意义非常重要。在临床应用过程中，临床应充分了解 PCT 检测的意义和应用，检验科人员也需要在工作中加强责任心，做好降钙素原检测的质量控制和仪器维护。用最真实的检测结果反映患者最真实的情况，监测抗生素使用效果，有效地防止抗生素滥用和减少抗生素所致耐药性细菌株的产生，减轻患者的经济负担。

（周　觅）

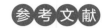

参 考 文 献

[1] 丁宁，于学忠，马岳峰，等. 降钙素原（PCT）急诊临床应用的专家共识. 中华急诊医学杂志，2012，9(21)：944-951.

[2] 周庭银，章强强. 临床微生物学诊断与图解. 4 版. 上海：上海科学技术出版社，2017：102-104.

案例 111 　激素检测结果与临床诊断不一致时的对策

【案例经过】

　　绝大多数情况下，激素测定结果与临床诊断相符合，但是，有时会出现检测结果与临床表现不一致的情况，如有些临床医师对 TSH 在甲状腺功能亢进治疗前后的变化规律的认识有偏差。

【沟通体会】

　　出现这种情况建议不要轻易下结论，不要轻易偏信一边，需要认真分析，这样才能避免误诊或漏诊，以免导致不适当的治疗。

　　1. 检查检测程序，该批检测的质量控制情况等，必要时需要重复测定相关的指标。

　　2. 如重测结果仍同前，需要询问患者采血时的状态，如采血时间、采血前是否运动等［运动可能影响 PRL、人生长激素（HGH）等］，以及服用药物或进食的情况（药物或进食可能影响 PRL、胰岛素等）。极少数的情况下，甚至要询问提供血样的人与看病就诊的人是否为同一个人；必要时需重新获取该患者的标本，或去除外界因素之后再重新取标本复测。

　　3. 如不是外界因素所致，就需要分析是否存在着内源性抗体干扰。内源性抗体如抗 T_3 和 / 或抗 T_4 抗体，这两种抗体使血清 T_3、FT_3 和 / 或 T_4、FT_4 水平同步或不同步升高；其次是包括人抗鼠抗体和类风湿因子在内的嗜异性抗体，如 TSH 等受嗜异性抗体影响结果异常升高，可通过稀释标本后测定而纠正。

　　4. 需要做激素对周围组织作用的评估，了解是否存在外周组织对激素作用不敏感等。

5. 对于激素水平在疾病或治疗过程中的变化，临床医师的认识可能与检验人员不一致。

（王国洪　李家亮　李晓军）

案例 112　"风湿 4 项"缘何成了"风湿 3 项"？

【案例经过】

2016 年 9 月 26 日，患者邓某到投诉办投诉：上午她到检验科采血检验"风湿 4 项"，下午 16：00 她取到了报告，但发现报告单上仅有 3 项结果：类风湿因子、C 反应蛋白和抗链球菌溶血素 O，缺了"红细胞沉降率"。患者表示不解，自己做的是"4 项"，结果怎么只有"3 项"？于是到检验科免疫室询问，得到的答复是仪器故障，让她第二天再来复查。患者表示不满，遂到投诉办投诉。

【沟通体会】

经笔者调查，邓某患"类风湿"多年，经常到医院做"风湿 4 项"检查，其投诉事件属实。那么，检验科缘何把"风湿 4 项"做成"风湿 3 项"呢？原来，免疫室在检测"风湿 4 项"时需要由两台仪器完成，其中 3 项（类风湿因子、C 反应蛋白和抗链球菌溶血素 O）可由仪器自动传送数据到 LIS，而"红细胞沉降率"检测属半自动化项目，读取数据后须人工再转录到 LIS 发放报告。因工作人员疏忽，该患者"红细胞沉降率"检测结果未添加即发出了报告，另外对患者的解释过于简单生硬而导致投诉。

经向患者诚恳道歉、耐心解释，为其免费再次采血重新补做"红细胞沉降率"，同时免费增加了一些其他相关的检测项目，患者方谅解。

该事件后，为了亡羊补牢，预防类似事件再次发生，笔者与免疫室工作人员一起协商讨论，通过 LIS 工程师将"风湿 4 项"报告模板预设到 LIS，当检测结果不全（包括未录入）时将不能审核发出报告，由此避免项目漏检漏发。同时教育相关人员做好检测、审核，在与患者沟通时应诚恳、耐心，避免语言生硬。

【武永康主任技师专家点评】

检验医学正在向自动化、快速化、规模化发展。随着新技术、新方法的不断涌现，医学检验把更多的检测数据和信息准确、及时地提供给临床医师，在疾病的诊断、治疗及预后判断等方面发挥越来越大的作用。《医疗事故处理条例》和"举证倒置"的实施，患者维权意识的增强，使检验纠纷呈逐步增多之势。如何提高检验质量，保证检验报告的准确性，减少因各种因素引起的差错和误差，杜绝医疗纠纷，是摆在每一个检验人面前的重要课题。

检验医疗差错和纠纷产生的原因涉及医疗机构各部门、各环节，从检验科方面来说，常见原因有以下几种。

1. 因服务问题引发的医疗纠纷 这是主要原因，由于检验人员的服务不到位，接诊时态度冷硬、解释不耐心、等候时间过长、与患者及其家属交流不够等。

2. 因检验人员责任心不强引发的医疗纠纷 作为一名检验工作人员，最重要的就是职业道德，也就是要忠于标本和检验结果，不能出具任何违反职业道德的检验报告，更不能凭空捏造检验单。

3. 因检验人员操作不规范或违反检验规程引发的纠纷 检验人员业务不熟练，验收标本不仔细，未能及时发现不合格标本并反馈给临床等。检验科的工作不仅技术要求高，而且要求检验人员要细致、有耐心。

4. 因检验结果不准确而引发的医疗纠纷，包括：①因检验仪器产生的差错。随着自动化程度的提高，检验科有着大量的仪器设备，在仪器的使用过程中，由于不熟悉仪器的基本原理，不了解警示信号的含义，以及在同一试验项目采用不同厂家试剂时，未按照说明书的要求改变参数设置，使检验结果出现系统误差，或仪器吸样针处于半堵孔状态，某些反应杯不洁净等出现偶然误差。②因检验标本采集和处理不当产生的差错。③因报告单打印出错和报告单不规范产生的差错。④因报告不及时引起的医疗纠纷。

5. 因基础理论不完备和技术水平不高引发的医疗纠纷：作为一名检验人员，没有扎实的基本功，没有踏踏实实的工作精神，在实际工作中容易犯错。检验过程不是简单的实验过程，而是一个综合分析的过程，如不掌握过硬的检验基础知识、全面的临床知识，就会产生误诊。

基于以上情况，为避免和减少检验医疗差错和纠纷，首先，应树立正确的为患者服务的思想。苦练基本功，从影响检验结果的各个环节做好把控，确保准确及时发出检验报告。其次，需要引起重视的是，医疗纠纷的发生大多数是医务人员言语不慎、态度不好而引起。检验科工作者与患者接触很密切，而患者又是来自四面八方，各行各业，其文化层次不同，性格脾气各异，稍有不注意或服务态度不当，语言生硬或出言不逊，很容易激惹患者而引起纠纷。随着社会的进步与法制的健全，患者的自我保护意识逐渐增强，对医院的服务要求也逐渐提高，这就需要我们树立正确的服务思想，以最好的技术、最好的态度为患者服务。在回答患者的问题时要有原则、讲科学，更要换位思考，想患者所想，急患者所急。如果检验科工作人员能做到周到服务，掌握患者的心理状态，对患者提出的疑问和某些过激的言语及行为能心平气和地耐心解释，得到患者的信赖，给患者应有的知情权，让他们参与检验过程，增强双方的信任感，即使在医疗工作中出现了某种失误，也能得到患者及家属的谅解，就有可能避免医疗纠纷的发生。

（刘春林）

案例 113 量子点标记的新型冠状病毒 IgM/IgG 抗体检测是新型冠状病毒感染患者核酸检测的重要补充手段

【案例经过】

一位 54 岁的中年男性，因"发热、咳嗽一周"入院，入院前曾有湖北旅行史。入院后查血常规：WBC 总数未见异常，淋巴细胞分类降低，胸部 CT 提示"病毒性肺炎"，符合新型冠状病毒感染的疑似标准，故入院后立即采取鼻咽拭子查 2019-nCoV 核酸，但 3 次鼻咽拭子样品核酸检测均为阴性。随后，患者出现了咳痰，于是送检痰液标本查核酸，结果亦为阴性。

该患者 4 次送检核酸都是阴性，鼻拭子、咽拭子、痰液标本都尝试了，但患者有流行病学史，有呼吸道感染的症状，胸部 CT 有病毒性肺炎的表现。临床医师这下疑惑了，于是他们迅速找到检验科，同检验科同事探讨如何处理这个核酸检测阴性的问题。经过协商，检验科同事建议临床医师检测患者的血清查其新型冠状病毒 IgM 及 IgG 抗体（量子点标记的新型冠状病毒 IgM/IgG 抗体），IgM 抗体结果为 36.7g/L（阳性）（参考范围为 0~20），IgG 抗体结果为 <20g/L（阴性）（参考范围为 0~20），高度提示患者为新型冠状病毒感染。

检验科同事强烈建议医师取肺泡灌洗液送检核酸检测，结果为阳性。10 天后，复测抗体，IgM 抗体结果为 131.9g/L（阳性），IgG 抗体结果为 32.9g/L（阳性）。半个月后，再次复测抗体，IgM 抗体结果为 178.9g/L（阳性），IgG 抗体结果为 167.8g/L（阳性）。

【沟通体会】

根据当时正在执行的《新型冠状病毒感染的肺炎诊疗方案（试行第六版）》，新型冠状病毒的确诊标准为疑似病例并具备以下病原学证据之一者：①呼吸道标本或血液标本实时荧光 RT-PCR 检测新型冠状病毒核酸阳性；②呼吸道标本或血液标本病毒基因测序，与已知的新型冠状病毒高度同源。可王辰院士指出核酸检测的阳性率在 30%~50% 之间，对于核酸检测的假阴性问题，钟南山院士也指出需要同时检测抗体来补充核酸检测的假阴性。

量子点是一种半导体纳米晶体，具有常规有机荧光染料无法比拟的诸多优点：荧光效率高、寿命长，光稳定性好、斯托克斯位移大、单一光源多色激发等。量子点标记的新型冠状病毒 IgM/IgG 抗体可定量检测患者血清中抗体的滴度，IgM 抗体有助于患者的早期诊断，IgG 抗体有助于患者的病情判断及预后的评估。当患者鼻咽拭子及痰液核酸检测为阴性时，可考虑取肺泡灌洗液，这样可大大提高核酸检测的阳性率。患者为新型冠状病毒感染时，先出现 IgM 抗体，后出现 IgG 抗体，且随着病情进展，抗体的滴度逐渐升高。

【经典箴言】

对于新型冠状病毒的检测而言，核酸和抗体的检测相互补充。

【顾兵教授专家点评】

临床症状和感染标志物能辅助判断病原体种类，但无法判断具体病原体。抗原或核酸诊断能早期诊断感染发生，灵敏度高，但取材很关键。培养虽被认为是诊断的金标准，但时间长，灵敏度低，病毒、非典型病原体、某些真菌等不易培养。抗体诊断可用于早期诊断及流行病学调查，但抗体的产生需要时间，故不同的病原体感染时需选择不同的检测方式。

（蔡　甜）

案例 114　诊治有曲折，病理来定性

【案例经过】

52 岁的徐大叔忽然间出现了持续性双下肢肿痛并伴有活动障碍，日常身体健壮的他并未考虑太多，只是认为近段时间工作辛苦，去医院门诊看一下，配些药服用就会很快恢复。但是没有想到，去了多家医院门诊，得出了一样的结论"双下肢静脉栓塞"，而口服药物与补液治疗均不见效，并有了腹痛、发热的情况，病情日益加重。徐大叔有些急了，赶紧决定住院彻底检查治疗，超声检查的结果为双下肢小腿肌间静脉增宽伴散在血栓，但 CT 的报告考虑肠系膜上静脉血栓、肠坏死可能，这让徐大叔彻底慌了神，他决定转至上级医院。在 20 余天的住院治疗中，病情有了一定好转，徐大叔感觉轻松了不少，但是疾病的诊断还是不明确，只是对症治疗，这让他隐约觉得这病未断根，考虑家人照顾与医疗费用，决定出院回家休养。但没有想到仅回家 2 天又出现腹痛、腹泻、双下肢肿痛，徐大叔住进了首次住院的血管外科。赵主任看着心情绝望的徐大叔决定进行疑难病例全院多学科大讨论。肾内科的陈主任详细分析了病情后认为造成徐大叔体内多部位静脉栓塞的原因可能是肾脏出了问题，应该进行肾活检穿刺病理检查。

而在随后的肾活检病理报告中明确诊断为 IgA 肾病（系膜增殖性肾小球肾炎伴新月体形成）。陈主任予以甲泼尼龙 500mg 服用 3 天后，症状明显改善，后改为 52mg 甲泼尼龙对症支持治疗，并出院后门诊随访，至今病情稳定。想起这场疾病的遭遇，徐大叔哭了，经历了 3 个多月的磨难，他感慨万千，疾病的症状复杂多样，而病理学检查有真正的诊断定性作用，不愧为金标准。

【沟通体会】

"医生，我得的是啥病""医生，我感觉我的症状越来越严重了""医生，我的病到底是啥，为什么转了好几个医院还是没有确诊，为什么反反复复好不了？"这些是徐大叔患病以来一直念叨的话，而之前多家医院的医师也是一筹莫展，束手无措。疾病的诊治需要临床医师有对不同疾病认识的广度、深度，以及丰富的经验。患者前后去了多家医院，大多医师因临床工作量大，未能持续跟进而使得诊断未明确，由此造成治疗无方向，只能对症治疗。因此，在面对一些疑难、复杂、罕见病例时，可及时开展多学科讨论，使得诊断明确、治疗有效。

IgA 肾病的临床表现多种多样，主要表现为无症状性血尿或蛋白尿，也可表现为急、慢性肾衰竭等严重肾脏损害，其中临床最多见的还是镜下血尿伴或不伴蛋白尿，40%～50% 的患者表现为发作性肉眼血尿，大部分患者有间断性或持续性轻、中度蛋白尿，仅约 5% 的患者出现达肾病综合征水平的蛋白尿，儿童和青少年患者肾病综合征的发生率明显增高。中华医学会肾脏病临床诊疗指南指出，尽管 IgA 肾病的临床表现和实验室检查缺乏特征性改变，但如果出现以下表现，应怀疑 IgA 肾病：①上呼吸道感染或扁桃体炎发作同时或短期内出现肉眼血尿，感染控制后肉眼血尿消失或减轻；②典型的畸形红细胞尿，伴或不伴蛋白尿；③血清 IgA 值增高。

1. IgA 肾病的病理诊断要点

（1）病理形态特征：IgA 肾病是病理诊断，需要通过肾活检明确。光镜下，IgA 肾病最主要的特征是系膜细胞和系膜基质增生，导致系膜区增宽。免疫荧光检查表现为大量 IgA 弥漫性沉积于系膜区，呈团块状或颗粒状弥漫沉积，可伴有 IgG 和 IgM 的沉积，有时可延伸到毛细血管壁。绝大多数病例合并 C3 沉积，并与 IgA 分布一致，但 C1q 和 C4 呈阴性。Masson 染色显示呈红色的沉积物主要分布于系膜区，多呈斑点、斑块状，偶呈短线状，且伴有呈蓝色的系膜区扩大，即基质增多。电子显微镜观察显示所有肾小球系膜区均有电子致密物沉积，表明病变为弥漫性，偶尔在内皮下或上皮下可以见到少量的电子致密物沉积，尤其在重症患者中。KDIGO 指南指出，对所有经肾活检证实为 IgA 肾病的患者应进行继发病因鉴别。常见的继发性肾小球 IgA 沉积包括狼疮性肾炎、过敏性紫癜肾炎、乙肝肾炎等继发性肾小球疾病，同时需要与肝硬化、腹部疾病和人类免疫缺陷病毒（HIV）感染等引起的肾小球 IgA 沉积相鉴别。这些疾病的鉴别需要结合光学显微镜、电子显微镜、免疫荧光显微镜下的形态学特征和患者的临床资料。

（2）病理分级：对 IgA 肾病病理分级的研究，已从单一分级发展到半定量分级，通常采用 Lee 氏分级和 Haas 氏分级，其均根据肾小球病变及小管间质病变的严重程度，由轻到重分为 I 、 II 、 III 、 IV 、 V 级。2009 年国际 IgA 肾病协作组和肾病病理协会共同发布了"IgA 肾病牛津分类法"，重点关注系膜细胞增殖（M）、节段性肾小球硬化（S）、毛细血管内细胞增生（E）、小管萎缩/间质纤维化（T）的程度。通过一系列循证医学研究，牛津分型研究组认为肾组织 M、S、E、T 病变与肾活检时患者 24 小时尿蛋白定量、血压水平，以及肾小球滤过率（GFR）等临床指标密切相关，可用于评价 IgA 肾病患者的肾脏预后。牛津病理分型系统制定严密，充分考虑了可重复性，是目前最严谨科学的分型方法，被认为具有很好的临床实用性。

2. IgA 肾病合并血栓形成机制　静脉血栓主要由纤维蛋白和红细胞聚集形成，而动脉血栓的主要组成成分为血小板和少量纤维蛋白。临床中以静脉血栓更为多见。现公认的可以促使血栓形成的因素主要有血管内皮细胞损伤、高凝状态、血流动力学改变等。IgA 肾病患者体内的免疫复合物、自身抗体等可引起血管内皮损伤或内皮损伤后胶原暴露，启动内源性及外源性凝血途径。高凝状态形成过程中，外源性组织因子起着更为重要的作用，高凝状态是多重病理生理改变的结果。IgA 肾病并发双下肢深静脉血栓少见，而本例同时并发肠系膜静脉血栓更为罕见。姜傀等研究发现 IgA 肾病有显著的微血管损害现象，有前期研究发现 IgA 患者较同年龄段健康人相比更易发生动脉硬化。

3. IgA 肾病治疗进展　应依据肾活检病理组织学类型与分级来制定有效的个体化治疗方案。明显的炎症细胞浸润、系膜细胞增殖、细胞性新月体形成是应用免疫抑制剂治疗的适应证。对于单纯性血尿 IgA 肾病患者，由于证据不充分，KDIGO 指南不建议对 IgA 肾病患者进行扁桃体摘除和抗血小板治疗，对于 IgA 肾病患者是否采取更积极的初始免疫抑制治疗方案，以及对于起始肾功能差的重症 IgA 肾病患者治疗时机与方案的设定，有待大规模随机对照研究的开展，以及大数据分析以明确。

【经典箴言】

1. 对于复杂、疑难、罕见病例需要及时开展多学科讨论　尽管 3 个多月诊疗过程曲折，但本例患者的结局是良好的，其转折点是血管外科赵主任实施的全院多学科会诊、肾内科陈主任提出的肾活检病理学检查。IgA肾病临床表现呈现多样性，包括双下肢水肿、腹痛、贫血、蛋白尿等，病情出现反复，难以鉴别，诊断困难，该患者几乎都遇上了。尤其是经多学科会诊后，肾内科医师提出"膜性肾病"可能，也有适应证，即行肾穿刺活检，进行准确的病理分级，明确 IgA 肾病诊断，进行了有效治疗，效果显著。

2. 有病理活检适应证的患者应及时进行病理学检查　结合病例分析，超声检查可以方便地进行筛查（图 114-1：双下肢小腿肌间静脉增宽伴散在血栓），找出问题，而 CT（图 114-2：考虑肠系膜上静脉血栓、肠坏死可能）、MRI 在检查中进行血管造影可以明确诊断，是诊断血栓栓塞的金标准。而在肾内科提出疑似"膜性肾病"，即转入肾内科，经肾穿刺活检。病理检测提示本例患者 3 条肾脏皮质组织，1 条肾髓质组织，共 15 个肾小球，其中 1 个肾小球全球硬化，3 个肾小球可见球性细胞性新月体形成，8 个肾小球可见节段性细胞性新月体形成，上述肾小球毛细血管袢受压闭塞伴纤维素样坏死。其余肾小球体积稍大，细胞数约 80 ~ 100 个 / 肾小球，系膜细胞 2 ~ 3 个 / 系膜区，系膜基质轻度增生，毛细血管袢开放可，基底膜不厚，部分小球轻微球囊粘连。Masson 染色阴性，小管间质重度病变，小管结构不清，弥漫性小管上皮细胞肿胀变性，部分坏死脱落，可见蛋白管型，间质区可见弥漫性炎症细胞浸润，伴嗜酸性粒细胞浸润。小动脉壁轻度增厚，内膜增生，动脉壁未见透明样变性，血管腔内未见血栓形成，管壁未见明显炎症细胞浸润。免疫组合提示 PLA2R 阴性，Ig 亚型阴性，PAS染色（图 114-3，放大倍数 ×400），PASM 染色（图 114-4，IgA 放大倍数 ×400）。病理诊断：结合免疫荧光（图 114-5，放大倍数 ×400）结果，考虑IgA 肾病（系膜增殖性肾小球肾炎伴新月体形成），Hass Ⅳ 型，$M_0E_0S_0T_2$（牛津，2009）（肾小球总数 15：内皮细胞增殖 0，新月体 11，全球硬化 1，节段硬化 0）。电镜见：肾小球毛细血管袢系膜基质增生，系膜区可见电子致密物沉积（图 114-6，箭头所示），基底膜均匀，基底膜上皮内侧和内皮侧未见明显电子致密物沉积，上皮细胞足突节段融合及细胞质脱落。部分肾小管上皮细胞坏死脱落，肾小管基膜周围未见电子致密物沉积。综合病理分析：系膜增殖，符合 IgA 肾病。所以即予以甲泼尼龙 500mg，3 天，后改为 52mg 甲泼尼龙对症支持治疗后，患者症状明显改善，现门诊随访病情稳

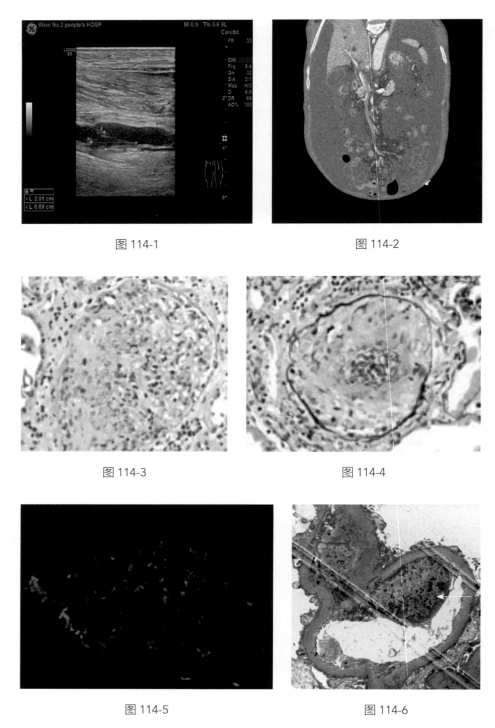

图 114-1

图 114-2

图 114-3

图 114-4

图 114-5

图 114-6

定。故对于有病理活检适应证的病例要及时进行穿刺取样，用高质量常规石蜡切片通过 HE 染色、特殊染色、免疫组织化学、电镜等病理技术制片后经综合分析可定性诊断。目前病理学发展迅速，其在疾病组织学、分子生物学方面仍具有巨大潜力，可提供精准的诊断及临床分析评估。

（汤　鸿）

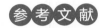

[1] 陈香美. 临床诊疗指南：肾脏病学分册. 北京：人民卫生出版社，2011：36.

[2] ROSAI J. Rosai and Ackerman's surgical pathology. 10th ed. Oxford: Elsevier Health Sciences, 2014: 1131-1132.

[3] Chapter 10: Immunoglobulin A nephropathy. Kidney Int Suppl (2011), 2012, 2(2): 209-217.

[4] REICH H N, TROYANOV S, SCHOLEY J W, et al. Remission of proteinuria improves prognosis in IgA nephropathy. J Am Soc Nephrol, 2007, 18(12): 3177-3183.

[5] Working Group of the International IgA Nephropathy Network and the Renal Pathology Society. The Oxford classification of IgA nephropathy: Rationale, clinicopathological correlations, and classification. Kidney Int, 2009, 76(5): 534-545.

[6] 陈玲，吴小燕. IgA 肾病临床诊治指南（解读）. 临床内科杂志，2015(5)：358-360.

[7] 陈杰，李甘地. 病理学. 北京：人民卫生出版社，2005：62.

[8] BARBANO B, GIGANTE A, AMOROSO A, et al. Thrombosis in nephrotic syndrome. Semin Thromb Hemost, 2013, 39(5): 469-476.

[9] MIRRAKHIMOV A E, ALI A M, BARBARYAN A, et al. Primary nephrotic syndrome in adults as a risk factor for pulmonary embolism: An up-to-date review of the literature. Int J Nephrol, 2014, 2014: 916760.

[10] 姜傀，周建中，关伟明，等. 原发性 IgA 肾病中的微血管损害. 中华肾脏病杂志，2005，21(6)：324-327.

[11] 赵唯含，顾焕，廖江铨，等. IgA 肾病与动脉硬化指数的相关性研究. 中华中医药杂志，2014，29(7)：2201-2203.

案例 115　异常的肌钙蛋白 I

【案例经过】

2020 年 12 月 10 日，笔者接到临床的电话，一个患者的高敏肌钙蛋白测值 1.404ng/ml，不符合临床，需要确认一下检测结果，随后笔者查看了该患者的近期测试记录，见表 115-1。

表 115-1　测试记录表

项目	单位	12月3日	12月5日	12月8日	12月10日	参考范围
hs-cTnI	ng/ml	1.082	0.55	0.125	1.404	< 0.1
MYO	ng/ml	203.12	67.34	55.32	48.21	< 70
CK-MB	ng/ml	8.54	6.43	3.56	3.27	< 5

注：hs-cTnI. 高敏肌钙蛋白 I；MYO. 肌红蛋白；CK-MB. 肌酸激酶同工酶。

患者男性，56 岁，2020 年 12 月 3 日因胸痛、胸闷 1 天入院就诊，临床诊断为冠心病，急性非 ST 段抬高心肌梗死。12 月 3 日首次测试，当日心肌梗死三项测值均为阳性，其中 hs-cTnI 测值 1.08ng/ml；随后 12 月 5 日 hs-cTnI 测值 0.55ng/ml，MYO 恢复正常；12 月 8 日 hs-cTnI 测值 0.125ng/ml，CK-MB 恢复正常；12 月 10 日再次测试 hs-cTnI 测值 1.404ng/ml。该患者入院以来经过治疗恢复良好，其间未进行介入手术，正常来说 hs-cTnI 测试结果应该会下降，现在反而明显升高，与临床症状不符合。

【沟通体会】

12 月 10 日当天现场查看了仪器质控数据，近期结果均正常，找到早上该患者测值为 1.404ng/ml 的标本复测了一次，结果 0.989ng/ml，仍为阳性，排除了第一次测试过程中的操作问题，那么问题究竟出在哪里？

笔者怀疑标本拿错了，又让临床重新送了一管血标本，离心之后测试结果为 0.048ng/ml，结果为阴性。第一感觉是找到原因了，应该是临床把标本拿错了，马上和临床打电话告知猜测，却遭到质疑。

随后一直在思考问题出在了哪里，从样本接收到样本处理再到样本检测，整个流程在脑海中循环。突然想起来 12 月 10 日早上离心机断了一次电，样本拿出来的时候只是观察到血浆和血细胞分离了就拿去测试了，具体离心时间不清楚，抱着忐忑的心情又重新找到了早上的标本，认真观察，发现里面有絮状物质挂着一点血丝，整体血清稍微泛红，怀疑是溶血或者离心不完全导致的，于是重新 3 000r/min 离心 10 分钟测试，观察血清样本更加澄澈了，重新测试结果为 0.053ng/ml，低值，应该是血清内含有纤维蛋白原和少量红细胞所致。

平常我们在检验工作中关心较多的可能是分析中的质量控制，其实分析前的每个步骤也很重要。样本从采集到检验结果得出这一流程环节较多，一点小误差就可能影响检验质量，导致漏诊或者是误诊。确保检验质量准确十分关键，作为检验者一定要做到细心，把握一切并控制细节。

【李丽主任医师专家点评】

此次的主要原因是标本未被正确离心，标本中的纤维蛋白丝影响了结果。MYO、CK-MB 都是呈现好转的趋势，hs-cTnI 结果突然增高，然后重新离心后检测结果又变成了 0.053ng/ml。这是由于样本中的纤维蛋白丝可能会和试剂中相关抗体结合，并激发荧光量子点产生荧光信号，导致结果出现假阳性。

（卿林娟）

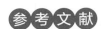

参 考 文 献

[1] 中国医师协会检验医师分会心血管专家委员会. 心肌肌钙蛋白实验室检测与临床应用中国专家共识. 中华医学杂志，2021，101(37): 2947-2961.

[2] 唐世辉. 临床生化检验质量影响因素分析及对策. 世界最新医学信息文摘，2018，18(4): 131-132.

案例 116　不同检测方法肌红蛋白结果差异的分析

【案例经过】

12 月 8 日笔者接到临床反馈，某患者血清标本 12 月 6 日测试结果肌红蛋白（MYO）30.63ng/ml（参考范围：0 ~ 70ng/ml），CK-MB 78.04ng/ml，hs-cTnI 8.621ng/ml。12 月 7 日使用另一台不同品牌的生化仪测试同一患者血清标本 MYO 为 103.50μg/L（参考范围：0 ~ 90μg/L），MYO 测值出现阴阳反差，于是找到 12 月 6 日的该患者标本重新测定肌红蛋白，MYO 复测 25.32ng/ml，同时该样本用化学发光仪检测的结果为 28.13ng/ml，也为阴性，检测数据整理如表 116-1。

表 116-1　MYO 的检测结果

仪器	采血时间	测试时间	测试结果	参考值
科室检测结果	12 月 6 日	12 月 6 日	30.63ng/ml	< 70ng/ml
	12 月 6 日	12 月 8 日	25.32ng/ml	< 70ng/ml
生化仪	12 月 7 日	12 月 7 日	103.5μg/L	< 90μg/L
化学发光仪	12 月 6 日	12 月 8 日	28.13ng/ml	< 70ng/ml

患者，女，71 岁，病史判断冠状动脉粥样硬化性心脏病、心功能 Ⅱ 级、非 ST 段抬高型心肌梗死，心悸不适 3 天来院就医。

【沟通体会】

对几个结果进行了分析，化学发光仪检测结果为阴性，与科室检测结果相符，基本说明科室 12 月 6 日早测定结果准确。相对来说较为符合临床病史走向，而生化仪检测 MYO 测值虽为阳性，但处于参考范围上限附近，测定时间为 12 月 7 日晚，样本为另一管血清标本。考虑到两者检测时间跨度较长，超过 24 小时，方法学跨平台差异也较大，可能会导致结果差异较大。

除此之外，查阅资料也了解到 MYO 的一些性质：检测血液中的肌红蛋白可以作为急性心肌梗死（AMI）诊断的早期灵敏指标。由于分子量小，肌红蛋白可以更早进入血液中，发病后 2 小时机体血清 MYO 显著上升，于发病后 4 ~ 12 小时达到高峰，发病后 48 小时内逐渐回落至正常水平，但是特异度相对较差，骨骼肌的损伤、创伤等疾病都可导致肌红蛋白升高。所以肌红蛋白虽不能确诊 AMI，但可用于早期 AMI 的排除诊断。这也提示我们，科室对临床上有症状的患者可同时测定其他指标，综合各项指标进行判定，单一的 MYO 指标可能会对诊断产生影响。

【肖丽琴主任医师专家点评】

此比对实验数据翔实，思路严谨，对比恰当，分析到位。通过此次使用不同的仪器对肌红蛋白检测的对比实验，充分说明了科室检测结果的可靠性及准确性，对临床急性心肌损伤的立即诊断与治疗提供了良好的依据，且对患者的病情及预后及时作出了很好的评价，特别是针对急性心肌梗死的诊断提供实时的信息，并及时作出相应的处理措施，对临床的帮助意义极大。同时，检验人员应注意将检验结果与临床实际病情相结合，并及时与临床医师沟通，以提高结果的符合率，以便更好服务于临床。

（王苏艳）

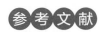

[1] 张颖. 肌钙蛋白Ⅰ、肌红蛋白和肌酸激酶同工酶检测在急性心肌梗死诊断中的价值. 中国实用医刊，2019，46(11)：43-45.

[2] 黄鹏，洪庆超，吴媚. 血浆 D- 二聚体、血清肌红蛋白及超敏肌钙蛋白 T 检测在急性心肌梗死 PCI 中的应用. 微创医学，2019，14(1)：89-91.

[3] 原建华，康丹丹. BNP、hs-cTnI、MYO、CK-MB 联合检测在急性心肌梗死诊断中的应用价值. 实验与检验医学，2020，38(1)：84-85.

案例 117 血清淀粉样蛋白 A 的异常阴性

【案例经过】

2021 年 12 月 8 日早上笔者做完质控后，像往常一样开始常规标本的上机检测，一次性测试了 15 个血清淀粉样蛋白 A（SAA）标本。查看结果时发现所有的结果均＜ 5mg/L，直觉可能结果出现了异常，因为根据笔者之前的经验，SAA 属于急性时相反应蛋白，在感染急性期、炎症反应、组织损伤时迅速升高，在恢复期迅速下降，同时测试 15 个标本均小于检测下限的情况很不正常。随后笔者再次确认了质控结果，高、中、低值质控均在控，同时，又重新拿出来一套新的质控品进行检测，质控结果仍然在控，难道真的是连续 15 个阴性的结果？笔者仍然表示怀疑，于是，查找这 15 名受检者的其他检测信息，结合血常规指标更加确定结果存在问题。但是问题出在哪里呢？为什么质控结果都是正常的？难道是笔者多虑了？考虑再三，笔者联系了厂家工程师，经过工程师的分析，怀疑仪器稀释模块出了问题，标本混匀不充分或者未混匀，导致检测结果异常。为什么质控结果正常呢？SAA 是稀释项目，在检测时需要加入稀释液，而质控是在质控模式下进行的，检测过程不需要进行稀释，所以 SAA 的结果出现了异常而质控结果没有异常。在工程师的指导下，笔者最后发现，是稀释模块电机的接口松动，标本未混匀，将接口重新接好后，复检标本结果 7 个阳性，并和血常规的指标基本符合。之后笔者又查阅了前几天的标本，发现标本数值的分布有高有低，看似没有异常，随机抽检了几份标本，结果与已审核结果基本吻合，没有明显差异，于是放心审核报告。

【沟通体会】

本案例经过很简单，但是通过本案例，笔者总结以下心得体会。

1. 质控在控，并不意味着检测结果就完全正确，可以直接发放报告。

2. 工作中要善于总结经验，建立临床思维，并相信自己的职业判断，遇到疑问一定要查找原因，不回避问题。

3. 随着检验仪器自动化的提高，各种检测的操作步骤越来越简便，但检验人员不能只会简单操作，要知晓仪器的检测原理，这样才能更好地分析问题、解决问题。

（宋杨英）

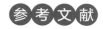

刘锦燕，赵珺涛，项明洁. 血清淀粉样蛋白 A 在疾病中的作用机制及应用研究进展. 检验医学，2021，36(7)：756-760.

案例 118 新型冠状病毒 IgM 假阳性问题

【案例经过】

2020 年 7 月的一天，笔者如常在科室进行新型冠状病毒抗体（新冠抗体）检测，突然发现了一个 IgM 阳性的结果，这立马引起了全科室的关注。从开展新型冠状病毒抗体检测起，还没有出现过 IgM 的阳性，突如其来的"阳性"让大家陷入一定的恐慌，因为笔者所在的地区还没有出现过新型冠状病毒感染确诊的患者！紧接着连续复测了三张试剂卡也是一样的结果，使用现场另一厂家试剂检测 IgM 也为阳性。

那这个结果到底是怎么回事呢？

【沟通体会】

赶紧查阅相关资料和时下关于新冠抗体检测的文章，发现在别的地区也有类似的情况发生，血清学新冠抗体检测有一定的"假阳性"存在。

首先，联系临床了解该患者的基本情况，患者女，30 岁，确认此人在疫情出现之后从未出市，且是本地居民，近期也无发热、咳嗽等相关症状，由于妊娠定期到医院检查。

认真观察血清样本性状，外观上排除了外源性（溶血、脂血等）带来的影响。考虑较为复杂的内源性因素，是否有补体、嗜异性抗体等方面的干扰存在。

于是将样本首先拿去灭活，在 56℃ 30 分钟灭活后，采用两种试剂卡多次测试后 IgM 均为阴性。基本确认为干扰样本，考虑该样本中可能存在补体干扰，造成测试结果的假阳性。

新冠抗体检测需结合核酸的结果与症状协同判断，如核酸是阴性，根据流行病学调查建议患者在家隔离 2 天不要外出，1~3 天以后重新检测抗体。如果新冠 IgM 抗体没有加深或者 IgG 抗体没有显色，说明是一个假阳性的标本，是患者体内存在干扰情况导致的，并没有传染的风险。

我们既要防止阳性患者漏检，对于假阳性也要根据实际的情况客观分析。同时新冠抗体是核酸检测的协同诊断指标，作为核酸检测的补充手段，我们在日常工作中不仅需要关注实验结果，也要关注核酸结果和基本情况，先判断是否属于高风险地区人群，再根据核酸结果和临床反馈情况沟通评估。

（周鑫卫）

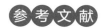

[1] 徐万洲，李娟，何晓云，等．血清 2019 新型冠状病毒 IgM 和 IgG 抗体联合检测在新型冠状病毒感染中的诊断价值．中华检验医学杂志，2020，43(3)：230-233．

[2] LI Z T, YI Y X, LUO X M, et al. Development and clinical application of a rapid IgM-IgG combined antibody test for SARS-CoV-2 infection diagnosis. J Med Virol, 2020, 92(9): 1518-1524.

[3] 张瑞，李金明．2019 新型冠状病毒特异抗体检测"假阳性"原因分析及对策．中华检验医学杂志，2020，43(5)：507-510．

[4] GUO L, REN L L, YANG S Y, et al. Profiling early humoral response to diagnose novel coronavirus disease (COVID-19). Clin Infect Dis, 2020, 71(15): 778-785.

案例 119　一例脂血的抗米勒管激素血清样本

【案例经过】

2021 年 2 月 4 日，早上笔者正常做完仪器质控，将昨天晚上夜班同事收到的抗米勒管激素（AMH）样本进行检测，使用荧光免疫法检测 AMH 结果为 21.47ng/ml。因为很少遇到 20ng/ml 以上的值，出于谨慎，又把样本用化学发光仪进行复测，结果为 18.7ng/ml，基本上确认为高值样本，将报告发出。

但不一会儿临床打来电话，说这个患者的结果好像有点高，和实际临床症状不大符合，经过查阅病历，以及与临床医师沟通后，梳理出以下基本信息。

患者，女性，28 岁，该患者存在月经不调、痛经的情况，昨晚来急诊就诊，性激素六项中 LH 和 FSH 的结果无异常，等待 AMH 结果进一步确认情况。

【沟通体会】

通过沟通，得知临床判断这不太可能是个高值样本，可是科室仪器每天都在做质控，维护保养也在严格执行，结果一般不会出现问题。于是又找到了上午的样本，考虑会不会是由于干扰造成的，如果是干扰的话，无外乎补体和各类嗜异性抗体、药物等造成的。先初步排查，考虑用稀释的方式，如果稀释 2 倍和 4 倍之后是等梯度下降的，那基本证明是一个高值，如果不成梯度下降，很可能为干扰导致，于是准备进行稀释操作。

正当准备将样本进行稀释的时候，样本流动时有些油状的感觉，想到脂血的影响，又赶紧把样本重新高速离心，然后取下层血清，用两种检测方法检测，结果分别为 5.67ng/ml 和 5.32ng/ml，基本上都降了下来！多次复测后结果也稳定下来。到此也算解决了这个问题。

虽然只是一个小问题，但是也需要反思，其实这种由于样本脂血导致的问题还是存在的。除此之外，外源性物质的影响，比如离心不全血清中含有纤维蛋白原，尽管少量同样可能影响部分检验方法的结果。化学发光方法检测设备还容易因为多种原因堵针，这些都是需要注意的，而且很容易被忽略掉。由于患者的个体差异，凝血功能差异，每个人血液完全凝固的时间是不相同的，因此更需要我们在做样本检验的过程中，做好分析前的质量控制和样本检查。实验和报告是出结果的一部分，作为检验人需要关注每一个步骤，来保障结果的准确。

（熊　敏）

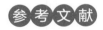

参考文献

[1] 王利娟，阮祥燕，崔亚美，等. 多囊卵巢综合征不同表型的血清抗苗勒管激素水平特征的分析. 首都医科大学学报，2016，37(4)：444-448.

[2] 鲁军，程歆琦，禹松林，等. 异嗜性抗体干扰化学发光方法检测 cTnI 的处理和分析. 现代检验医学杂志，2018，33(2)：101-104.

[3] 杨迎春. 临床生化检验结果的影响因素及对策探讨. 当代医学，2019，25(15)：140-141.

案例 120　D- 二聚体检测的钩状效应

【案例经过】

今天笔者日常检测 D- 二聚体（D-Dimer），检测过程中发现一例样本的结果为 9.999mg/L，超出检测范围，检测仪器为凝血仪，样本类型为枸橼酸血浆。更换另一厂家设备后测试结果 1.5mg/L，均为"阳性"高值。而科室荧光免疫仪测试结果为 < 0.11mg/L，三个结果均有较大差异，笔者暂时无法判断哪个结果最为真实。

联系临床了解到该患者因头晕住院，连续测了几天，凝血仪器检测结果都为"阳性"高值，但是没有关键临床症状表现，其他检测结果也正常。那到底哪个结果是准确的呢？

【沟通体会】

由于只有荧光免疫仪测试结果为阴性，笔者首先考虑到是否为仪器或试剂问题，于是查看当日质控和测试曲线，均为正常。之后用生理盐水 4 倍稀释后荧光免疫仪复测结果分别为 0.42mg/L，"阴性"低值，但稀释后结果升高，初步怀疑可能出现钩状效应导致结果出现低值，于是再进一步分析验证，使用低值血浆再稀释 8 倍后该样本测试结果为 2.17mg/L，查看曲线峰图正常，确定样本本身是高值样本。

对本次问题原因进行分析，原液测试结果为阴性，稀释八倍后为阳性，说明该患者本身 D- 二聚体的水平为高值，和其他临床检测指标一致。分析可能的原因包括：①该患者体内 D- 二聚体浓度太高，使用双抗体夹心法测试时导致钩状效应的出现，检测结果偏低；②该患者体内存在其他干扰因子，可以竞争结合标记抗体，导致体内的 D- 二聚体无法和标记抗体结合，导致检测结果偏低。

解决方案：对于疑似因钩状效应导致的测量结果偏低的样本可以通过稀释来解决或降低，稀释时为避免基质效应的干扰应优先选择低值血浆进行稀释，试剂浓度通过稀释倍数回算。

另外笔者通过查阅资料和与临床医师的沟通，发现 D- 二聚体升高也有很多种情况：①静脉血栓栓塞（VTE），包括深静脉血栓（DVT）和肺栓塞（PE）；②主动脉夹层发病 24 小时内，当 D- 二聚体达 0.5mg/L 时，其诊断急性主动脉夹层（AAD）的灵敏度为 100%，特异度为 67%，故可作为 AAD 诊断的排除指标；③在急性心肌梗死（AMI）患者中可以观察到 D- 二聚体的升高，且使用尿激酶溶栓后 D- 二聚体的浓度较前下降，因此，冠心病患者伴有升高的 D- 二聚体可能预示着更高的 AMI 风险；④在弥散性血管内凝血（DIC）早期，D- 二聚体即有升高，随病程发展可持续升高 10 倍甚至 100 倍以上，因此，D- 二聚体可作为 DIC 早期诊断和病程监测的主要指标；⑤肿瘤可引起 D- 二聚体浓度升高，并可作为分期、预后等判断标准；⑥肾功能异常患者多伴有 D- 二聚体水平的升高，且随肾小球滤过率（eGFR）的下降而升高；⑦肝病和妊娠等。D- 二聚体在很多种情况下都有可能出现异常高值，所以对于检验者来说，既需要关注结果，也需要了解项目本身的意义。

（杜春兰）

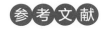

[1] 杨杰，李茂城，尹小毛，等. 27 项特定蛋白项目检测结果分析及钩状效应的防范方法. 检验医学与临床，2019，16(1): 8-12.

[2] 雷孝波，王秀杰. D- 二聚体检测及其临床应用进展. 医学综述，2020，26(22): 4521-4527.

[3] 中华医学会呼吸病学分会肺栓塞与肺血管病学组，中国医师协会呼吸医师分会肺栓塞与肺血管病工作委员会，全国肺栓塞与肺血管病防治协作组. 肺血栓栓塞症诊治与预防指南. 中华医学杂志，2018，98(14): 1060-1087.

[4] LI S S, DONG J, ZHANG L, et al. Diagnostic implication of fibrin degradation products and D-dimer in aortic dissection-author's reply. J Thorac Dis, 2017, 9(10): E941-E942.

案例 121 脑钠肽与脑钠肽 N- 端激素原的差异分析

【案例经过】

9 月 26 日笔者接到本科室医师反馈，一例 EDTA 血浆样本脑钠肽（BNP）

测试结果为 1 672.2ng/L（参考范围＜ 100ng/L），患者另一例 EDTA 全血样本在检验科测试脑钠肽 N- 端激素原（NT-proBNP）时结果＜ 70ng/L（参考范围＜ 450ng/L）。同一患者出现两种不同检测结果，且阴阳不同的情况，但通过临床判断该患者应为非心力衰竭患者，由此初步判断 BNP 结果与临床不符。

【沟通体会】

笔者的第一反应就是对样本进行复测，复测 BNP 结果为 1 342.5ng/L（BNP 常温可稳定 4 小时，该样本已放置 9 小时，结果有衰减），仍为阳性结果，查看机器近期质控均正常，说明结果为样本的真实结果，但并不一定是患者的真实结果。

由于检验科检测的项目为 NT-proBNP，随即对该样本用本台仪器进行 NT-proBNP 的测试，连续两次结果均为小于 50ng/L（参考范围＜ 300ng/L），与检验科 NT-proBNP 的结果一致，与临床判断相符。说明可能是由于 BNP 和 NT-proBNP 两个项目不同导致的结果大相径庭。

查阅资料并进行了分析，发现影响 BNP 和 NT-proBNP 两者结果的因素有所差异，怀疑：①为样本自身的干扰（嗜异性抗体、类风湿因子、自身免疫病等内源性因素）造成 BNP 假阳性；②两个项目本身之间的差异（可能是我们日常工作当中容易忽略的）。

概括起来看，NT-proBNP 与 BNP 在急性心力衰竭的诊断鉴别和慢性心力衰竭的排除中具有基本一致的临床意义，但仍存在一定的差别，因此我们需要了解两者之间可能在哪些条件下会有结果上的差异。笔者简单梳理了几个与我们实验比较相关的因素来比较这两个项目：① NT-proBNP 的体外稳定性高于 BNP，NT-proBNP 在 25℃可以稳定 7 天，而 BNP 只有 4 个小时；② NT-proBNP 的半衰期在 120 分钟左右，且无生物活性，BNP 的半衰期为 20 分钟左右，具有生物活性；③ NT-proBNP 受到年龄因素的影响较大，而 BNP 几乎不受影响。

另外，在诊断急、慢性心力衰竭时，两者的诊断值也有较大差异。

1. 排除急性心力衰竭的界值：BNP ＜ 100ng/L、NT-proBNP ＜ 300ng/L 为排除急性心力衰竭的临界值。

2. 诊断急性心力衰竭的界值：BNP ＞ 500pg/ml，而 NT-proBNP 水平应根据年龄和肾功能不全进行分层。

NT-proBNP 诊断急性心力衰竭的界值：① 50 岁以下的成人血浆 NT-proBNP 浓度＞ 450pg/ml；② 50 ~ 75 岁之间血浆浓度＞ 900pg/ml；③ 75 岁以上应＞ 1 800pg/ml，肾功能不全（肾小球滤过率＜ 60ml/min）时应＞ 1 200pg/ml；④ NT-proBNP ＞ 5 000ng/L 提示心力衰竭患者短期死亡风险较高，＞ 1 000ng/L 提示长期死亡风险较高。

在慢性心力衰竭的临床应用中，BNP 和 NT-proBNP 主要用于排除心力衰竭诊断。

1．排除慢性心力衰竭诊断的界值：BNP ＜ 35ng/L，NT-proBNP ＜ 125ng/L，在此范围内，心力衰竭的可能性非常小。

2．而用于诊断慢性心力衰竭的 BNP/NT-proBNP 界值目前难以确定，这是因为慢性心力衰竭患者的 BNP/NT-proBNP 水平总体低于急性心力衰竭，需要与多种可引起 BNP/NT-proBNP 升高的非心力衰竭疾病相鉴别。

所以在对样本进行 BNP 或 NT-proBNP 的检测时，一定要清楚两者的区别，虽说都是心力衰竭标志物，但差异还是很大的，需要我们格外注意，防止混淆！

（李广平）

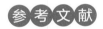

[1] 韩治伟，刘晓飞，王勇．正确解读 BNP 和 NT-proBNP．中日友好医院学报，2013，27(2)：113-115．

[2] NT-proBNP 临床应用中国专家共识小组．NT-proBNP 临床应用中国专家共识．中国心血管病研究杂志，2011，9(6)：401-408．

案例 122 脑钠肽 N- 端激素原的结果异常

【案例经过】

12 月 9 日，笔者正像往常一样查阅病例，发现一位患者的脑钠肽 N- 端激素原（NT-proBNP）结果异常，检测提示为 27 545.3pg/ml，抱着谨慎的态度立马向临床咨询情况，初步了解到患者无心力衰竭症状，结果明显和临床不符。

紧接着检查整个检测系统，样本无溶血脂血等情况、当日质控在控、仪器完成了日保养、开机初始化、试剂在有效期内且存放条件符合要求、测试曲线正常。排除了检测中的影响因素，于是对这个样本进行了一次复测，复测结果为 26 645.9pg/ml，没有太大变化，一样是高值，怀疑是干扰，将样本稀释 2 倍测试，结果为 13 688.8pg/ml，这难道真的是一个高值？

【沟通体会】

随后笔者又查看该患者其他指标，发现几个异常的结果，如表 122-1。

表 122-1　患者的检验结果

项目名称	结果	判断
C 反应蛋白	23.42mg/L	↑
尿素氮	11.31mmol/L	↑
肌酐	135.80mmol/L	↑
D- 二聚体	3.06mg/L	↑

进一步查体，了解到 12 月 9 日患者行冠状动脉造影支架植入术后第一天胸闷气促缓解，查体无异，肾功能 BUN 项目 11.31mmol/L，为肾功能不全患者，这下好像有了一些眉目。查阅相关文章：NT-proBNP 主要由肾小球降解，eGFR 是 NT-proBNP 的独立影响因素，eGFR 每下降 10ml/min，NT-proBNP 增加 37.7%；肾功能受损越严重，NT-proBNP 诊断的符合率越低，但其高特异度（91.7%）、高灵敏度（82.3%）说明 NT-proBNP 也可用于肾功能下降的心力衰竭患者的诊断。NT-proBNP 是反映心脏、肾综合功能的生化指标，eGFR 是影响 NT-proBNP 水平的独立因素，所以肾功能异常患者测值可能高，且患者冠状动脉造影支架植入术后，体内有对比剂影响肾功能，NT-proBNP 上升。

这样就能说得通了，但是为了验证笔者的猜测，将样本进一步确认，最后的结果整合如表 122-2。

表 122-2　测试结果

	科室初测	科室复测	科室稀释 2 倍复测	外送测试
结果	27 545.3mmol/L	26 645.9mmol/L	13 688.8mmol/L	33 194mmol/L
测试日期	12 月 9 日	12 月 9 日	12 月 9 日	12 月 17 日
样本类型	EDTA 血浆	EDTA 血浆	EDTA 血浆	EDTA 血浆

　　通过科室和外送结果的验证，基本上证实了该样本确实为高值样本，进一步查阅资料可知，BNP 分泌后入血，主要通过血清中的 BNP 受体 C 和中性内切酶降解清除，少量经肾脏清除；NT-proBNP 则是在肌肉、肝脏等组织器官中降解，只通过肾脏排泄清除。因此，肾功能受损或肾功能下降的患者，因肾小球滤过率下降，无法及时清除体内 NT-proBNP 而导致检测结果显著提高。除此以外，肾功能下降患者大多伴尿量减少、循环血量过多等，导致心脏负荷加重，进一步激活肾素 - 血管紧张素 - 醛固酮系统，可加重心室重构，进而导致发生心力衰竭的危险性升高，加之血液中 NT-proBNP 含量本身较高，可能出现这种情况。

【肖长江主任医师专家点评】

　　本案例描述的是临床检测常见的血液学检查结果与临床症状、体征及其他物理检查结果不符的情况。对结果的分析处理思路清晰，复核结果可靠，数据基本准确、误差可控，对检测结果的临床回溯及时可信，对结果偏高的原因也分析正确。提示临床医师，对于常用的血液学检验，需要关注指标的生物学特性。本案例也为心血管内科床旁检测同行提供了参考经验。

（张　婷　蔡朝霞）

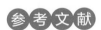
参 考 文 献

[1] 高芳琳，林青. 探讨肾功能不全对应用 NT-proBNP 诊断心力衰竭的影响. 国际检验医学杂志，2014，35(4): 402-403.

[2] 张慧恩，李永东. BNP 与 NT-proBNP 的现代医学认识. 包头医学院学报，2013，29(2): 113-115.

[3] 汪芸劢，王如兴. NT-proBNP 联合肾小球滤过率对慢性心功能不全患者心衰程度的预测价值. 江苏大学学报（医学版），2020，30(2): 173-176.

案例 123

干扰导致的肌钙蛋白 I 结果异常

【案例经过】

　　2021 年 11 月 27 日接到临床医师的反馈，有一个患者的高敏肌钙蛋白 I（hs-cTnI）测试结果与临床不符，结果为 0.400ng/ml（参考值为 < 0.3ng/ml）。笔者立即对该样本进行了复测，测试结果为 0.434ng/ml，仍旧为阳性，而临床医师反馈说该临床患者无明显症状。笔者反复检查操作无异常，那问题出在了哪里？是患者样本问题，还是仪器或者试剂的问题？随即利用免疫分析仪和化学发光仪进行了复测，结果分别是 < 1.5ng/L（参考值为 < 5ng/L）、0.8pg/ml，均为阴性，结果如表 123-1。

表 123-1　cTnI 的检验结果

项目名称	单位	检验结果	参考值
第一次：hs-cTnI	ng/ml	0.400	< 0.3
复查：hs-cTnI	ng/ml	0.434	< 0.3
免疫分析仪测试结果	ng/L	< 1.5	< 5
化学发光仪测试结果	pg/ml	0.8	

【沟通体会】

　　那么问题就很清晰了，只有在第一台设备上测试才会出现弱阳性结果，说明可能是第一台设备或者试剂问题导致的。笔者对仪器和试剂重新进行了质控，发现测试值良好，均在控，并且关于其他样本的结果，临床医师都说没问题，那为什么平时用得都很正常的试剂和仪器遇到这个样本就出现了问题呢？笔者随即请教了科室主任和有一些经验的检验老师，他们都怀疑可能是样本中含有少量的干扰物，而第一台设备和仪器无法排除这个样本中的干扰导致的。随即笔者也对该样本进行了验证，向样本中加入了阻断剂，重新测试后结果为 0.073ng/ml，阴性，这也证实了确实是干扰导致的结果异常。

　　hs-cTnI 的检测都是基于抗原 - 抗体反应的免疫反应，任何抗原 - 抗体反应均不可避免会出现假阳性或假阴性。而内源性抗体能干扰几乎所有临床免疫检测方法，包括放射免疫检测、酶联免疫吸附检测、化学发光免疫检测等，并影响至少 50 余种检测对象的检测结果。尽管大多数现代免疫检测试剂内包含了非特异性免疫球蛋白封闭剂减少干扰的影响，但并不能完全避免。由于不同方法学、不同厂家使用的抗原表位不同，类风湿因子、嗜异性抗体等干扰因素对不同检测系统的干扰程度也有所差异，对不同厂家试剂的干扰大小也会不同。所以遇到这种可能存在干扰的样本，应更换其他方法学或设备进行复测，并结合临床，多方面考虑，以减少不必要的检查及用药。

【赵建耀主任医师专家点评】

当出现检验结果和临床不符时，首先想到核查操作流程，当操作无误时，进一步检查硬件设备，当都未见异常时，才能考虑标本问题。这时我们可以将同一标本使用不同的仪器进行检测，如果没有条件的可以将 POCT 标本送入大生化实验室做。虽然免疫检测试剂包含了非特异性免疫球蛋白封闭剂，但并不能完全避免内源性抗体的干扰，因此遇到与临床不符的检验结果要多思考，细致追问患者病史和既往史，多方面复核，避免误导临床医师，使其在治疗上走了弯路。

（尹 航）

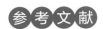

[1] 黎锦，李一荣. 内源性抗体对临床免疫检测的干扰及对策. 中华检验医学杂志，2016，39(11)：811-813.

[2] 陈超超，毕晓洁，沈波. 类风湿因子干扰导致化学发光法检测 cTnI 假阳性结果处理与分析. 检验医学，2021，36(7)：768-770.

案例 124　降钙素原免疫检测中不可忽视的干扰

【案例经过】

2020 年 9 月 6 日，临床科室反馈某患者降钙素原（PCT）结果测值

为 > 20ng/ml，与临床症状不符。笔者随即对该样本进行多次复测，发现复测值重复性较差，表 124-1 为具体测试结果。

表 124-1　PCT 复测结果

单位：ng/ml

项目名称	测试次数	测试结果	参考值
PCT	首测	> 20	阴性排除值：0.046 cut-off 值：0.5
	第一次复测	7.65	
	第二次复测	13.926	
	第三次复测	20.86	
	第四次复测	6.5	
	第五次复测	13.128	
	第六次复测	22.125	

随即笔者使用电化学发光仪复测，测值为 0.517ng/ml（阴性排除值：0.046ng/ml，cut-off 值：0.5ng/ml），虽然也是阳性结果，但与原结果差异过大，且使用原仪器复测后结果重复性很差，初步怀疑可能为仪器和试剂出现了问题。对仪器和试剂进行了多次质控，PCT 高低值结果都在控，仪器质控也正常。

【沟通体会】

虽然仪器和试剂均质控正常，但为了保险起见，笔者又用其他患者样本进行了多次重复性测试，发现重复性良好。也就是说只有该样本结果重复性较差，其他都无问题，根据之前的经验，这种情况可能是样本中存在干扰造成的，随即进行了验证。对该问题样本进行 2 倍、4 倍和 8 倍的梯度稀释，测试结果详见表 124-2。

表 124-2　问题样本梯度稀释测试

单位：ng/ml

项目名称	稀释倍数	测试结果
PCT	2 倍	2.079
	4 倍	0.424
	8 倍	0.164

梯度稀释结果分别为 2.079ng/ml、0.424ng/ml 和 0.164ng/ml，结果不呈线性，说明很有可能样本受到干扰。为了进一步验证是否有干扰的存在，笔者向样本中添加了试剂厂家提供的阻断剂进行再次检测，检测值分别为 0.584ng/ml 和 0.623ng/ml，不仅重复性较好，且测值与电化学发光仪的检测值接近。

在实际检测过程中，因为各种干扰因素的影响，会产生假阳性和假阴性结果，从而导致医师对临床疾病产生误判和误诊，甚至进行错误的治疗。因此，为了满足实际需要，才要重视免疫检测中的干扰因素。当检测结果与临床症状出现不相符的情况时，临床医师要与检验师进行沟通和交流，从而全面了解免疫检验可能出现的干扰因素。作为检验医师，需要了解疾病临床知识和疾病治疗方案，以及动员源性诊断和治疗性抗体等病史。在实际鉴别过程中，可以采用以下方法：①标本稀释，按照一定比例对标本进行稀释以后，再进行检测，然后对被检测物进行观察，是否存在线性的变化；②利用另一物种来源的检测抗体进行检测，或者选择另外一种检测方法，从而有效降低干扰；③针对实际的标本，采用不同浓度的阻断剂和不同物种来源的混合阻断剂，在进行阻断以后，再进行检测；④可以直接检测自身抗体或者嗜异性抗体是否存在；⑤在标本中加入一定的标准品以后进行回收，再进行试验。

【武智强副主任技师专家点评】

整个案例思路清晰、数据翔实、分析严谨、语言流畅。实验室的检测结果直接指导了临床的诊断和治疗，从本案例可以看出实验室精准的检测结果能为患者的临床诊断和治疗提供很大的帮助。本案例也为同道解决同类问题提供了经验，在实际检验工作中，检验人员必须具备分析判断能力，遇到检测结果与实际临床征象不相符合的情况，准确分析是否存在干扰因素，从而重新检测和采取必要干预措施，来提升结果的正确性。

（刘亚静）

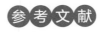

[1] 鲁军，程歆琦，禹松林，等. 异嗜性抗体干扰化学发光方法检测 cTnI 的处理和分析. 现代检验医学杂志，2018，33(2)：101-104.

[2] 李瑾. 免疫检测的干扰因素分析和控制措施研究. 中国卫生产业，2017，14(12)：49-50.

案例 125　机器故障导致的结果异常

【案例经过】

2020 年 12 月 5 日，笔者在进行日常检测时，发现当天测试的心肌梗死三项（hs-cTnI、Myo、CK-MB）和 NT-proBNP 很多结果都是阳性，虽然平时也有很多阳性结果，但今天的比例格外高，为了防止结果异常，与相应临床医师进行了沟通，发现很多患者没有明显临床症状。除此之外，今天测试的结果有个别样本初次测试显示"结果无效"，重复测试后才出结果，测试结果不稳定。

【沟通体会】

随即笔者对今天所有样本进行了复测，发现阳性率仍旧较高，且复测过程中有 3 例样本出现"结果无效"。初步怀疑为测试试剂或者仪器问题。更换同一型号的仪器，对同一批次的试剂进行了测试，发现测试结果与之前的大相径庭。随后笔者又对两台仪器进行了重复性测试，其中原仪器的重复性很差，而第二台仪器的重复性良好。也就是说很有可能是原仪器出现了问题。虽然早上已经对仪器进行了质控，但出于目前出现的问题，又对两台仪器进行了质控测试，结果为原仪器质控异常，第二台仪器质控正常。问题找到了，确实为仪器问题。笔者联系了仪器的厂家，工程师进行检修后发现仪器在加样走位时，会存在偶然加样偏移或气密性不佳的现象，造成加样量过多或不足，维修后进行了多次测试，包括重复性测试、与第二台仪器的平行性测试，结果均正常。

通过对试剂、仪器、样本的整体问题分析，对前期结果出现的测试不稳定、阳性率偏高、量值与临床不符、"结果无效"等问题，通过多次复测、对比测试、质控测试等，最终确定了原因为仪器问题。而在这次的问题处理过程中，笔者进行了总结和反思，在检验的过程中，需要对检验的仪器设备进行质量上的严格把控，需要对数据进行反复对比核实，只有出具有效的数据，最终才能有效帮助医师诊治。建议条件允许时加强对仪器的质控频率，减少因仪器故障等问题出现的结果异常！

（赵瑞春）

参考文献

李桂芹. 检验科临床免疫检测中常见问题及应对方法探析. 中国保健营养，2021，
31(29)：84.

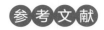

案例 126 内源性物质对免疫检测的干扰

【案例经过】

2020 年 12 月，笔者在日常工作中发现一份标本人绒毛膜促性腺激素
（HCG）检测结果有所升高（化学发光法），检测值为 110.61mIU/ml（参考
范围为 0 ~ 5.00mIU/ml）。查看患者资料，患者，女，36 岁，育龄妇女，会
不会是怀孕呢？这样的情况在日常工作中经常碰到，很正常。当天该项目
的室内质控正常，其他患者的结果也未见异常，一切都很正常。然而，当
时笔者并没有立即签发此报告，因为笔者注意到，此患者就诊的科室为风
湿科，临床诊断为"类风湿关节炎"。凭借多年的工作经验与职业敏感性，
笔者认为结果可能存在疑点。

【沟通体会】

笔者第一时间联系了临床医师，得知患者延期一天未来月经，有多
年类风湿关节炎史。笔者对该份标本 10 倍稀释后进行测定，测定结果为
2.5mIU/ml，而理论上数值应该在 11mIU/ml 左右。稀释后结果与理论值相
差较大，基本可判断此份标本中存在干扰性物质，原先的检测结果不准确。
笔者查阅了该患者当天生化检验记录，RF 的检测结果为 86.7IU/ml（参考范
围为 0 ~ 30IU/ml）。会不会是 RF 的干扰呢？笔者继续对该份标本进行 20 倍
和 40 倍稀释，检测结果分别为 0.29mIU/ml 和 0.14mIU/ml，两者相关性良
好，据此，笔者将此份标本的 HCG 检测结果以 5.70mIU/ml 报告。

临床免疫学检测存在诸多内源性物质的干扰，如嗜异性抗体、人抗动
物抗体、自身抗体、类风湿因子等。内源性物质的干扰具有广泛性、差异
性及多样性的特点，且无法通过内部质量控制与外部质量评估检测到。RF
对免疫测定系统的干扰主要是由于 RF 能与人或动物的 IgG 抗体 Fc 片段非

特异性结合，导致检测结果假性升高或降低。

对于 RF 的干扰，一种简单的排除方法是通过对样本进行连续稀释后测定，分析稀释系数与浓度梯度改变的线性关系。稀释后，连续几个检测结果呈现良好浓度梯度关系时，说明干扰在不断消除。另外，还可以用聚乙二醇（PEG）沉淀法预先处理标本来去除此类干扰。事后，笔者用PEG6000 对该份标本沉淀离心处理后再测定，最终检测结果与稀释法所测得的结果无明显差异。同时用临床明确诊断为"妊娠状态"的患者标本用PEG6000 处理后再测定，最终检测结果与原始结果无明显差异，说明 PEG沉淀法可以去除 RF 的干扰而对 HCG 的检测无影响。

通过此案例，笔者主要体会有两点：①免疫学检验的重点是标准化操作，而难点却是对异常结果的识别与处理；②由于免疫学检验特殊的反应原理，血清标本中内源性物质和外源性药物等均可对实验结果带来很大的干扰，我们在日常工作中必须慎之又慎，大胆假设，小心求证。

（马国海）

参考文献

[1] 李金万，李钰，戴盛明. 内源性干扰对免疫分析的影响. 国际检验医学杂志，2010，10(31)：1167-1169.

[2] 谢良才，刘天春，范文，等. 类风湿因子对免疫测定干扰的研究进展. 医学综述，2015，10(21)：3495-3497.

[3] 潘晶晶，任春锋，明亮. 类风湿因子引起抗双链 DNA IgG 抗体水平假性升高的探讨. 标记免疫分析与临床，2020，27(12)：2071-2074.

案例 127 系统性红斑狼疮

【案例经过】

患者，男性，18 岁，因皮疹 1 年余，水肿 5 个月，双上肢麻木 4 天于 2021 年 6 月 6 日入院。1 年前无明显诱因全身皮肤多处出现紫红色皮疹伴瘙痒，未诊治。5 个月前出现颜面、双下肢水肿，晨起明显，尿少（约

600ml/d），偶呈浓茶色，伴泡沫，四肢关节不对称红肿疼痛，未重视。水肿进行性加重，入院 4 天前出现双上肢麻木、发凉，皮肤多汗。当地医院查尿蛋白（++），经治疗（具体不详）后症状无明显改善遂转院。体检血压 130/94mmHg，全身皮肤多处紫红色色素沉着，压之褪色。颈前、腋窝、腹股沟可扪及多个肿大淋巴结，直径 1.0～1.5cm，质软、活动，无压痛，无粘连。颜面水肿。肝肋下 1cm 可及，脾肋下 1cm 可及。双下肢水肿。双上肢手套分布痛觉减退。实验室检查：血常规 WBC 3.7×10^9/L，RBC 3.44×10^{12}/L，Hb 96g/L，PLT 139×10^9/L。尿常规 RBC 5～7 个 / 高倍镜视野，蛋白（+），尿本周蛋白试验阴性，24 小时尿蛋白量 284.8mg。血补体 C3 0.27g/L，RF 阴性，ASO 阴性，ESR 37mm/h，ALB 23g/L，球蛋白 34g/L，GOT 30U/L，GPT 25U/L，BUN 2.4mmol/L，Scr 41.7μmol/L。ANA 核型周边型阳性、斑点型阳性，ANA 滴度 1：1 000 以上，抗 dsDNA 抗体、抗 r-RNP 抗体、抗 SM 抗体、抗 U1RNP 均阳性，ANCA 阴性。甲状腺功能、血 T、E_2、PRL 正常。肾活检病理：24 个肾小球，免疫组织化学 IgG 4（+），IgM 2（+），IgA（+），C3c 3（+），C4c（+），Clq 4（+），λ 链 2（+），HBsAg、HBeAg、κ 链及淀粉蛋白 P、A 均阴性；光镜示弥漫性膜性 Ⅰ～Ⅱ期，局灶膜增殖，局灶节段硬化，轻度肾小管间质病变，λ 链肾小球沉积，考虑狼疮肾炎 Ⅴ 型 + Ⅲ（A/C）型；电镜示弥漫膜性肾病（Ⅰ～Ⅱ期）伴弥漫系膜增生及节段膜增殖，符合狼疮肾炎（Ⅴ型 + Ⅳ型），诊断为系统性红斑狼疮（SLE）。

【沟通体会】

SLE 为一类慢性、反复发作的自身免疫病的总称，常见于育龄期女性，患者可表现为面颊部蝶形红斑，像是被狼咬伤所致。除皮肤损害外，还可累及多脏器和系统。该病目前尚无法根治，但经过早期诊断和规范治疗，绝大多数患者病情可控。SLE 病因尚不完全清楚，可能与遗传、雌激素和环境因素（包括药物、紫外线和感染等）有密切关系。SLE 的筛查主要包括血常规、尿常规和免疫初筛，如发现提示和支持 SLE 诊断的项目阳性，进一步检查 24 小时尿蛋白、胸腹部超声及 CT。SLE 有 11 项诊断标准，诊断报告中含有其中的四项即可确诊为 SLE，具体依据如下：面部蝶形红斑，面颊部及颧部出现固定性红斑，盘状红斑；光敏感；口腔溃疡；关节炎、浆膜炎、心包炎或胸膜炎；肾脏病变，包括蛋白尿、管型尿；神经系统病变，如癫痫发作或精神病；血液学异常，有溶血性贫血、白细胞减少、淋巴细胞减少或血小板减少；免疫学异常，抗 dsDNA 抗体阳性、抗 Sm 抗体阳性、抗磷脂抗体阳性，抗核抗体阳性及滴度异常。本例为一年轻男性，具有关节炎、浆膜腔积液、白细胞减少、抗 dsDNA 阳性、抗 Sm 抗体阳性和 ANA 阳性，符合 1982 年美国风湿病学会的 SLE 诊断标准。SLE 属于自身免疫病，是一类不能依靠营养治疗或改变生活习惯等方式自愈的疾病，所以患者要及时就医、接受正规的综合性治疗，病情方可得到有效控制。

（张琳静）

案例 128　干扰物导致的结果异常

【案例经过】

2 月 22 日下午，笔者在工作中突然听见仪器报警，查看报警信息为心肌梗死三联卡中的 cTnI 项目显示 C 线异常（该仪器方法学为免疫荧光双抗体夹心法，C 线异常一般是指仪器没有检测到试剂卡的 C 线）。第一次报警后以为是自己操作失误导致仪器没有加到样从而导致报警，于是换试剂复测，但是第二次还是出现 cTnI 项目 C 线异常的警报，并且第二次复测时确认操作是没有问题的。由于心肌标志物项目要求在 20 分钟之内出结果，所以当时比较着急。同时笔者又怀疑仪器问题，于是又拿了前面做过的几个样本进行复测，仪器正常并且结果和前面的结果几乎一致，同时做了仪器质控也都在控。说明仪器和试剂均无问题。

笔者怀疑患者标本是否存在问题，于是又对该患者病历进行了初步分析：患者，男，84 岁，2 月 21 日身体不适就诊入院，临床初步诊断为慢性心功能不全，患者肝功能、肾功能、心肌酶谱的指标基本正常，临床也没有心肌梗死症状。上一次入院 2 月 8 日心肌梗死三项可以正常得到结果，且全部为阴性。2 月 22 日其中 cTnI 第一次测试不出值，随后复测 cTnI 还是不出值，用生理盐水标本稀释 4 倍后复测心肌梗死三项，cTnI 结果 3.21ng/ml（参考值 < 0.5ng/ml），为较高阳性值，但是与临床症状完全不符，这时初步怀疑可能存在样本干扰。

【沟通体会】

首先患者在 2 月 8 日检测心肌梗死三项是可以正常出结果的，相隔 14 天后入院做同样的项目 MYO、CK-MB 可以出结果，只有 cTnI 报错，那么可以排除患者自身抗体干扰的可能，因为在这么短的时间内不可能产生不同的抗体。

笔者查看相关文献，能够引起相关干扰的还有药物及并发症，和临床医师沟通，该患者还有严重的糖尿病，这段时间一直使用胰岛素，并且有相关糖尿病并发症。笔者现在使用的试剂的方法学为免疫荧光双抗体夹心法，受到的影响因素较多，受到干扰的概率也较大。得到相关信息后把标本送到中心实验室发光仪器进行复测，结果为 0.15ng/ml，阴性，复测后均为阴性，随即将报告发出。这个案例让笔者学习到不同方法学的优势与劣势，比如现在用的免疫荧光双抗体夹心法虽然灵敏度及检测速度很好，但是在抗干扰物能力可能就相对差一点，同样的电化学发光法，虽然抗干扰能力及精密度比较好，但是无法满足急诊检验科的使用需求。

（付永珍）

参考文献

[1] 马延秋. 肿瘤标志物多种检测方法的建立. 长春：长春理工大学，2019.

[2] 李红娟. 全自动电化学发光法测定 TRAb 在自身免疫性甲状腺疾病中的应用以及干扰因素分析. 河南医学研究，2017，26(11)：1950-1952.

案例 129 溶液对 C 反应蛋白测定的影响

【案例经过】

1 月 3 日值班老师反馈做质控时，质控测定 C 反应蛋白（CRP）项目后出现失控，笔者怀疑质控试剂开封时间太久可能降解，重新复溶全新质控和更换了试剂重新定标后，测定 CRP 质控在控。在仪器工程师的指导下，值班老师用 2%~3% 浓度的 84 消毒液对仪器管路进行了消毒保养程序，此后仪器可以正常检测项目，但此时 CRP 质控却超出 +3S 失控，再次定标后质控在控。

第二天笔者做 CRP 质控时，仪器又提示超出 -3S 失控。更换新的纯净水和反应杯清洗液后，反复冲洗灌注液路，重新定标后又在控。

两天的 CRP 质控结果突然出现忽高忽低，怀疑与 1 月 3 日值班老师用 2%～3% 浓度的 84 消毒液溶液对仪器管路进行了消毒保养程序有关。

【沟通体会】

笔者科室检测 CRP 的仪器采用的是免疫散射比浊检测方法，其原理是当一定波长的光通过溶液时，遇到抗原 - 抗体反应生成的抗原抗体复合物微粒，光线被粒子颗粒折射，发生偏转形成散射光。散射光的强度与复合物的含量成正比。抗原 - 抗体反应受电解质、温度、酸碱度等基质效应的影响。

84 消毒液是一种以次氯酸钠（NaClO）为主要成分的含氯消毒剂，在医院常用于物体表面和环境等的消毒，在检验科经常用它进行检验设备的消毒和保养。由于次氯酸盐残留，影响了抗原 - 抗体反应的基质效应，造成免疫散射比浊法测定的标准曲线发生了漂移。这就是 1 月 3 日 CRP 室内质控先超过 +3S 失控，重新定标后又在控的原因。相反，没有次氯酸盐残留时抗原 - 抗体反应曲线相对于有残留时的曲线向右下移动，若此时用有次氯酸盐残留的定标曲线，作出的质控结果显然就会偏低，这也解释了 4 日没重新定标前室内质控失控的原因。

（曹俊峰）

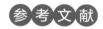
参考文献

[1] 王晓艳，孙辉，孙刚，等. 内蒙古林业总医院检验科生化项目检验中室内质量控制失控分析. 检验学，2015，20(5)：517-518.

[2] 庄秋娟，薛少青. 日立 7180 生化仪室内质控失控处理方法. 医药前沿，2016，6(1)：369-370.

[3] 刘院和. 临床生化室内质控失控情况及原因分析体会. 健康导报：医学版，2015，20(4)：268.

[4] 林文生. 生化室内质量控制失控原因分析. 赤峰学院学报（自然科学版），2015，31(4)：75-76.

案例
130　异常升高的凝血酶原时间

【案例经过】

　　今天做凝血四项的时候发现某住院患者的凝血酶原时间（PT）很高，达到 83.3s，INR 7.54，由于笔者依稀记得前几天该患者住院时凝血四项值均较低，重新复查后同样如此。所以马上回查之前的结果，入院时的 PT 是 14.7s、INR 1.28。随即查看该患者的病历，临床诊断为糖尿病肾病，短短几天，不应该会有这么高的 PT，马上联系了临床科室，询问患者是否有凝血功能不好、内脏出血等情况。临床医师反馈患者目前并未出现以上症状，也没有使用华法林。故怀疑临床护士是否会采错血，与医师沟通后重新采血复测，复测结果还是较高。笔者对仪器和试剂重新进行了质控，均为正常，那问题出在了哪里？

【沟通体会】

　　笔者又与临床医师了解患者目前服用的所有药物类型，临床医师反馈一种叫"舒普深"的药，即头孢哌酮钠舒巴坦钠，可能会引起 PT 结果异常。翻阅该药说明书后发现，该药物会导致患者的 PT 结果假性增高。建议医师暂停使用该药物，晚上重新采血检测凝血功能，结果恢复正常。

　　对该患者的这几个结果进行分析，基本确定，笔者测试的几个结果均是正确的，相对来说是比较符合临床患者的情况的，所以在工作当中遇见问题要及时与临床科室沟通，一起参与临床科室的病情讨论，针对患者的用药及翻阅药品的说明书和有关书籍。作为一个检验者，最重要的是要对自己所做的结果负责，要对每个结果作出正确的分析，而不是完全依赖仪器。我们要知道检验科是临床的"眼睛"。

（黎　伟）

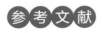

[1] 赵雪秀. 心外科术后患者华法林的应用风险因素分析及护理对策. 实用心脑肺血管病杂志，2014，22(10)：145-146.

[2] 李文婷，周怡，任丽梅. 舒普深致肝硬化合并胆囊结石凝血功能异常 1 例. 包头医学院学报，2021，37(10)：99-100.

案例 131　抗磷脂酶 A2 受体的假阴性

【案例经过】

2 月 9 日，笔者接到临床医师的电话，一个患者血清标本检测抗磷脂酶 A2 受体（anti-PLA2R）抗体结果为 6.15RU/ml（参考值为 < 14RU/ml），测试结果为阴性。但是该患者肾穿刺活检显示特发性膜性肾病，且临床已经确诊为特发性膜性肾病，这个检测结果明显和临床不符。

挂断电话后笔者赶紧再次核对早上质控测试数据，质控是在控的，同时找出该样本，确认样本状态正常，没有明显的溶血、脂血现象，于是重新拿出一套质控品测试，确认检测系统正常，重新检测质控品仍然在控，排除检测系统的问题，又把该样本重新复测，复测结果为 6.03RU/ml，仍为阴性，难道真的是干扰样本或者是钩状效应。于是笔者使用生理盐水对该标本进行了 4 倍和 8 倍稀释，稀释后测试结果为 1.62、0.79RU/ml，稀释结果也为阴性，同时呈线性，基本排除干扰或者高值钩状效应等因素。于是笔者查阅了病历和相关文献，好像找到了答案。

患者，男，64 岁，2 月 8 日因全身水肿伴随微量血尿入院就诊，初步诊断为特发性膜性肾病，2 月 9 日肾穿刺活检确诊为特发性膜性肾病。

【沟通体会】

膜性肾小球肾炎又名膜性肾病（membranous nephropathy，MN），是成人肾病综合征的最常见病因，也是导致成人终末期肾病（ESRD）最主要的肾小球疾病之一。MN 患者中约 80% 为特发性膜性肾病，其余约 20% 为继发性膜性肾病。PLA2R 相关膜性肾病约占 80% ~ 85%，其中 75% ~ 80% 血清抗体阳性，20% ~ 25% 血清抗体阴性；THSD7A 相关膜性肾病占 3% ~ 5%，其中还有很小一部分表现为 PLA2R 和 THSD7A 双阳性。对于均阴性的患者，可能是不明抗原的 IMN 或者未被识别的继发性膜性肾病。所以对于个别特发性膜性肾病的患者，有可能是与 THSD7A 或一些未被识别的抗原相关的特发性膜性肾病，这也就解释了为什么该患者确诊特发性膜性肾病但 anti-PLA2R 为阴性了。

虽然 anti-PLA2R 可能存在一些漏诊概率，但特异度能达到 97% ~ 99%，可以免除部分患者肾穿刺活检，另外，检测血清中 anti-PLA2R 的浓度操作简单快速、无创，可以定期实时监测 anti-PLA2R 抗体水平，有助于临床跟踪随访和病情评估。

（倪　军）

参　考　文　献

[1] 朱雨，梁忠柱，张甲波，等. 免疫比浊法测定血清淀粉样蛋白 A 的钩状效应及其解决方案. 中国医药科学，2021，11(7)：173-176.

[2] 谢琼虹，陈瑞颖，薛骏，等. 原发性膜性肾病（PMN）的诊治进展. 复旦学报（医学版），2020，47(4)：615-621.

[3] 李英. 特发性膜性肾病发病机制的研究进展. 中国中西医结合肾病杂志，2021，22(8)：659-662.

案例 132 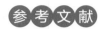 "异常" 的白细胞介素 -6

【案例经过】

2021 年 11 月的一天，笔者如常在科室进行白细胞介素 -6（IL-6）的血清学检测，突然发现一个样本检测值为 0，记得厂家培训时强调过，这种情况是异常的，属于未出值，随即笔者对该样本进行了复测，复测结果与初测结果基本一致，还是 0。赶紧确认当天质控和仪器维护等情况，均未发现明显异常。查阅了该患者的病历：患者，男，26 岁，全身 90% 烧伤，属于重危急患者，进院屡次进行抢救，病情不稳定。

根据病历分析，IL-6 应该呈现一个较高的阳性值，但为什么多次测试的结果都是阴性呢？

【沟通体会】

笔者又将样本使用化学发光法进行复测，测试结果为 > 5 000ng/ml，2、4 倍进行稀释后复测，三次化学发光法检测结果依然均 > 5 000ng/ml，这表明样本本身确实是一个极高值，可是为什么第一次测试的原始结果是阴性结果呢？笔者赶紧查阅相关资料和厂家 IL-6 试剂说明书，发现在厂家说明书中有明确指出，当测试值＞ 20 000ng/ml 时，会存在钩状效应，导致血清学抗体检测有一定的"假阴性"存在。此时建议梯度稀释检测，笔者随即对样本进行了 2、4、8、16 倍稀释，稀释后测试结果如表 132-1。

表 132-1　稀释后测试结果

单位：ng/ml

样本	检测结果
未稀释	0
稀释 2 倍	0
稀释 4 倍	0
稀释 8 倍	11 240
稀释 16 倍	5 716

在稀释 2 倍和 4 倍后，依旧阴性，说明此时的浓度也依然＞ 20 000ng/ml，导致出现钩状效应，稀释 8 倍后数值较高，并且与 16 倍呈线性，大致呈梯度表现，极高值样本确认，问题得以解决，再遇到类似的情况时，也大概知道了处理措施。

钩状效应（hook effect）即前后带现象，指免疫检测中由于抗原抗体浓度比例不合适而导致检测结果呈假性低值，甚至假阴性的现象。在遇到这种与临床症状严重不符的检测结果时，一定要多方面查找原因，尤其要仔细阅读不同检测试剂的使用说明书、注意事项等，可以帮助我们更高效地查找原因、处理问题。

（倪　军）

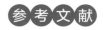

参考文献

[1] 陈林坤，沈稳，蔡雷鸣，等. 血 hCG 高剂量 HOOK 效应 1 例报道及文献复习. 检验医学与临床，2020，17(4)：575-576.

[2] 陈福祥，陈广洁. 医学免疫学与免疫学检验. 北京：科学出版社，2018.

案例 133　肌钙蛋白 I 和高敏肌钙蛋白 T 的异事

【案例经过】

2020 年 8 月的一天，笔者一如既往在急诊检验科忙碌，一个患者的高敏肌钙蛋白 T（hs-cTnT）的检测结果为 0.3ng/ml。由于科室设置的危急值是 0.1ng/ml，比较紧急，立马打电话先给临床上报，同时复测其肌钙蛋白 I（cTnI）的值，不一会儿临床又回复，说这是一名舌根癌的男性患者，有部分胸闷症状，但是其心电图都很正常，刚好 cTnI 的结果出来，看了下其 cTnI 指标是阴性的，他们觉得 cTnI 更符合临床情况，hs-cTnT 结果高可能有问题。

于是初步看了下仪器，当天仪器都正常在控，而且特意关注了当天该项目测试的其他患者的情况，有三个阴性，另外一个阳性，都是符合临床情况的，按道理来说这个结果不应该有什么异常才对，又观察了一下血清样本，排除了可能存在的因未离心产生纤维蛋白原，以及溶血、脂血的影响，进一步离心复测。

【沟通体会】

笔者分别复测了 hs-cTnT 和 cTnI，结果基本和之前一致。那就有些奇怪了，首先是临床认为该患者不应该存在心肌梗死，且根据以往的经验，cTnI 和 hs-cTnT 这两项结果基本上都是在心肌梗死患者样本检测时同步上升的，不应该出现较大的反差。于是又找到了另外一款设备，分别测试了这两个项目，结果和之前一致。

我们以往的认知可能都是在心肌梗死发生的时候，cTnI 和 hs-cTnT 这两个项目都会升高，但是往往忽略了两点：一是高敏肌钙蛋白和普通肌钙蛋白本身存在差别，hs-cTnT 升高，更多的可能提示这个患者已经出现心肌损伤，但心肌损伤不一定发展到了心肌梗死的程度，高敏肌钙蛋白检测可在心肌损伤后 1~3 小时就发现有临床意义的肌钙蛋白增高，hs-cTnT 指标水平在急性心肌梗死患者中具有高灵敏度及高特异度，可以作为急性心肌梗死（AMI）的早期鉴别诊断指标之一，而普通的 cTnI 检测在这个时候不一定能够检测到变化；二是肌钙蛋白 I 和 T 本身可能存在一定的差别，虽然都是作为心肌梗死诊断指标，但研究表明表面无症状心肌缺血、锻炼，如马拉松、远距离骑车、走路等也会导致 cTnT 升高，因此有学者认为，运动导致的 cTnT 升高可能与心率增快相关。

就这个案例而言，笔者更倾向于这个患者可能存在一定程度的心肌损伤，但是未出现心肌梗死，进一步监测有利于观察病情和及时治疗。

综合起来，两个项目，两种方法学，由于不同厂家试剂的差异，其灵敏度和特异度是不一样的。另外，两个项目分别有其血清学变化规律，同时开展两项，其结果互相参照可以帮助我们在危急情况下及时作出判断，减少耽误患者抢救这种情况发生。

（倪　军）

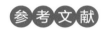

[1] 中华医学会心血管病学分会，中华医学会检验医学分会. 高敏感方法检测心肌肌钙蛋白临床应用中国专家共识（2014）. 中华内科杂志，2015，54(10): 899-904.

[2] 许峰，王怀龙，赵伟，等. 高敏肌钙蛋白 T 在急性心肌梗死诊断中的价值. 现代医院，2017，17(5): 713-715.

[3] STEWART G M, KAVANAGH J J, KOERBIN G, et al. Cardiac electrical conduction, autonomic activity and biomarker release during recovery from prolonged strenuous exercise in trained male cyclists. Eur J Appl Physiol, 2014, 114(1): 1-10.

案例 134　血小板真的如此低吗？

【案例经过】

2021 年 9 月 7 日，笔者在夜班时，突然发现一例标本的血小板结果提示危急值。PLT 才 $17 \times 10^9/L$，这么低的结果让笔者感觉可能存在异常。

于是检查标本性状，标本并没有凝块，使用前面检测结果正常的标本复查做对照，结果是一致的，所以仪器、试剂应该是没问题的，难道真的要报危急值？随后进行复查，使用本科室另一品牌的血细胞分析仪，与此同时为了能够尽快确认是否真的是 PLT 减低，笔者又手工推血涂片，推完血涂片，生化标本也不敢怠慢，刚刚做血常规时就把标本放去离心了，此时刚好可以上机了。

另一品牌血细胞分析仪血常规复查结果显示 PLT 聚集且 PLT 直方图异常，没有峰。与此同时 Q-Flag 结果显示 PLT 结果远远大于正常值（300），报血小板聚集。随后在通道 1、2、3 进行检测，PLT 的结果分别为 21×10^9/L、5×10^9/L、9×10^9/L。

血小板的三个检测通道虽然有所差异，但都是低值，Q-Flag 提示血小板聚集，这时候笔者有点眉目了，但是血涂片还没染色完成，不确定的情况下还是先跟医师沟通。

【沟通体会】

患者，女，76 岁，于 12 小时前出现间断性胸痛，无胸闷、心悸、头晕等症状，在家自服"阿司匹林片""复方丹参片""速效救心丸"，颜面、双下肢可见片状的红色皮疹，压之褪色，自觉胸痛症状较前略有缓解，纳差，二便正常。20 年高血压史，未规律服药，有花粉过敏史。

红色皮疹应该属于过敏症状，血小板真的这么低的话应该表现为皮下或黏膜出血症状，两者不难区分，出于谨慎和发报告时限的考虑，笔者建议医师直接让患者来检验科采血复查。同时血涂片结果出来了，确实是有血小板聚集现象。

但问题又来了，是什么原因导致的聚集呢？采血不顺导致凝血因子激活？未充分混匀，标本有微凝？EDTA 抗凝剂依赖？笔者第一反应较常见的聚集原因大致是这几个。患者来了之后，笔者采了两份末梢血标本，一份 EDTA 抗凝标本，一份无抗凝剂 EP 管加稀释液标本，同时询问患者之前有没有出现过血小板低的情况。患者说 10 年前就有医师说血小板低，当时怀疑有血液病就住院做了骨髓穿刺，骨髓穿刺结果正常，医师告诉她血小板结果也是正常的，但没说是什么原因，后面在其他医院测得低又没症状就也都不了了之。听完这番话，笔者大致找到血小板聚集的原因了。直接稀释标本先检测，结果为 109×10^9/L，处于正常范围。为了进一步验证猜想又检测了刚刚采的 EDTA 抗凝末梢血标本，15×10^9/L，血小板结果还是低的，说明不是采血的问题。

这下终于确定患者血小板聚集的原因了，同时笔者跟患者沟通，告知导致血小板聚集的最可能原因是 EDTA 抗凝剂依赖，建议她下次测血常规前可以将此情况告知检验科医师，让检验科医师告知护士如何采血，从而避免重复采样，减少等报告时间。

检验人员在遇到异常结果时，要充分考虑检验中的每一步细节，同时加强与医师和患者的沟通，多方面了解信息，才能快速、高效解决问题。

（古彩珍）

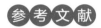

[1] 杨良，杨斌. 血涂片法复核在血小板计数减少的应用价值. 实验与检验医学，2018，36(2)：191-192.

[2] 张宁. EDTA 抗凝剂引起血小板计数减少的分析. 中国医药指南，2012，10(11)：189-190.

[3] 孙育. 96 例血细胞分析仪检测血小板计数假性减少原因分析与纠正. 医学综述，2013，19(21)：4021-4023.

案例 135 一例"带菌"的血常规

【案例经过】

2022 年 2 月 16 日，笔者像往常一样做血常规标本，突然仪器报了 WBC 和 PLT 的危急值，于是赶紧查看标本，其中 WBC 结果为 0.53×10^9/L ［参考范围（3.5~9.5）$\times 10^9$/L］，PLT 结果为 6×10^9/L ［参考范围（125~350）$\times 10^9$/L］。

根据以往经验，白细胞这么低可能会超出线性范围，导致检测数据不准确，保险起见，笔者进行了血涂片染色镜检，全自动血涂片计数仪分类中性粒细胞为 0，而嗜酸性粒细胞百分比达到 50%（血常规检测中性粒细胞百分比为 53%），这样血细胞分析仪的结果与血常规流水线结果不符。

【沟通体会】

笔者镜检发现 2 个主要问题：一是镜下 WBC 极少，且看到的基本除了淋巴细胞就是嗜酸性粒细胞，整张片子看下来，没有一个中性粒细胞，看来血常规仪器误把嗜酸性粒细胞认成中性粒细胞了；二是整张血涂片看下来，笔者找到类似球菌的东西，多个角度都有，不止一个视野看到了这种类似球菌的东西，难道外周血出现了细菌？这就要引起重视了。

查看了患者病历。患者，男，52 岁，维持血液透析 10 个月余，发热 10 余天。现病史：2021 年 4 月因左上肢、双下肢水肿明显，伴乏力、胸闷气促入院治疗。入院症状：患者发热，无寒战，呼吸困难，端坐呼吸，咳嗽，咳痰，痰色白质稀，偶有痰中带血丝，无胸闷胸痛，心慌，头晕，无头痛，无鼻塞流涕，无咽痛咽痒，全身散在瘀点，留置右侧胸腔引流管，腹胀，无腹痛。

看完后，更加证实了笔者的猜测，立即联系临床医师，告诉他 WBC 过低，仪器检测出来的结果可能不准确，建议开血涂片检查。还告诉他外周血看到了类似球菌的物质，医师知道后，表示非常感谢，患者病情十分凶险，笔者在外周血看到的细菌对他们临床能及时救治患者很有帮助。医师对该患者开了血培养，但是结果没有那么快出来。笔者继续追踪病例，发现他之前腹水培养出金黄色葡萄球菌，后续血培养结果也是阳性。

随着血液分析仪的普及和档次的提高，大大提高了临床血液学检验的质量和效率，但即使是最好的五分类血液分析仪也不能替代镜下形态学观察。血涂片染色镜检虽然比较烦琐、费时，但仍然是一个非常重要的诊断工具，为了检验质量和结果的准确，避免差错，更为了临床诊断的准确、及时，血涂片染色镜检仍是一项十分重要且必不可少的方法。

【李海峰主任技师专家点评】

正常人的外周血是不会出现细菌的，如果出现，需要及时与临床沟通，了解患者情况。检验科同事发现问题能及时和临床沟通，这有利于医师对病情的及时控制，尤其对于上述这种病情凶险的患者，时间就是生命。血培养需要经过一定的时间，而外周血镜检简单快捷，但是要求检验科医师拥有扎实的基础和高水平镜检技术，掌握一定的临床知识，还要及时与医师沟通。就像上述案例，碰到异常血常规结果，我们应该及时涂片镜检，而不能过分依赖仪器。到目前为止，还没有一台机器能够认识细胞，它们都是通过计算对细胞进行分类，因此，人工镜检必不可少。

（曾海莲）

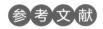

王志东，王亚，李颢. 全血涂片染色镜检在临床中的价值及体会. 国际检验医学杂志，2011，32(15)：1780-1781.

案例 136　冷凝集导致的血常规异常

【案例经过】

2021 年 12 月 8 日，笔者在检测血标本时，碰到了一例 WBC 异常增高样本。查看检测仪器（五分类血液细胞分析仪）当日使用记录正常，质控在控。WBC 结果异常增高已达到危急值标准，根据临床检验标准要求，达到危急值需要查找原因，复检标本。于是笔者拿来标本，仔细观察标本：没有凝固，但标本量偏少。重新用全自动血液分析流水线复检标本，并且用全自动血涂片制备仪制片镜检。结果详见表 136-1。

表 136-1　血常规测试结果（部分）

项目名称	单位	五分类血液细胞分析仪结果	五分类血液细胞分析仪参考值	全自动血液分析流水线复测结果	全自动血液分析流水线参考值
WBC	$\times 10^9/L$	133.82	3.5 ~ 9.5	1.44	3.5 ~ 9.5
RBC	$\times 10^{12}/L$	1.45	4.3 ~ 5.8	1.37	4.3 ~ 5.8
PLT	$\times 10^9/L$	299	125 ~ 350	241	125 ~ 350
PDW	%	10.20	5 ~ 25	11.40	5 ~ 25
MPV	fl	9.10	7 ~ 14	10.70	7 ~ 14
MO%	%	12.80	3 ~ 10	50.00	3 ~ 10

续表

项目名称	单位	五分类血液细胞分析仪结果	五分类血液细胞分析仪参考值	全自动血液分析流水线复测结果	全自动血液分析流水线参考值
MO#	$\times 10^9/L$	17.13	0.1 ~ 0.6	0.72	0.1 ~ 0.6
MCV	fl	123.40	82 ~ 100	107.30	82 ~ 100
MCHC	g/L	880	316 ~ 354	1 129	316 ~ 354
MCH	pg	108.50	27 ~ 34	121.20	27 ~ 34
LYM%	%	27.00	20 ~ 50	0.00	20 ~ 50
LYM#	$\times 10^9/L$	36.14	1.1 ~ 3.2	0.00	1.1 ~ 3.2
Hb	g/L	157	130 ~ 175	166	130 ~ 175
HCT	%	17.90	40 ~ 50	14.70	40 ~ 50
EO%	%	1.50	0.4 ~ 8	6.90	0.4 ~ 8
EO#	$\times 10^9/L$	2.00	0.02 ~ 0.52	0.10	0.02 ~ 0.52
BA%	%	0.70	0 ~ 1	1.40	0 ~ 1
BA#	$\times 10^9/L$	0.93	0 ~ 0.06	0.01	0 ~ 0.06

　　全自动血液分析流水线使用正常，质控在控。其中五分类血液细胞分析仪检测 WBC 结果为 $133.8 \times 10^9/L$，而全自动血液分析流水线检测结果为 $1.44 \times 10^9/L$，部分其他指标也明显不同，完全像 2 个不同的标本。两台仪器虽然使用的计数方法不一样，但是平时作出来的标本结果相差都不大，再三检查仪器，确认两台仪器一切使用正常。再细看全自动血液分析流水线的分析提醒："RBC Agglutination"，提示红细胞凝集。再次检查标本，肉眼未见凝固。镜检推好的血涂片结果显示大片红细胞一块一块堆积在一起，白细胞镜下也并无明显增多。这标本确实有问题。

【沟通体会】

　　笔者联系了临床科室，了解到患者采血时手脚冰凉，采血时不太顺畅，出血慢。推测可能是由于采血不畅引起的。嘱咐临床护士重新采血复查，并且再三叮嘱一定要出血顺畅再送检。过了 2 个小时，重新采集的标本又到达科室。再次用两台仪器检测标本，结果与初次检测几乎一致，即确认不是采血引起的结果异常，那是什么原因呢？

笔者再次联系了临床医师。医师告知了目前患者的情况：发热，咳嗽，呼吸急促，考虑肺部感染，已经进行了肺炎支原体等检测，但是结果未出。难道是肺炎支原体感染引起的"冷凝集"？为了证实这个推测，标本放入37℃水浴箱，30 分钟后立即上机检测，并保证标本离开水浴到检测时间不超过 10 秒，以防标本再次发生冷凝集。以下是两台仪器检测温浴后的标本的结果，见表 136-2。

表 136-2　温浴后血常规测试结果（部分）

项目名称	单位	五分类血液细胞分析仪结果	五分类血液细胞分析仪参考值	全自动血液分析流水线复测结果	全自动血液分析流水线参考值
WBC	$\times 10^9$/L	5.55	3.5 ~ 9.5	5.38	3.5 ~ 9.5
RBC	$\times 10^{12}$/L	3.42	4.3 ~ 5.8	3.35	4.3 ~ 5.8
PLT	$\times 10^9$/L	215	125 ~ 350	183	125 ~ 350
PDW	%	10.0	5 ~ 25	12.0	5 ~ 25
MPV	fl	9.4	7 ~ 14	10.8	7 ~ 14
MO%	%	8.70	3 ~ 10	10.40	3 ~ 10
MO#	$\times 10^9$/L	0.48	0.1 ~ 0.6	0.56	0.1 ~ 0.6
MCV	fl	110.4	82 ~ 100	109.3	82 ~ 100
MCHC	g/L	398	316 ~ 354	440	316 ~ 354
MCH	pg	44.0	27 ~ 34	48.1	27 ~ 34
LYM%	%	33.70	20 ~ 50	25.50	20 ~ 50
LYM#	$\times 10^9$/L	1.87	1.1 ~ 3.2	1.37	1.1 ~ 3.2
Hb	g/L	150	130 ~ 175	161	130 ~ 175
HCT	%	37.70	40 ~ 50	36.60	40 ~ 50
EO%	%	2.30	0.4 ~ 8	2.00	0.4 ~ 8

续表

项目名称	单位	五分类血液细胞分析仪结果	五分类血液细胞分析仪参考值	全自动血液分析流水线复测结果	全自动血液分析流水线参考值
EO#	×10⁹/L	0.12	0.02~0.52	0.11	0.02~0.52
BA%	%	0.50	0~1	1.70	0~1
BA#	×10⁹/L	0.03	0~0.06	0.09	0~0.06

两台仪器结果终于不像第一次那样差得离谱了，五分类血液细胞分析仪采用电阻抗法检测 WBC 计数为 $5.55×10^9$/L。全自动血液分析流水线采用半导体激光、流式细胞计数、核酸荧光染色法计数 WBC 为 $5.38×10^9$/L，其他结果也相差不太大。证明笔者的推测没错，是标本发生了"冷凝集"，使得五分类血液细胞分析仪误把成团的 RBC 当成 WBC 来计数，使得结果异常偏高。而全自动血液分析流水线的结果也是由于红细胞凝集而导致WBC 偏低。温浴后，笔者又进行了血涂片。红细胞还是有些许凝集，但已经不像先前那样聚集成块了。随后联系了临床医师，告诉他此患者红细胞发生了冷凝集现象，先暂时发温育后的结果，如果想要更加准确的结果，需要患者进行机旁采血，血液离体后立即检测，以免冷凝集素被自身红细胞吸附，从而影响结果。下午，该患者的肺炎支原体结果出来了，显示阳性。数天后，该患者回来复诊，血常规结果正常。

【于波海主任技师专家点评】

1. 这是一例典型的肺炎支原体感染引起的冷凝集案例。高效价冷凝集素经常造成检验项目的失真，最常见的影响就是血细胞分析结果异常、血型鉴定及交叉配血困难。冷凝集素抗体为自身抗体，针对红细胞表面抗原，在低温条件下使红细胞可逆性聚集。虽然这件事情最终以检验科的同志及时和临床医护交流，使不符合临床的检验结果没有进入病历。但并不是每一个检验人员都能够处理这样的情况，以后发生类似的事怎么办？从这件事例中，我们认为，检验人员适当地掌握一些临床知识，能够合理地分析检验结果，这是必要的。

2. 此次案例也给我们提了醒，遇到异常标本，切不可认为仪器运行正常，质控在控就直接发报告，而是应该换台仪器复检，最好推血涂片镜检，所以要求检验人员提高镜下功夫，不要过分依赖仪器。其次，是要和临床及时沟通，了解患者情况，了解标本前处理是否合格。如遇到不合格标本，应当及时拒收并且要求重新采样。这样我们才不会漏发、错发标本结果，身为检验人员，应该一丝不苟，实事求是，要有勇于探索的精神。我们的结果对患者非常重要，一份准确的报告能够帮助临床更好地治疗患者，而一份错误的报告可能误导临床医师，导致患者错过治疗时机。所以，及时与临床沟通，尤为重要。

（吕　颖）

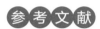

参考文献

[1] 毛颖佳，张立峰. 医学检验科危急值报告评估分析及管理. 中国卫生产业，2021，18(19): 1-4.

[2] 范红平，忽胜和. 红细胞冷凝集对全血细胞计数影响分析. 实验与检验医学，2015，33(6): 737-739.

[3] 张志红. 严重冷凝集标本对血常规检测结果的影响分析. 山西医药杂志，2018，47(16): 1956-1958.